絵で見てわかる

かみやすい 飲み込みやすい 食事のくふう

食事指導／山田晴子
絵／横田洋子

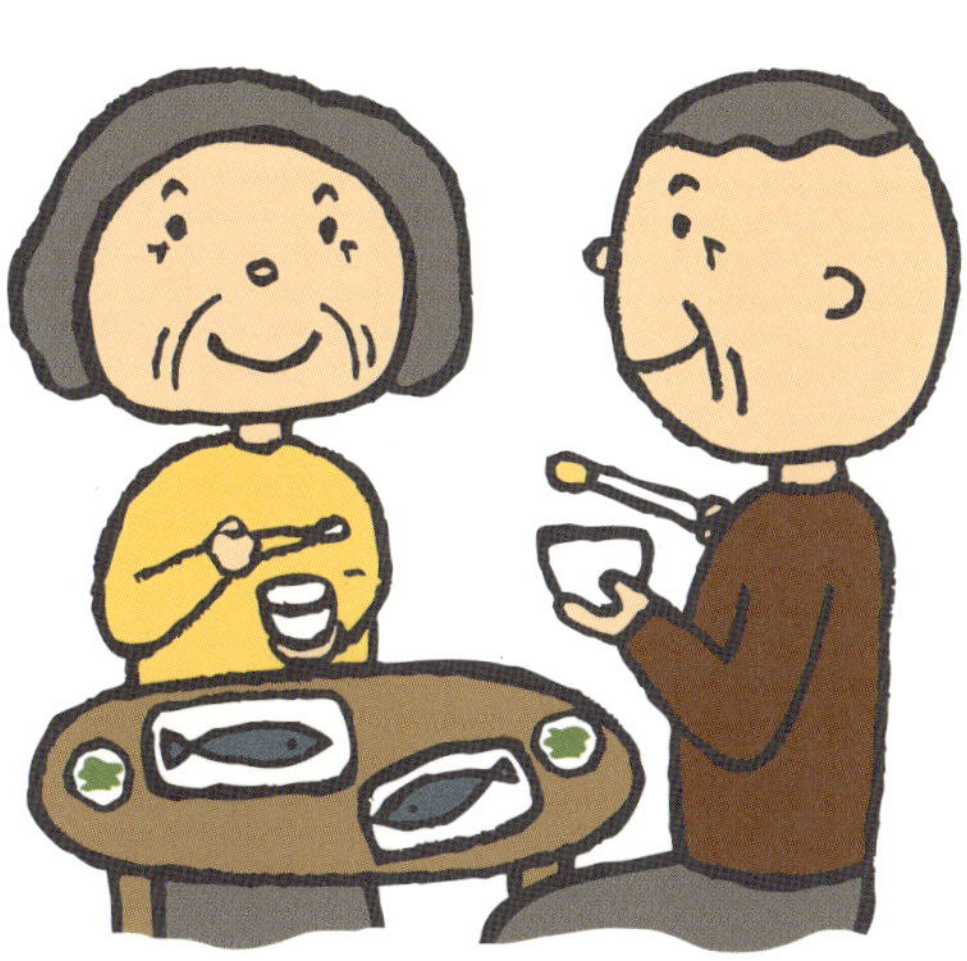

女子栄養大学出版部

高齢者に料理を作るかたたちへ

安心しておいしく食べてほしい

この本を作るきっかけは

この本は、あるテレビ番組で紹介された、自宅で二人暮らしをしている高齢のご夫婦の様子を見て、企画が生まれました。

夫が肺炎になって入院するのですが、その原因は、誤嚥によるものかもしれないという話に、妻が夫のベッドの横で、涙を浮かべながら主治医に尋ねるのです。「私のごはんが悪かったのでしょうか……」と。その前のシーンでは、往診に訪れた主治医が、妻からごはんを食べさせてもらっている夫に「ごはんはおいしいですか？」と問い、夫はにこやかに「おいしいです」とうなずいて、その横で妻もうれしそうに笑っていたのに……。

食事を誤嚥することによって起こる肺炎――誤嚥性肺炎は、高齢者にとっては重篤な病状になる場合があります。この妻のように自分が作った食事が肺炎の原因になったのではないかと不安になる人も多いのではないでしょうか。結局、この夫の肺炎は、誤嚥によるものではありませんでした。

とはいえ、高齢者の食事を作る人は皆、誤嚥しないように、安全においしく食べてもらうことが、願いではないでしょうか。

このご夫婦の姿から、高齢の方々に、いつも食べ親しんでいるわが家の料理を、安心しておいしく食べてほしい、そのために役立つ本を作りたいという思いから生まれた本です。

おかゆや流動食にしなくても、くふうしだいで食べやすくできる

高齢になれば、噛む力や飲み込む力が弱くなって、今まで食べていた食事が食べにくくなってきます。このままでいると、食べる量が減って栄養不足になったり、誤嚥をするようになったりする可能性が高くなります。

となると即「介護食にしなくては……」、とおかゆや刻み食、ミキサー食が頭に浮かび、食事の楽しみが奪われる、と暗い気持ちになったりしませんか。

しかし、そんなことはありません！

今まで食べていた料理が食べにくくなったと感じる程度であれば、ひとくふうするだけで、いつもの料理を噛みやすくて飲み込みやすくできます。

それに、むやみやたらに、やわらかくしたり、細かく刻んだりすると、噛む力や飲み込む力がどんどん弱くなったり、唾液が出にくくなったりします。そうするとさらに食べにくくなってしまいます。いつもの料理を少しアレンジするくらいが、食べる機能を維持するためにはよいのです。

いつも食べている料理（味）を生かして おいしく食べやすく作る

また、いくら食べやすい料理だからといって、専門書を見て初めて作った料理を食べるより、高齢者にはいつも食べ親しんでいる料理（味）のほうがおいしく感じることでしょう。

そこで、いつも作っている料理をどうくふうしたら食べやすくなるか、どんな食材を選べば食べやすいか、などのポイントを中心に紹介します。

料理ごとにポイントを紹介していますので、自分が作る料理のページを探してご活用ください。そうすれば、いつも食べ慣れた料理を安心しておいしく食べることができるでしょう。

ただし、個人個人で噛む力や飲み込む力が違いますので、それに合わせてくふうしてください。

高齢者の読者のために 見やすくわかりやすい

高齢者のかたたちに使っていただきたく、安心して食べやすくなる料理のポイントを、一目でわかるように、イラストいっぱいの絵本のように作りました。本を読み込まなくてもパラパラながめるだけでも、切り方のコツや、料理で注意するポイントなどがわかるようになっています。

文字も読みやすいように大きくしました。

日常の食事で、少し困ったことが出てきたら、いつもの料理を食べるのをあきらめる前に、この本を開いてください。

さらに料理のレシピをくわしく知りたいときや、料理のレパートリーを増やしたいときには、『家族いっしょのユニバーサルレシピ』（女子栄養大学出版部刊）の本をご覧いただくと、症状に合わせたレシピがたくさん出ています。

高齢者の皆さんが、いつもの料理を安心しておいしく食べていただくために、この本を活用していただければ、うれしいことでございます。

２０１０年９月吉日　山田晴子

目次

噛みにくい人の特徴

食べ物が噛みにくくなると栄養不足になりやすい

噛む力が弱くなったり、義歯（入れ歯）が合わなくなったりすると、噛みにくい食べ物が増えてきます。噛みにくくなると噛む回数が減って細かくなるまで噛まずに飲み込んでしまい、胃や腸に負担がかかり、消化吸収に悪影響が出てくる場合があります。

また、食べられないものがあると栄養が偏って栄養不足を引き起こす場合もあります。

やわらかいものばかり食べてはだめ

噛みやすいからといって、やわらかいものばかり食べていると、唾液（つば）の分泌が減少し、口の中で食塊（食べ物が唾液と混ざって飲み込める大きさになる）が作られづらくなり、味わいも感じにくくなります。

また、唾液が減少すると口の中が汚れやすくなり、口の中で繁殖した菌が気管に落ち込むと誤嚥性肺炎（食べ物が誤って気道のほうに入って肺炎を起こす。10ページ右下参照）の原因にもなります。

◆噛みにくい食べ物がある

噛む力が弱くなったり、義歯（入れ歯）が合わなくなったりすると、今まで食べていた食べ物が食べにくくなってきます（左ページ下）。

弾力性の強いこんにゃくや繊維のかたいセロリのような野菜、粘着性の強いもちなどが噛みにくくなります。

◆食べ物がなかなか飲み込めない

噛む力が弱くなって、食べ物を細かく噛み砕くことができなくなると、口の中でうまく食塊が作れないため、飲み込めなくなります。そのため、いつまでも口の中に食べ物が残ってしまうのです。

◆舌の上が白い

食べ物をうまく噛んだり飲み込んだりできないと、舌が白くなります。これを舌苔《ぜったい》といいます。これは、口の中の汚れに微生物が発生している状態です。また、唾液の分泌量が極端に減少しているときにも付着します。

こんなときには要注意!!

次のような様子が見られるときは、噛みにくくなっていると考えられます。

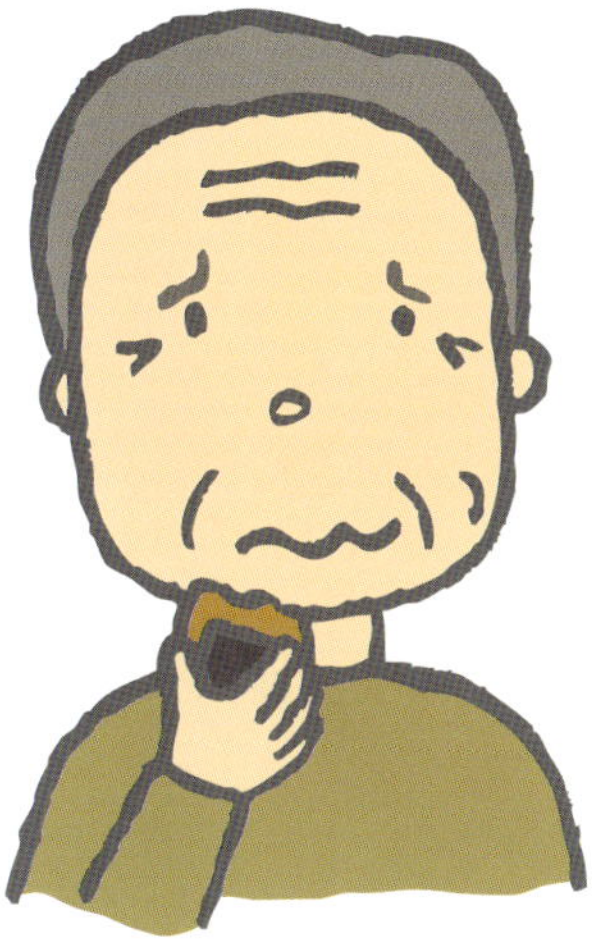

今まで食べていた食べ物が食べにくくなったり、噛みにくい食べ物がある

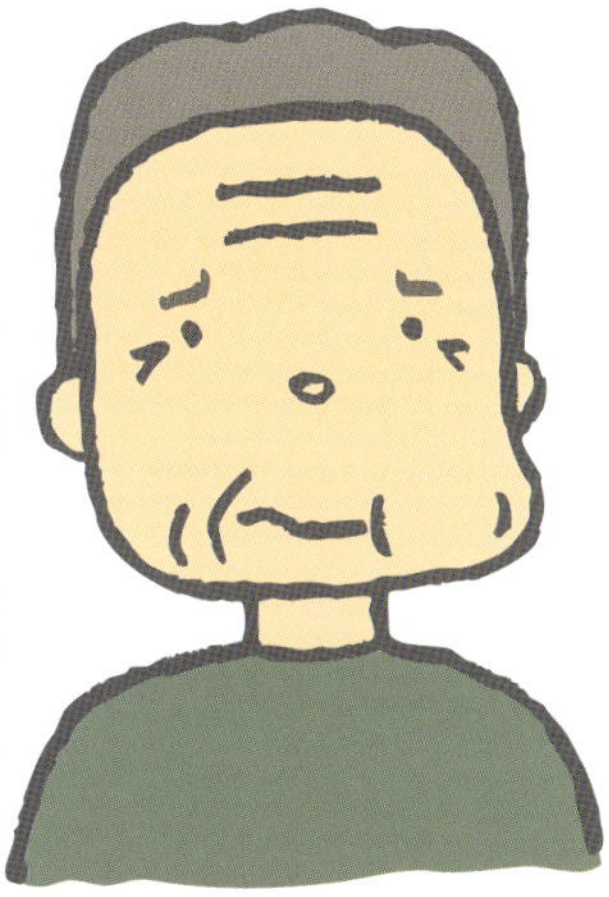

食べ物が口の中に入ったままで、飲み込めない

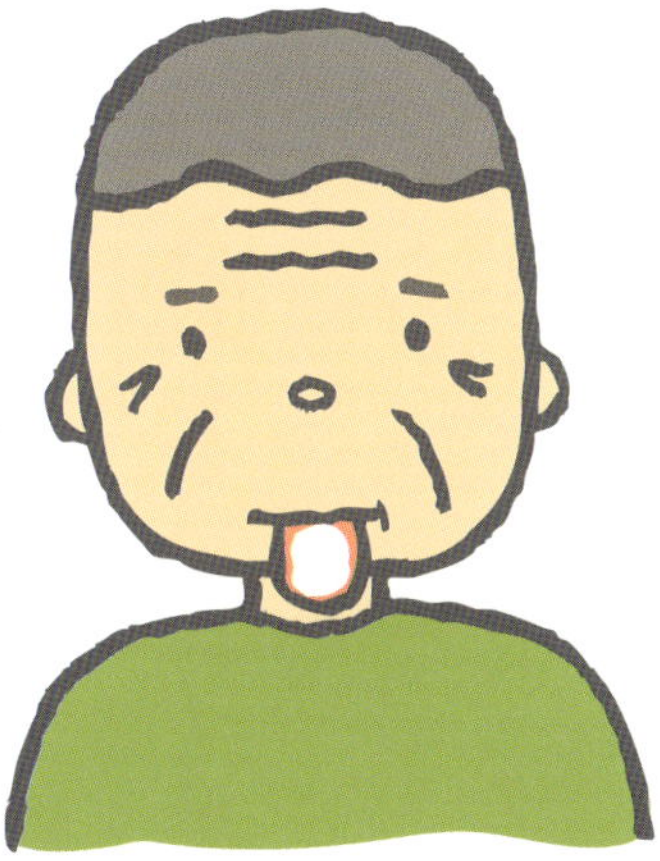

舌の上が白い

噛みにくい食品ワースト12

1 たくあん
2 イカ（生、加熱）
3 繊維がかたい食品（ごぼう、セロリなど）
4 分厚い肉
5 タコ（生、加熱）
6 せんべい
7 きゅうりの漬物
8 するめ
9 りんご
10 弾力や粘着性のあるもの（こんにゃく、もちなど）
11 葉物野菜
12 加熱すると身がしまる魚

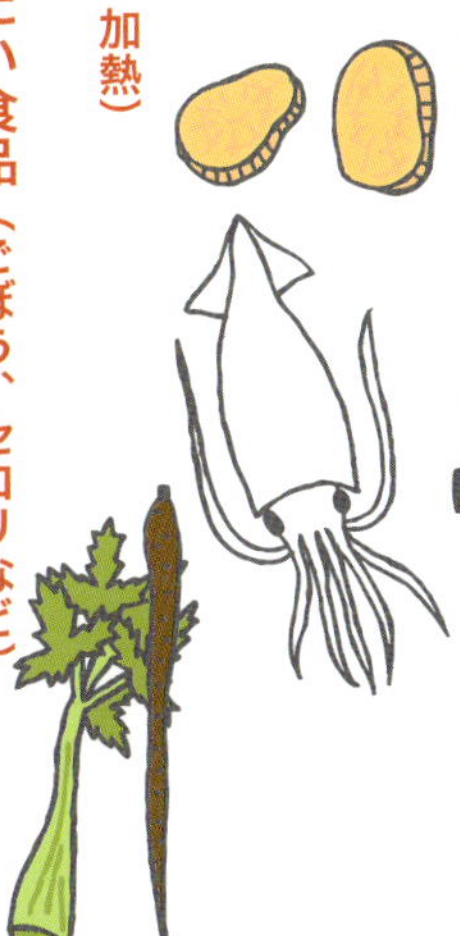

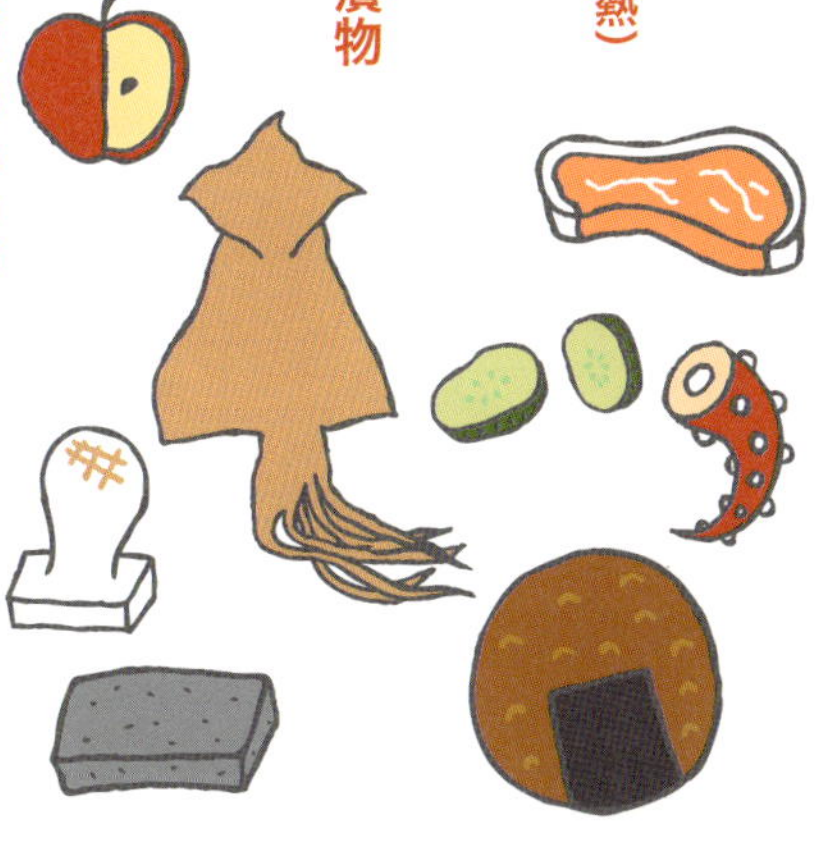

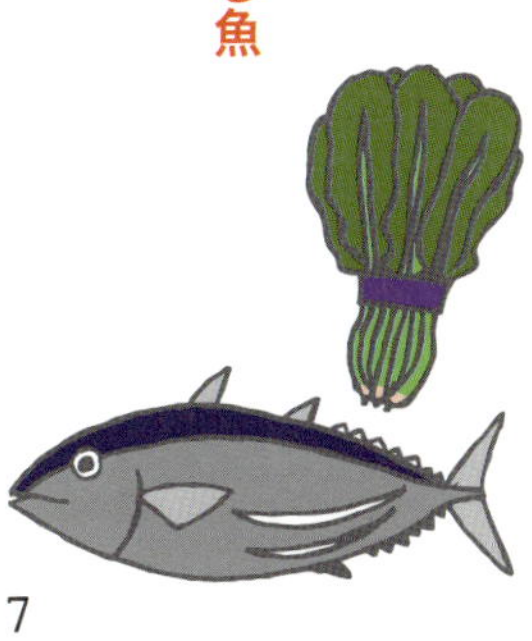

噛みやすくするくふう

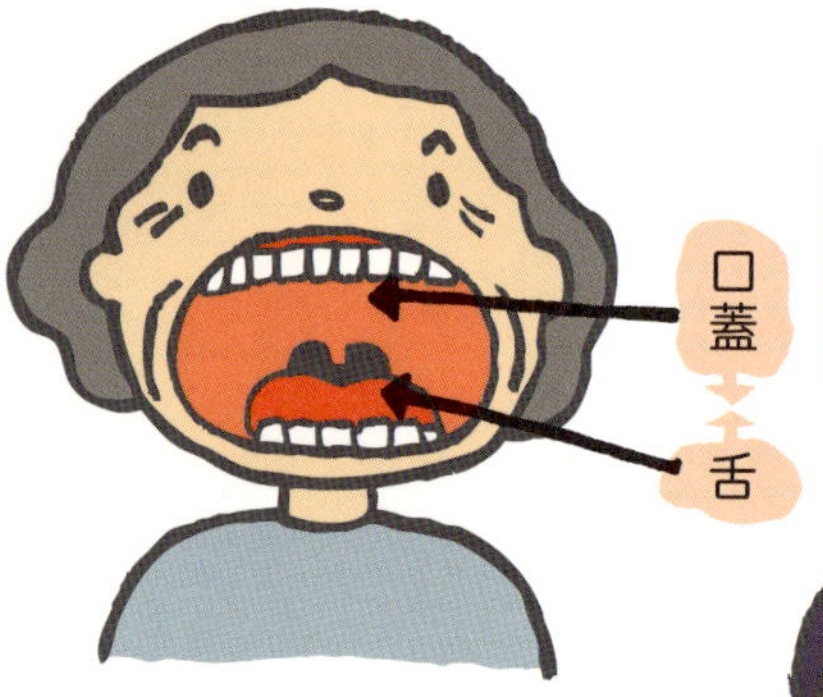
口蓋
舌

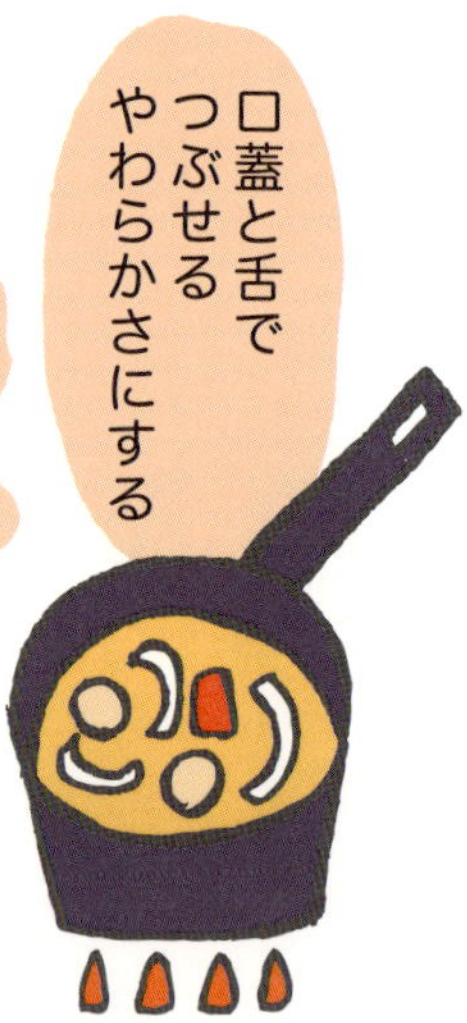
口蓋と舌でつぶせるやわらかさにする

やわらかくなるまで加熱する

肉、野菜、芋、ごはん、めんなどは、口蓋《こうがい》（上あご）と舌で押しつぶせるくらいやわらかくなるまで加熱するとよいでしょう。

やわらかい食材を選ぶ

肉は適度に脂身のある部位を選びましょう。加熱してもかたくなりにくく、噛み切りやすいのです。魚は加熱しても身のしまらない種類――タラ、アナゴ、ウナギ、カレイ、イワシ、ニジマスなどを選びましょう（詳細は43ページ参照）。

きのこ類で比較的食べやすいのは、まいたけ、マッシュルーム、しめじ類（食べにくい場合は笠の部分のみ）です。松たけやしいたけ、エリンギなどが食べにくいときは、みじん切りにするとよいでしょう。

海藻類は、ひじきは長ひじきより芽ひじきが食べやすいでしょう。しかし、長ひじきも刻むと食べやすくなります。わかめは充分に水でもどしてやわらかくすれば食べやすくなります。

魚
加熱しても身のしまらない種類
詳しくは43ページ
肉
適度に脂身のある部位
食べやすい食材を選んで！
野菜やきのこ類など

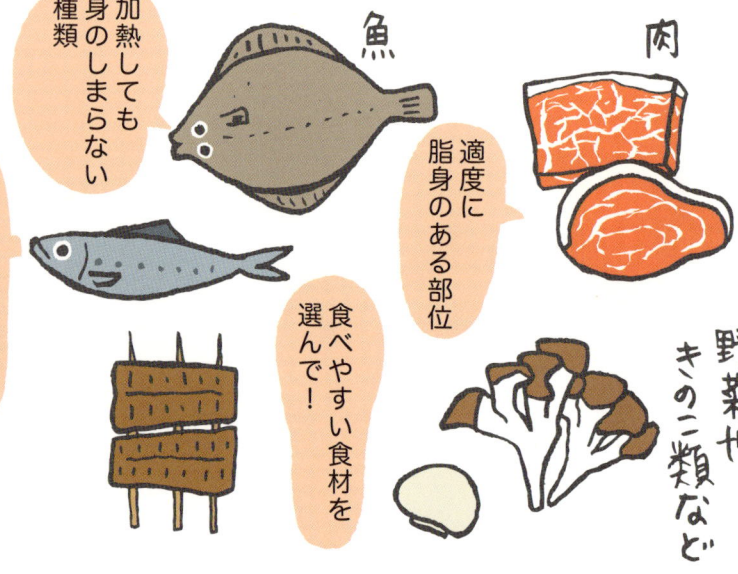

切り目を入れたり、食べやすく切ったりする

肉は調理をする前に筋を切っておきましょう。

野菜などは繊維を断ち切るように切ったり、切り目を入れたり、噛み切りにくい部分（皮など）をとり除いたりしましょう。

こんにゃくのように噛みだしにくい材料は、噛みだすきっかけがとれるように切り込みを入れるとよいでしょう。

食べ物の噛みやすい厚さは5～8㎜程度です。野菜など、この厚さを目安に切るとよいでしょう。

キャベツや野沢菜漬けのような薄っぺらい葉物は噛み切りにくいので端から巻いて厚みを持たせます。

やわらかくゆでためんは、3～5㎝長さに切っておくとさらに食べやすくなります。

14ページに詳細を載せています。

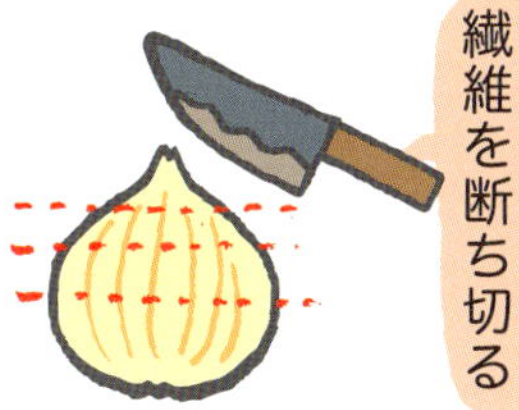
繊維を断ち切る

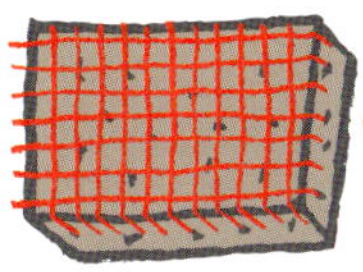
切り込みを入れる

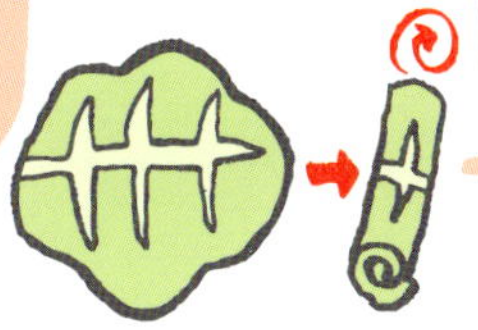
葉物は
厚みを持たせる

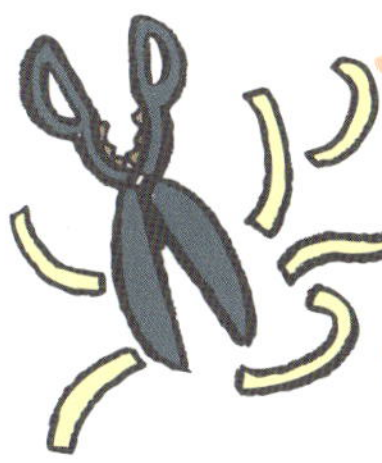
めんは
3～5㎝長さに切る

パサパサするものはシットリさせる

パンやクッキーなどパサパサして唾液を吸いとられるものは、噛んで飲み込むのに苦労します。牛乳や飲み物などに浸してシットリさせて食べるとよいでしょう。

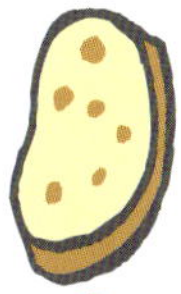

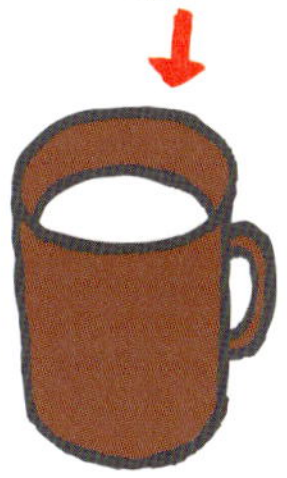

義歯の調整や食べる姿勢も大事

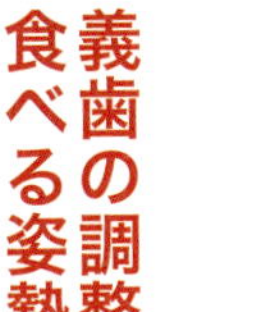

義歯をつけている人は、定期的に歯科で検診を受けて義歯の調整をし、自分の口によく合った義歯で、少し噛みごたえのある料理を楽しんで食べるようにしましょう。

また、背筋を伸ばした姿勢で食べると、機能的に食べやすくなるときもあります（16ページ参照）。

噛みにくいものでも好物の料理であれば噛めることが多いので、食べる人の好みを聞いたり、食べる様子を見たりしながら、料理のかたさや食べやすいくふうをしましょう。

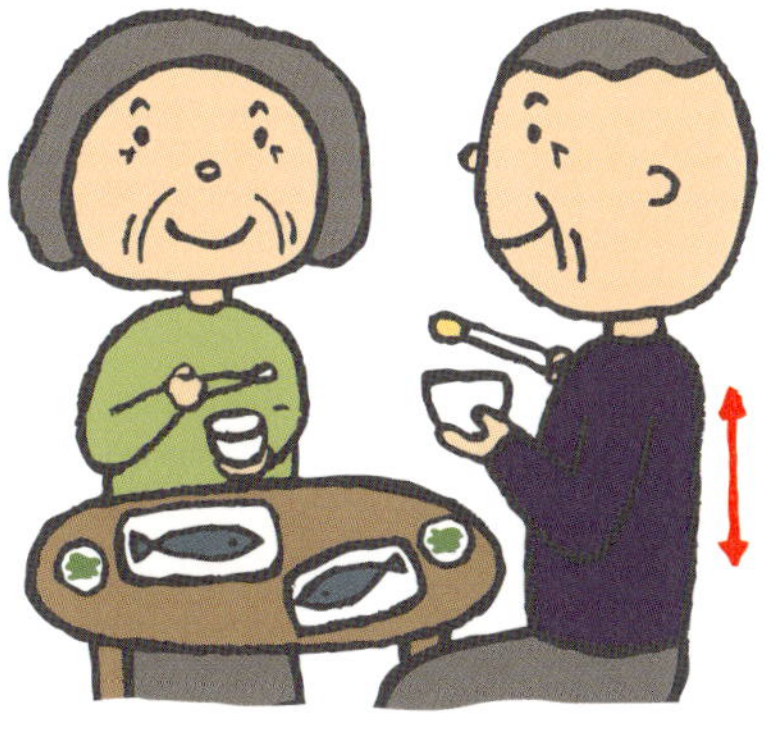

飲み込みにくい人の特徴

飲み込みにくくなると誤嚥しやすい

飲み込む力が弱くなると、飲み込みにくくなり、食べ物を食べたときにむせやすく、誤嚥（食べ物や飲み物が食道に入らずに、肺や肺につながる気管に間違って入ってしまうこと）の危険性が増えてきます。誤嚥すると、※誤嚥性肺炎を引き起こす原因になります。

◆食事中にむせたり、食後によく咳き込んだりする

食べ物が咽頭（のどの奥）や気管に入りそうになると「むせ」が起こります。「むせ」は飲み込みにくくなっている最も重要なサインです。

食べ物がうまく飲み込めないと、食べかすがのどに残り、食後しばらくしてから気管に落ち込んで咳が出ることがあります。

また、自分の唾液（つば）でもむせることがあります。

◆飲み込みにくい食べ物がある

繊維のかたい食べ物（ごぼうなど）やパサパサした食べ物（さつま芋など）は、口の中で食塊（食べ物が唾液と混ざって飲み込める大きさになる）を形成しにくいため、飲み込みにくくなります。

◆飲み込んだあとに口の中に食べ物が残る

食べ物が口の中でうまくコントロールができないと飲み込めずに、舌の上や口蓋《こうがい》（上あご）、歯とほおの間に食べ物が残ります。

◆口の中に唾液がたまる

普通は無意識に飲み込む唾液が、飲み込みの反射がうまくできないと口の中にたまってしまいます。

◆痰《たん》がよくからむ

肺につながる気管に空気以外の異物が入ると、それを排除しようとするために痰が多く分泌されます。また、口の中にたまった唾液

※誤嚥性肺炎とは
誤嚥によって肺に入った食べ物や飲み物によって浸透圧に影響が出たり、食べ物に発生した微生物に感染したりして起こる肺炎。感染すると微熱や咳など風邪のような症状が続く。重症になると命をも奪う危険な病気。

こんなときには要注意!!

次のような様子が見られるときは、飲み込みにくくなっていると考えられます。

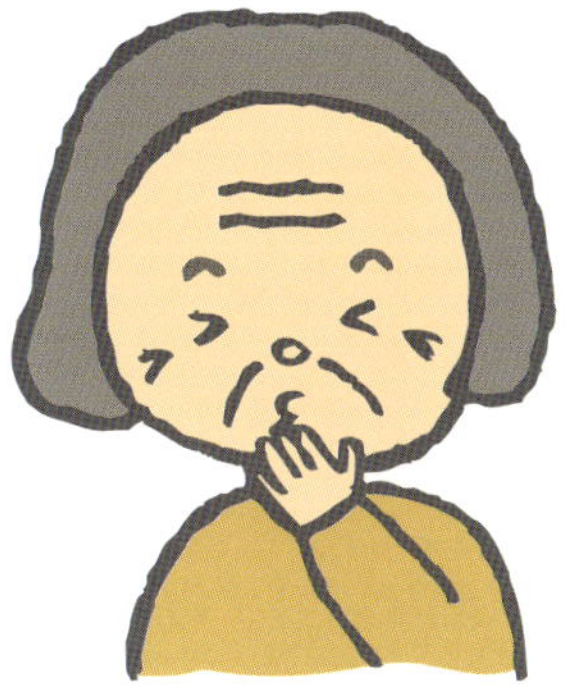

食事中にむせたり、食後によく咳き込んだりする

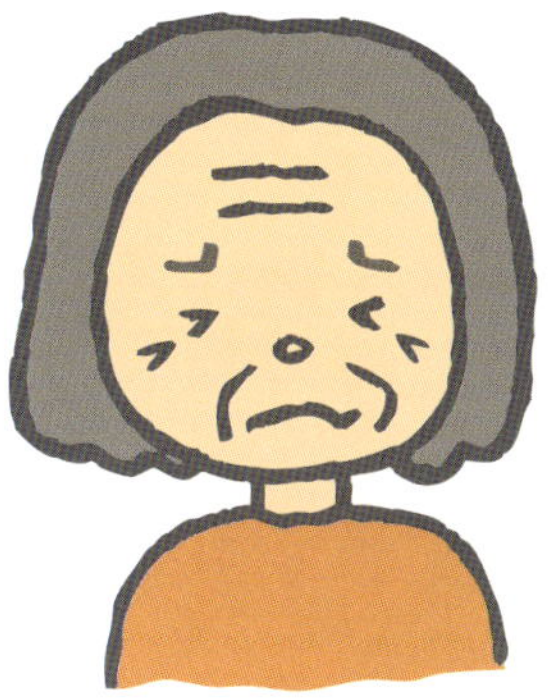

飲み込みにくい食べ物がある

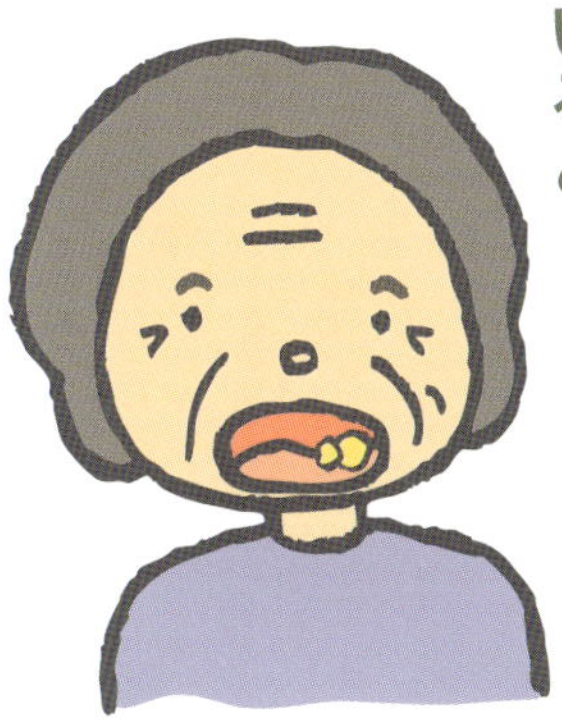

飲み込んだあとに口の中に食べ物が残る

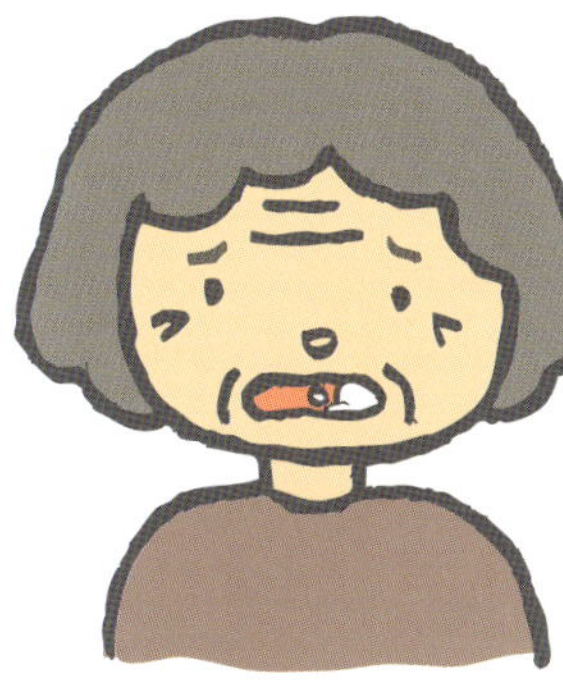

口の中に唾液（つば）がたまる

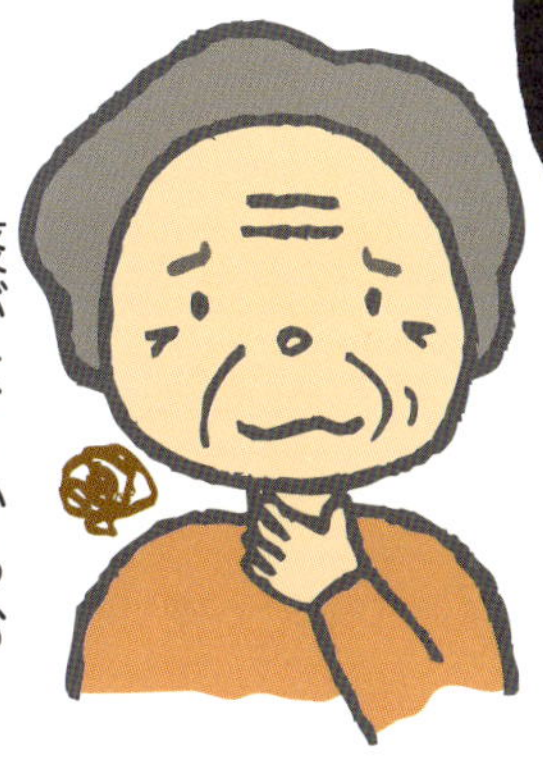

痰がよくからむ

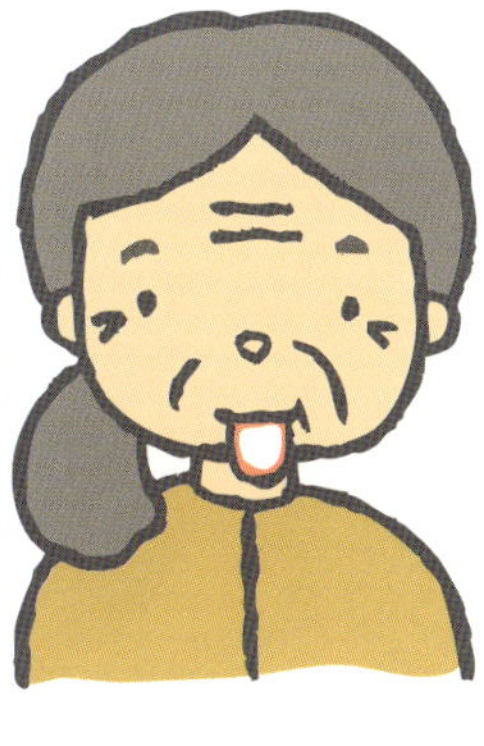

舌の上が白い

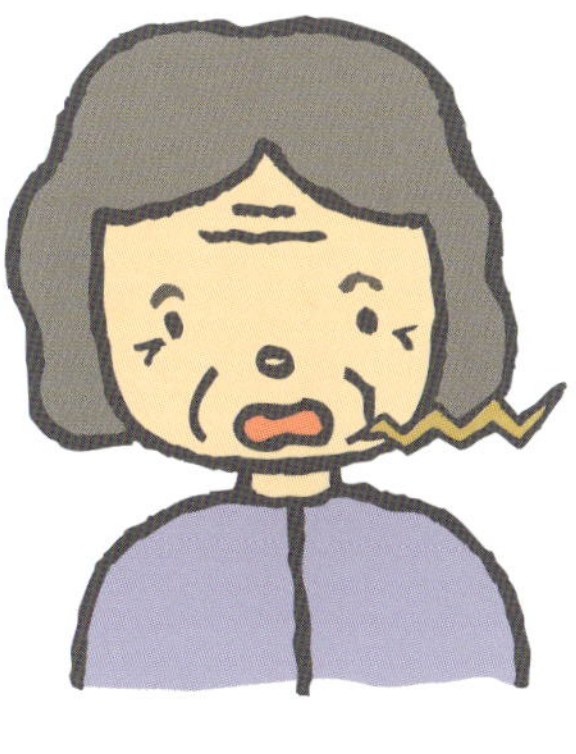

食後に声が変わる

が、気づかないうちにのどに流れ落ちることがあり、このときも痰がからんだように感じます。

　吐き出した痰の中に食べ物が混じっているときは誤嚥の可能性が高いので注意してください。

◆**舌の上が白い**

　食べ物が飲み込みにくい人は舌の機能が充分でないために食べかすが舌の上に残り、そこに微生物が発生して白くなります。これを舌苔《ぜったい》といいます。また、唾液の分泌量が極端に減少しているときにも付着します。

◆**食後に声が変わる**

　食べ物がうまく飲み込めないと、食べ物が声帯や咽頭付近に残ってしまうことがあり、ガラガラ声やかすれ声になります。

飲み込みやすくするくふう

汁物や飲み物は誤嚥しやすいので、とろみをつけたりする

汁物や飲み物など、水のようなサラサラした液体は、飲み込むタイミングがとりにくいため誤嚥しやすくなります。

汁物は水どきかたくり粉などでとろみをつけたり(15ページ参照)、お茶やジュースなどの飲み物はゼラチンでやわらかめにかためたりすると誤嚥しにくくなります。

また、煮物などの煮汁やいため物などにとろみをつけると具材と汁けがからまるので、飲み込みやすくなります（15ページ参照）。

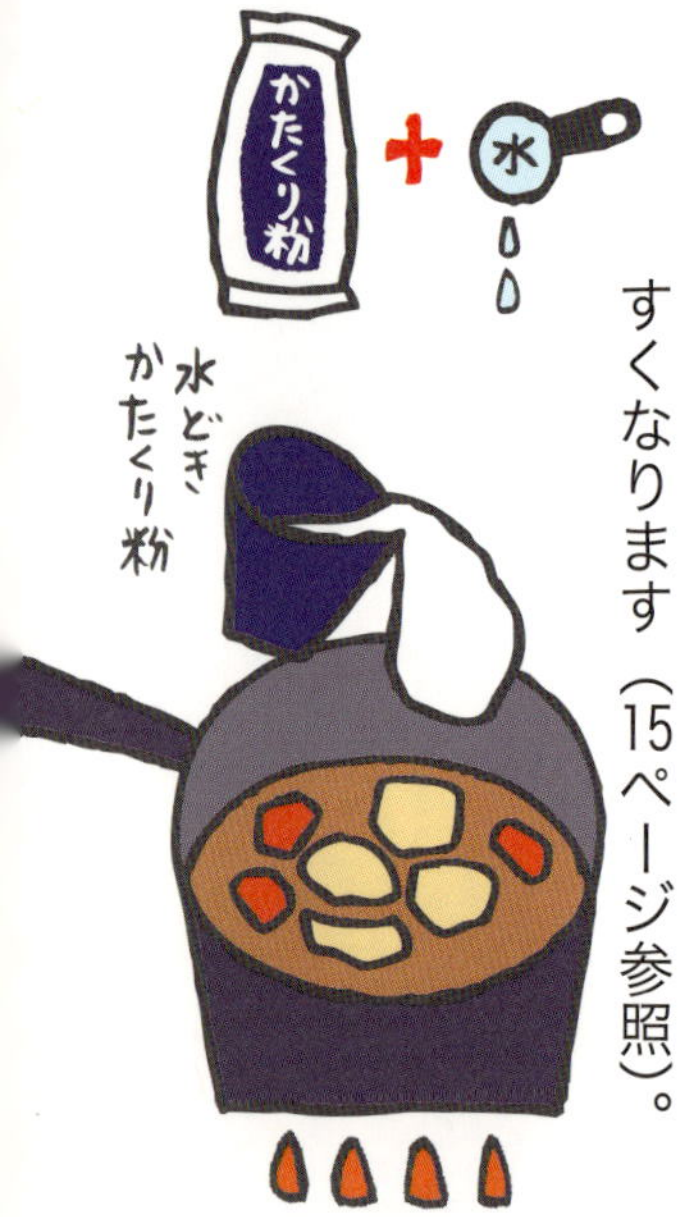

煮汁や水分に浸したり、あんにからめたりしながら食べる

肉や魚、野菜や芋などの煮物は、煮汁とからませてシットリさせてから食べましょう。そのために煮汁が多めに残るように仕上げるとよいでしょう。

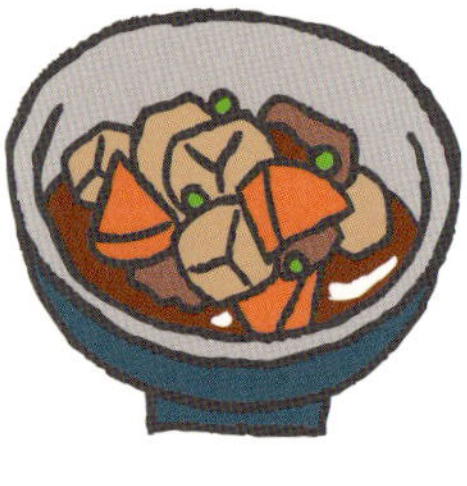

パサパサ、パラパラしたものは、口の中で唾液とまとまらずにのどに入ってしまうことがあります。あんかけにしてまとめるとよいでしょう。

パンやカステラなども飲み物などに浸してシットリさせると飲み込みやすくなります。

やわらかく煮る

肉などは箸で切れるほどやわらかくなるまで煮ます。反対に、魚は煮すぎるとかたくなるので、さっと煮る程度にしましょう。

野菜や芋なども食べやすいやわらかさになるまで煮るとよいでしょう。

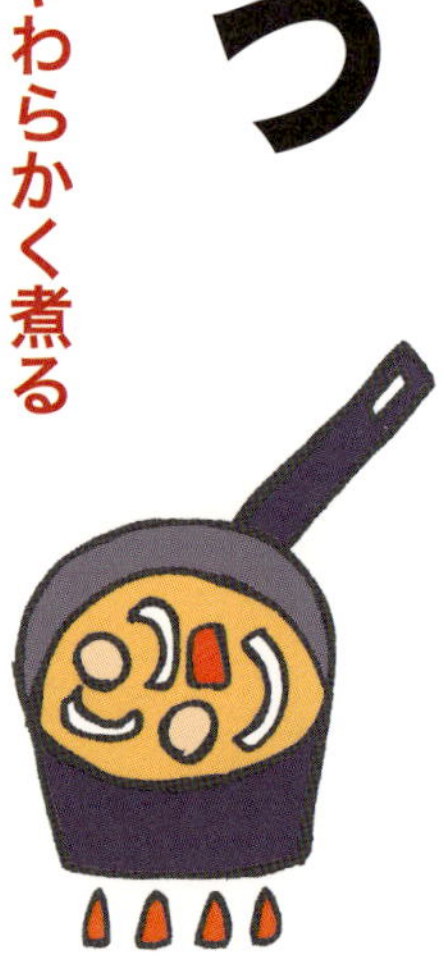

とろみのついたあえ衣、おろした大根やおろした山芋などであえる

お浸しより、とろみのついたあえ衣であえる白あえや練りごまあえのほうが食べやすくなります。また、おろした大根や山芋とあえると、まとまるので飲み込みやすくなります。

飲み込みやすい食材を選ぶ

魚などは加熱しても身のしまらない魚を選びましょう。（43ページ参照）そのほかの食材についても24～27ページに説明してありますので、参照してください。

誤嚥しない大きさに切る

食べ物を小さく切ると飲み込みやすくなります。しかし、小さく刻みすぎると飲み込む意識を持つ前に食べ物がのどの奥に送り込まれてしまうため、かえって誤嚥しやすくなります。

誤嚥せずにゴックンと飲み込む意識が持てる大きさは、奥歯の上にのる5～8㎜角程度です。

めん類は、すすり上げながら食べると誤嚥しやすいので、それを防ぐためには3～5㎝長さに切るとよいでしょう。

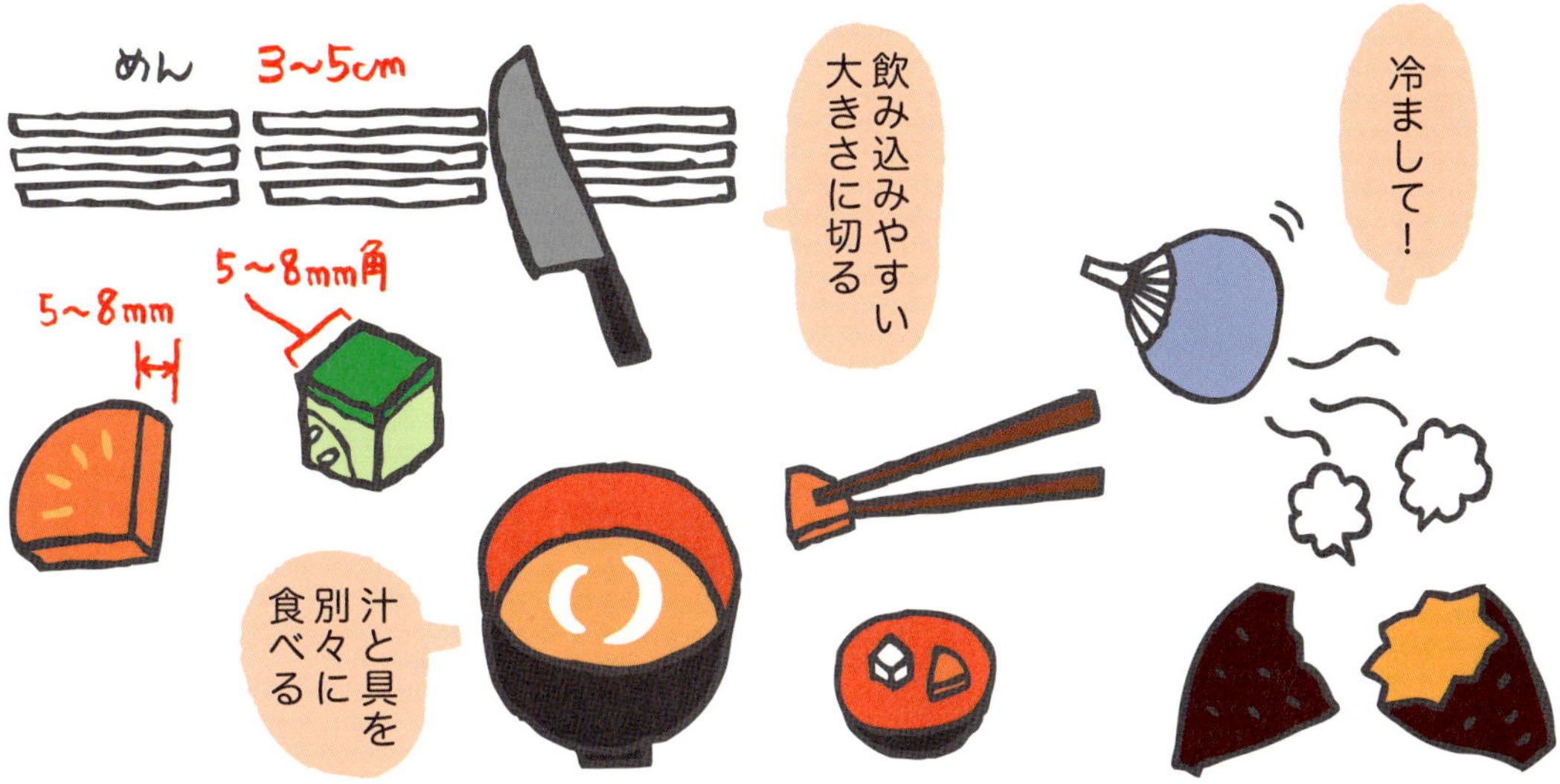
冷まして！
飲み込みやすい大きさに切る
めん
3~5cm
5~8mm角
5~8mm
汁と具を別々に食べる

冷ましてから食べる

熱い焼き芋や熱い食べ物などは、ハフハフしながら食べるのでむせやすくなってしまいます。少し冷ましてから食べましょう。

汁と具は別々に食べる

「みそ汁肺炎」のように、汁の中に異なる食感の具が入っていると、汁と具の飲み込むタイミングが違うため、誤嚥しやすくなるので、汁と具を別々に食べるようにしましょう。

病院で原因を明らかにする

飲み込みにくい症状がある場合は、耳鼻咽喉科もしくは嚥下リハビリを専門としている歯科を受診して原因を明らかにしておくとよいでしょう。

食べやすくする切り方

噛みやすく飲み込みやすい大きさの基本

◆奥歯の上にのる5～8㎜角、あるいは5～8㎜厚さが基本。

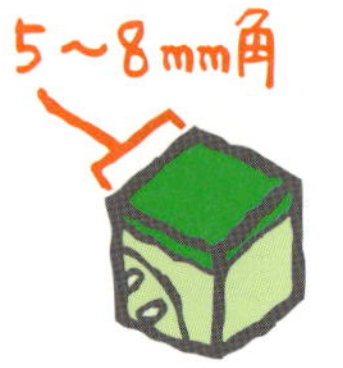

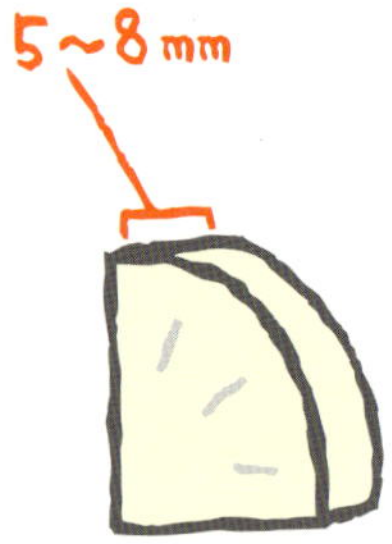

めん類

◆3～5㎝長さに切る。

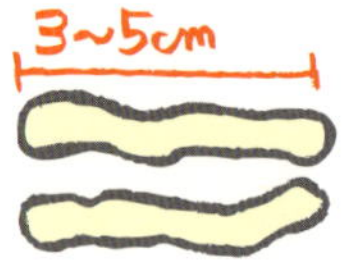

肉

◆肉は調理をする前に筋を切ったり除いたりする。筋は脂身と赤身の間にある。

鶏ささ身肉は、真ん中の白いものが筋。

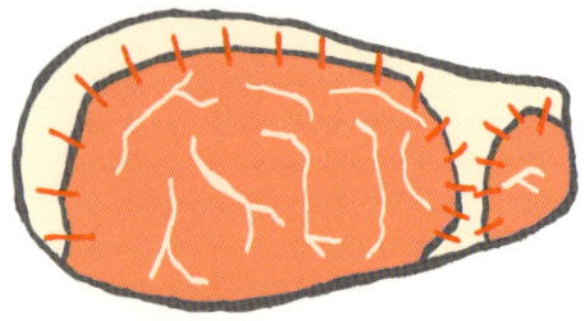

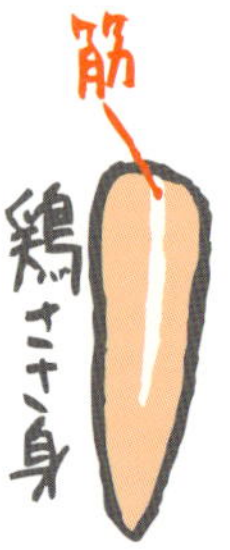

野菜など

◆野菜などは繊維を断ち切るように切る。

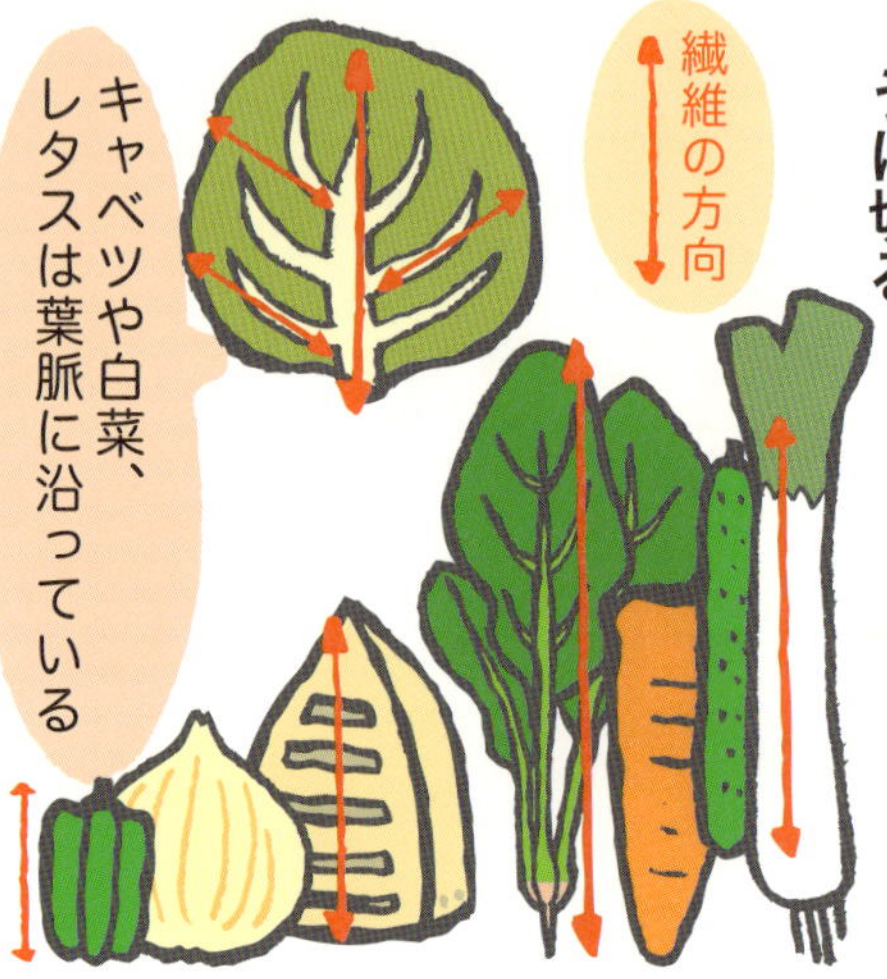

繊維の方向
キャベツや白菜、レタスは葉脈に沿っている

◆噛み切りにくい部分（皮など）をとり除く。

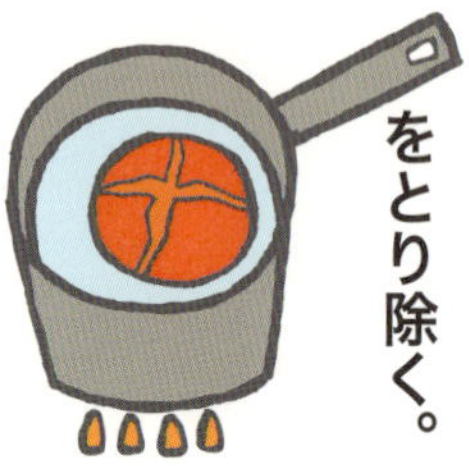

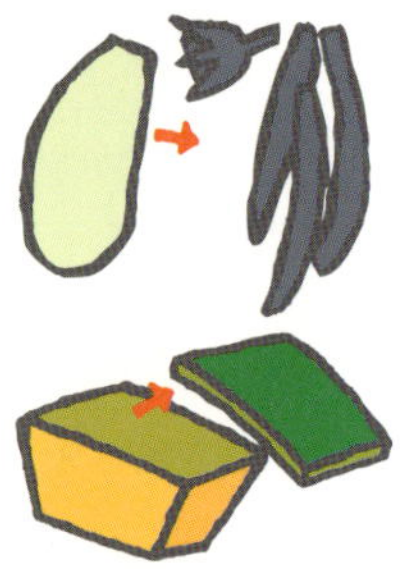

◆噛みだすきっかけのためや、噛みやすくするために切り目を入れる。

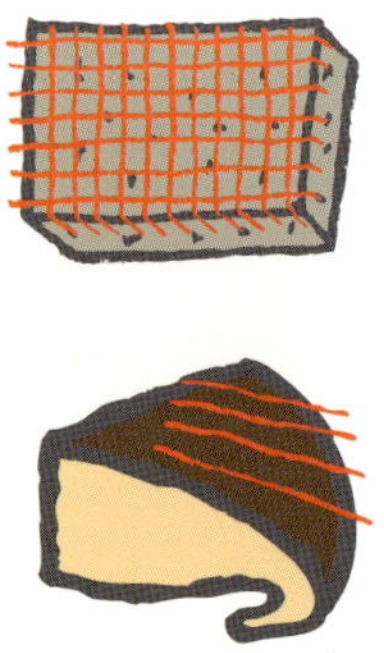

◆薄っぺらい葉物は端から巻いて厚みを持たせる。

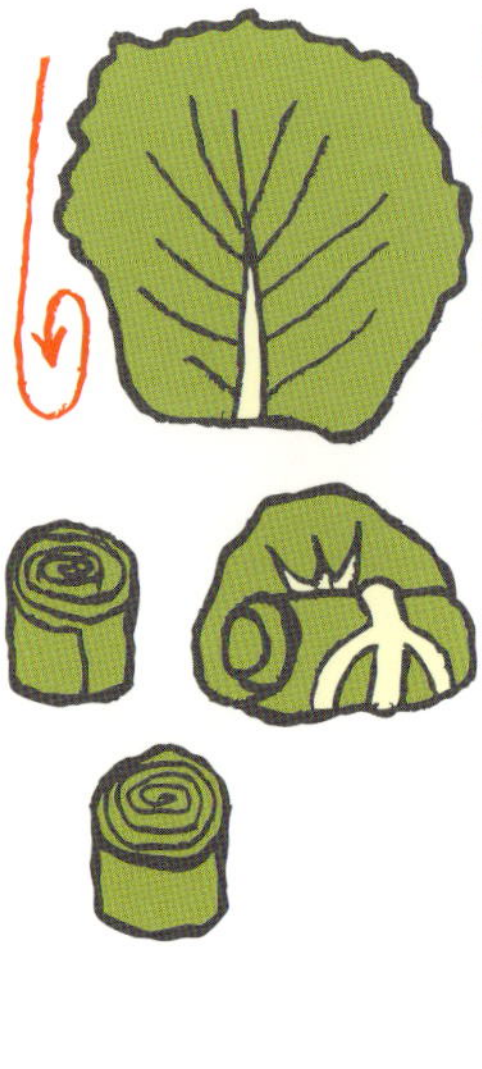

きのこ

◆軸が食べにくいきのこは、笠の部分のみにする。それでも食べにくいきのこは、切り目を入れるかみじん切りにする。

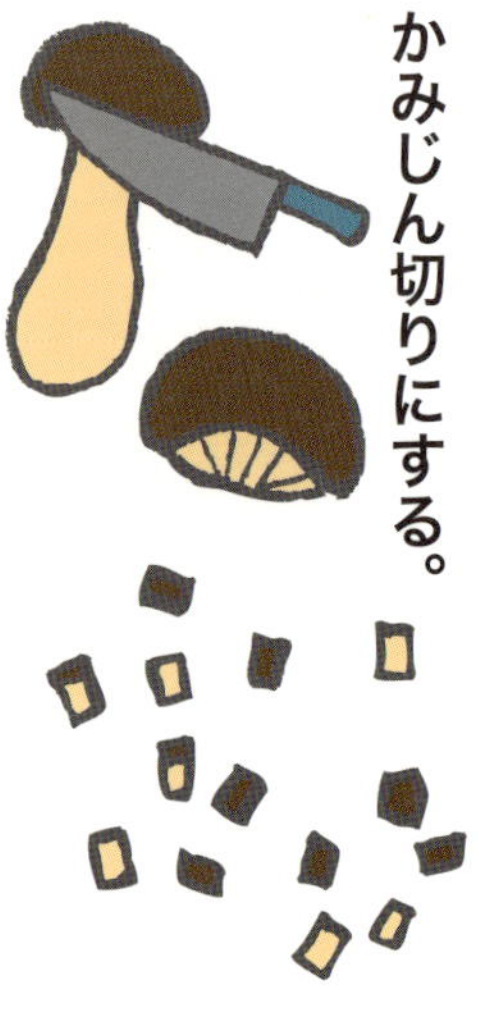

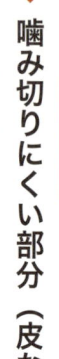

とろみのつけ方の目安

汁物

汁物の仕上げに、水どきかたくり粉を加えてとろみがつくまで加熱する。

かたくり粉の量は、食べる人が飲み込みやすいとろみの濃度になるように加減する。

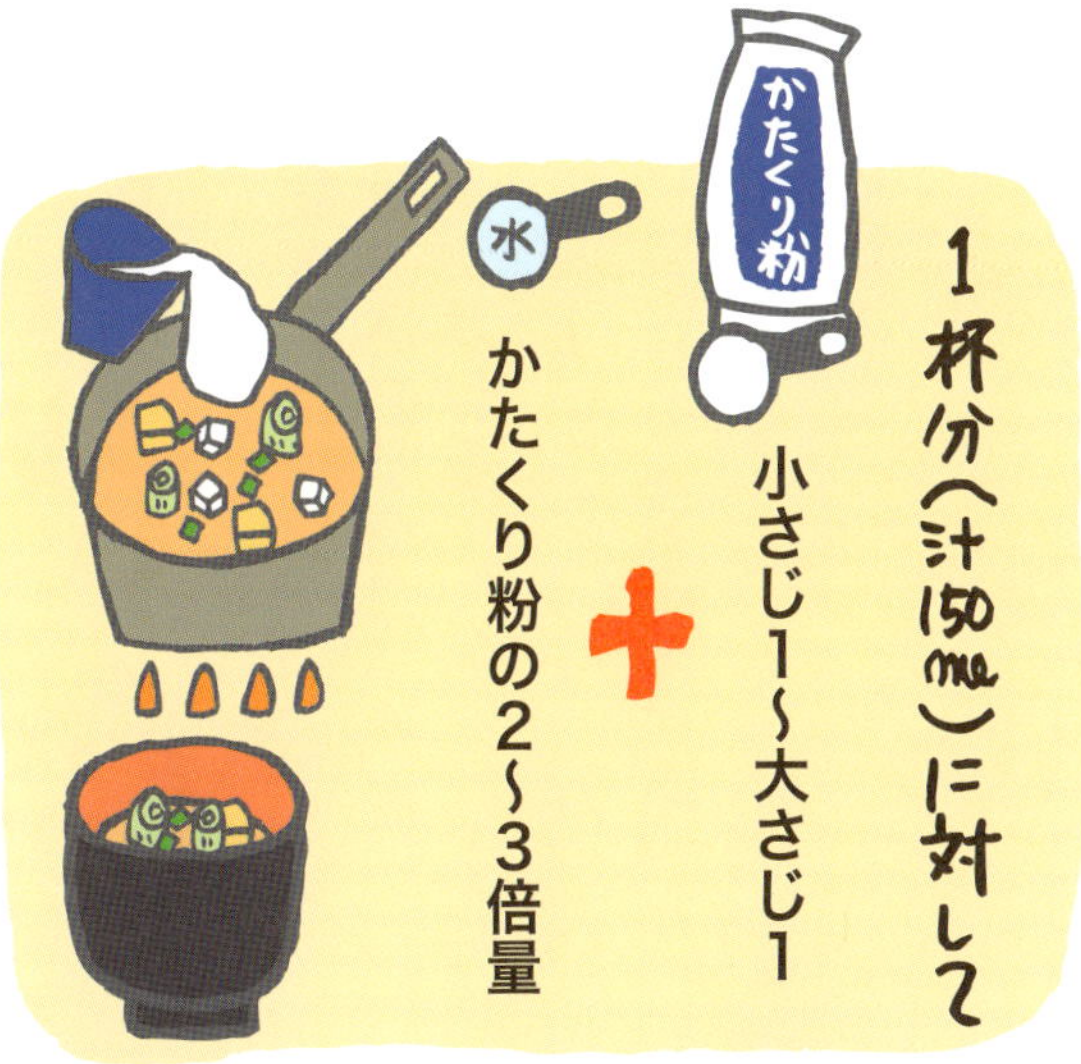
1杯分(汁150ml)に対して
かたくり粉
小さじ1～大さじ1
水
かたくり粉の2～3倍量

煮物

煮物の仕上げに水どきかたくり粉をまわし入れ、全体を混ぜながらとろみがつくまで加熱する。

かたくり粉の量は、煮汁の量や食べる人が飲み込みやすいとろみの濃度になるように加減する。

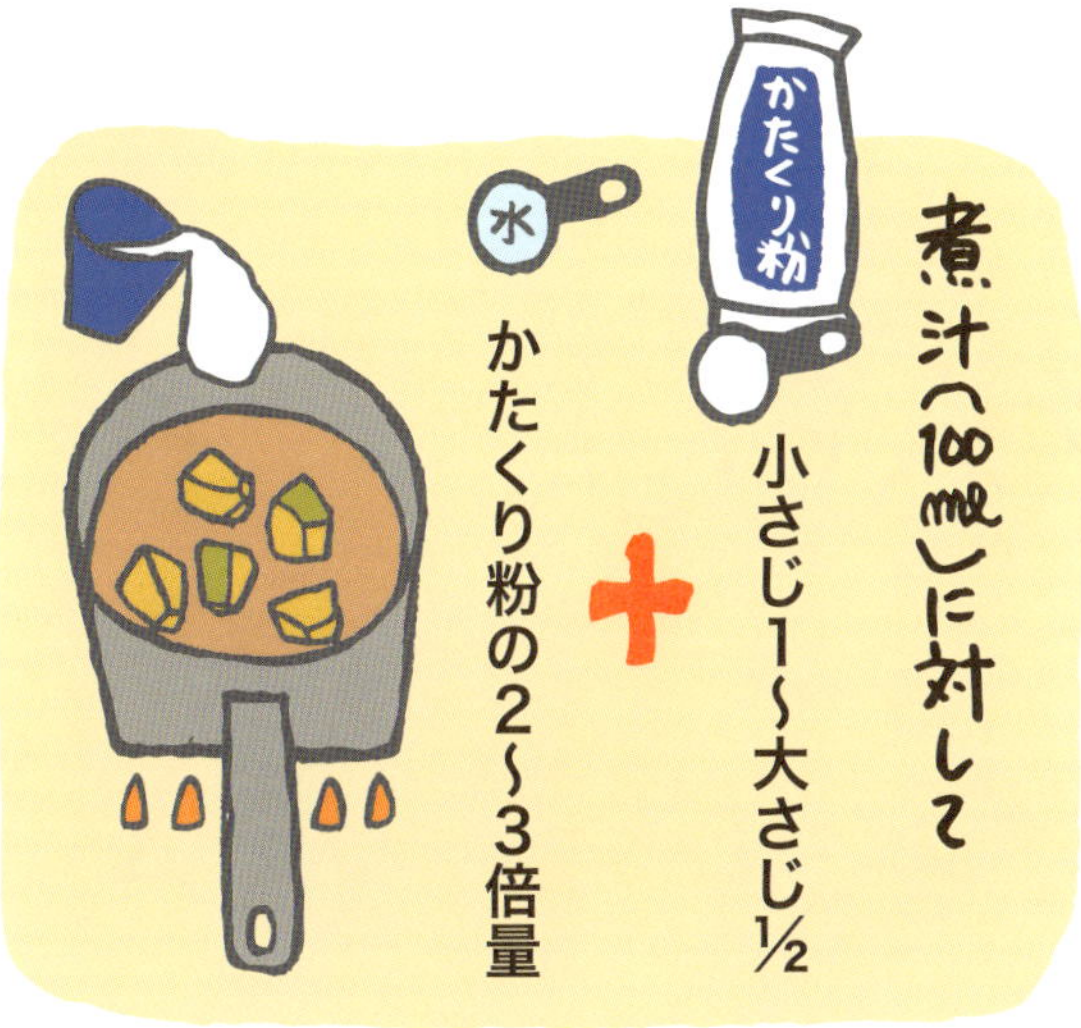
煮汁(100ml)に対して
かたくり粉
小さじ1～大さじ½
水
かたくり粉の2～3倍量

あん

フライや揚げ物、チャーハンやいため物や茶わん蒸しなどは、とろみのあるあんをからめると、表面がやわらかくなったり、具がまとまったりするので、噛んだり飲み込んだりしやすくなります。

いろいろな味わいのあんを紹介します。作り方は、材料をすべて小なべに入れて弱火にかけ、とろみがつくまで加熱してください。

和風あん
●だし⅓カップ●みりん大さじ1●しょうゆ小さじ2●かたくり粉小さじ1

甘酢あん
●だし⅓カップ●しょうゆ大さじ1●酢大さじ1●砂糖小さじ1●練がらし(好みでよい)小さじ⅕●かたくり粉小さじ1

中華あん
●鶏がらだしのもと小さじ⅓●水⅓カップ●しょうゆ・こしょう・ごま油各少量●かたくり粉小さじ1

じょうずな食べ方

食べる姿勢や飲み込むテクニックを身に着ける

食事中にむせやすくなったと感じる人は、食べ物を誤嚥する可能性が高く、のどに食べ物を詰まらせる「窒息」や「誤嚥性肺炎」（10ページ参照）の危険性があります。食べるときの姿勢や飲み込むテクニックを知ることで危険性をある程度回避できます。

じょうずに食べるための姿勢

背中の曲がった人はうつ向きがちの姿勢になったり、片麻痺のある人は麻痺側に体が倒れてしまったりして、食事をする姿勢が悪くなります。このような姿勢では飲み込みがうまくできません。

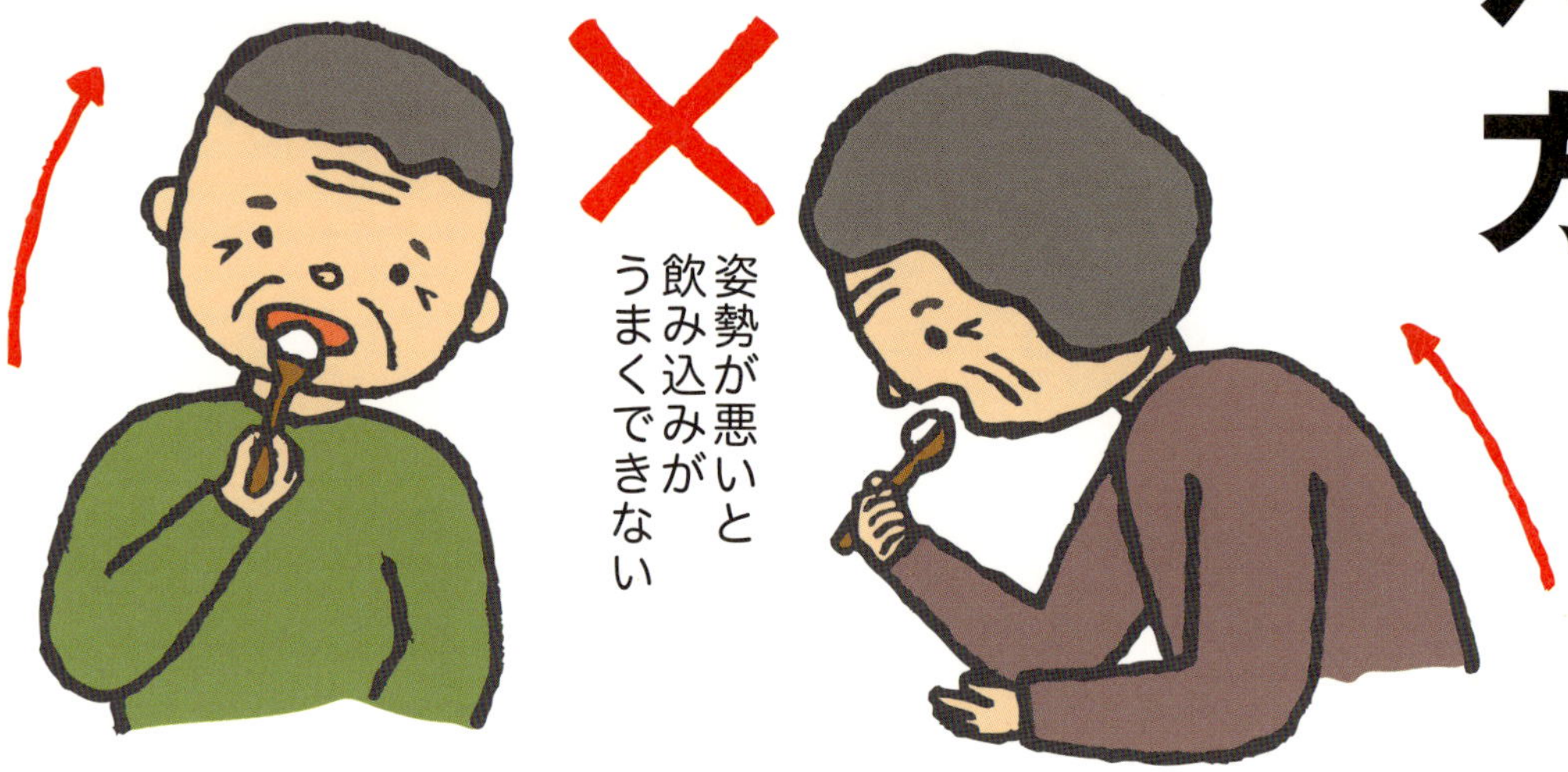
×
姿勢が悪いと飲み込みがうまくできない

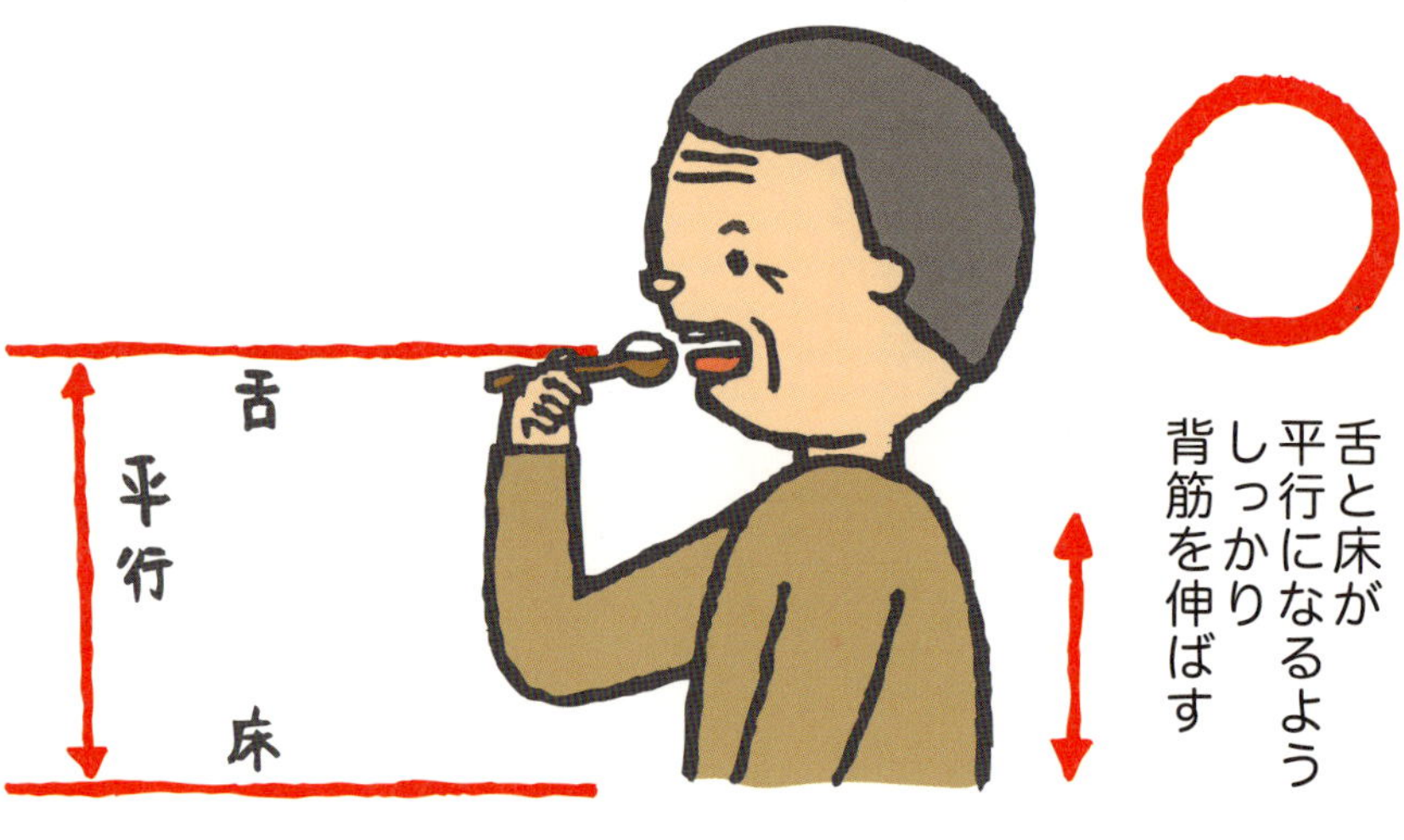
○
舌
平行
床
舌と床が平行になるようしっかり背筋を伸ばす

食べるときのよい姿勢とは、舌を前に出したときに舌と床が平行になっている姿勢をいいます。

　まっすぐ前を見て背筋をしっかり伸ばした状態が最もよい姿勢です。

　片麻痺があると、体が麻痺側に倒れてきてしまいます。口やのどに麻痺が見られる場合、傾いた姿勢のまま食事をとると麻痺側に食べ物がたまってうまく食べることができません。麻痺側で飲み込むと誤嚥の危険性も増大します。麻痺のない側に食べ物を入れて食べるか、麻痺のある側をやや上に向けた姿勢をとると、重力によって自然と麻痺がない側に食べ物が寄り、食べやすくなります。

むせの強い人は、あごを引きぎみにして飲み込む

むせの強い人は、あごを引きぎみにする姿勢が基本です。

　あごが上がると飲み込むときに口の中に圧力がかけにくくなって飲み込みにくくなります。さらに、口の中と気管が直線的に配列されるので、気管に食べたものが入りやすくなり、むせを生じます。

　ただし、片麻痺がある人は麻痺側のくちびるをしっかり閉じることができないので、あごを引きぎみにした姿勢のときに食べたものが口からこぼれるようでしたら、指でくちびるを閉じるようにするか、麻痺していない側が下になるように心持ち顔を傾けて飲み込むようにします。

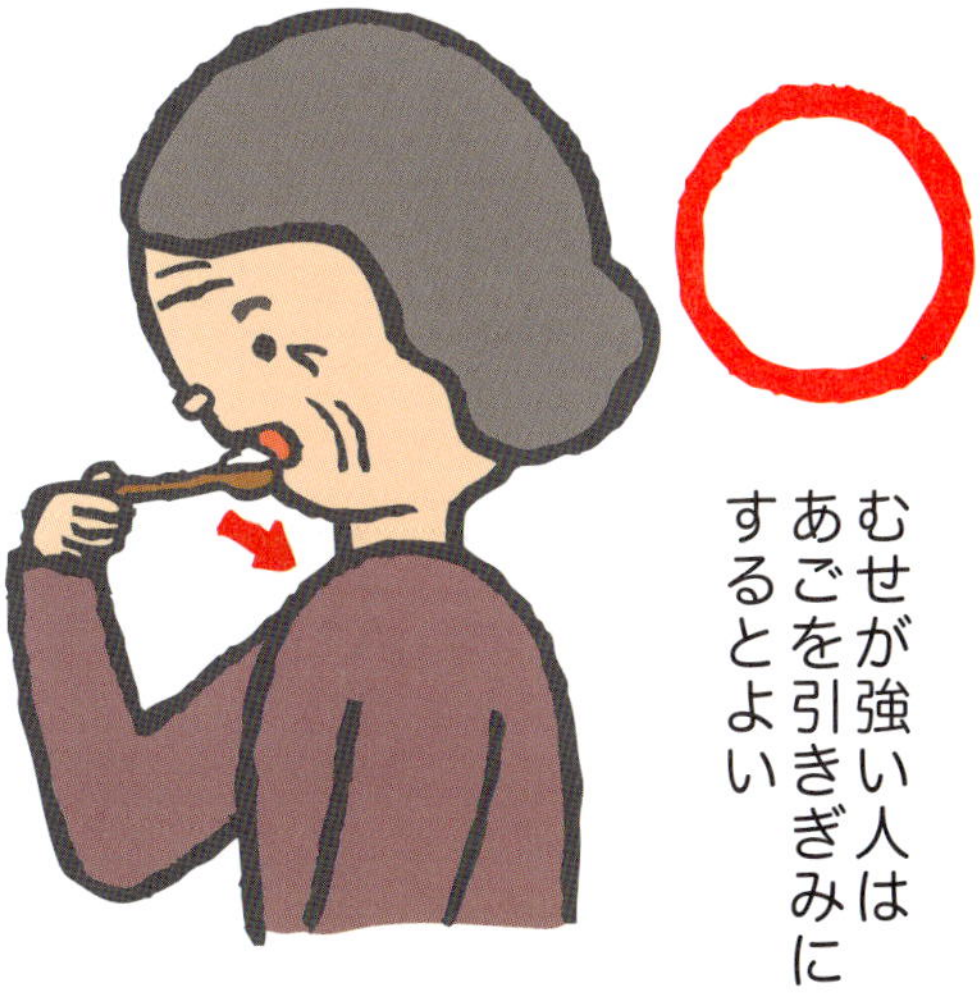
むせが強い人はあごを引きぎみにするとよい

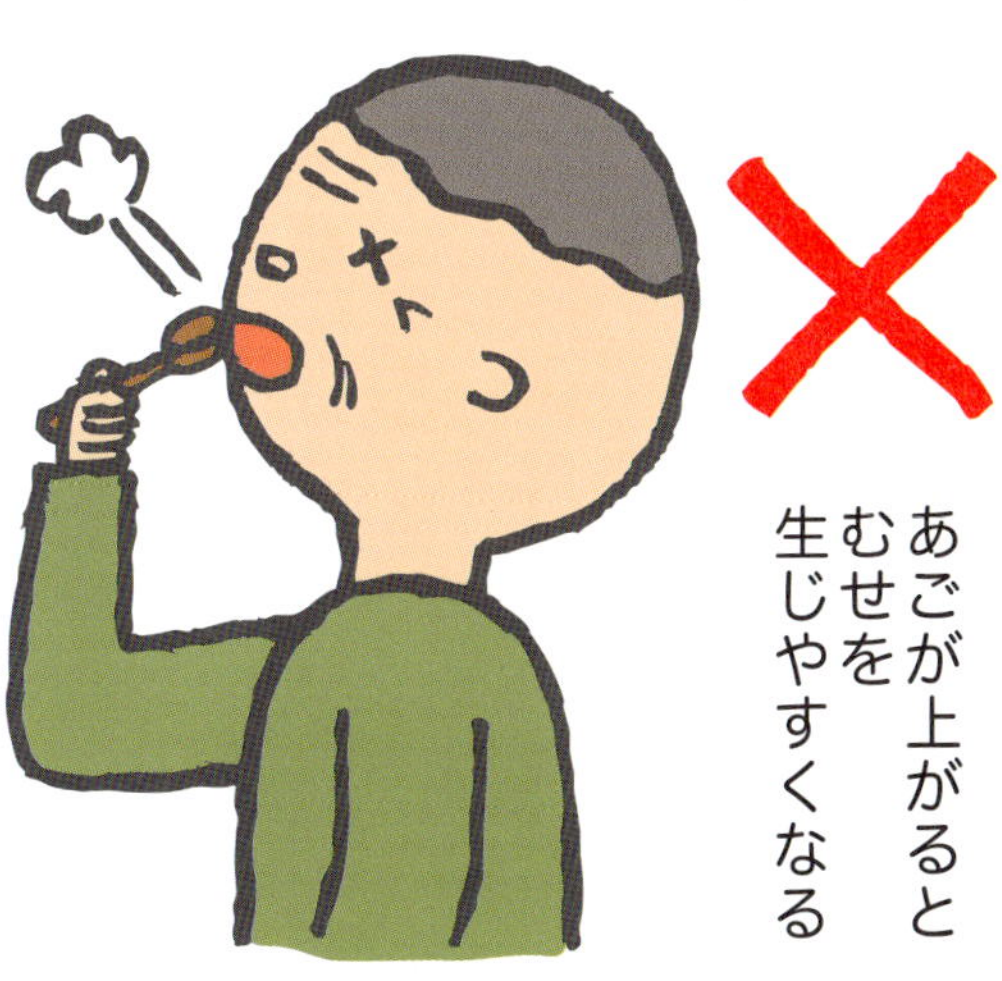
あごが上がるとむせを生じやすくなる

ベッドから起きる

ベッドの上で食事をするときには上半身を起こしましょう。

むせやすい人はベッドを30度または60度ギャッチアップ（背上げ）し、頭を少し前屈させる状態が最もむせにくいという報告があります。

食事後1時間は、起きておく

食後、少なくとも1時間以上は、すぐ横にならずに起きたままの姿勢でいましょう。すぐに横になると、胃に入った食べ物が胃酸とともに逆流して誤嚥を生じ、肺炎を起こす危険性が高くなるからです。

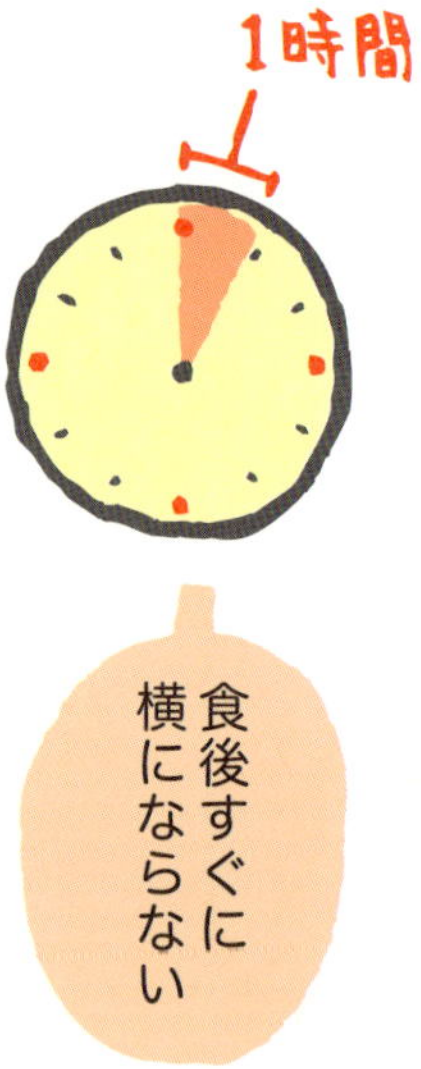
1時間
食後すぐに横にならない

一口の量を少なくする

今まで食べていた量でむせるときは、量を少なくするのが基本です。しかし、あまり少量だと口の中で食べ物をコントロールできずに飲み込みにくくなります。底の浅い直径の小さなティースプーン（小さなさじ）1杯程度の量が、ちょうど一口で飲み込みやすい量です。

飲み込むことに集中する

むせが頻繁に起こる人は、飲み込むときに「ゴックン」を意識するとむせが少なくなります。

テレビなどに気をとられながらの食事は誤嚥の危険性が増します。食事に集中して、飲み込む動作を意識することがたいせつです。

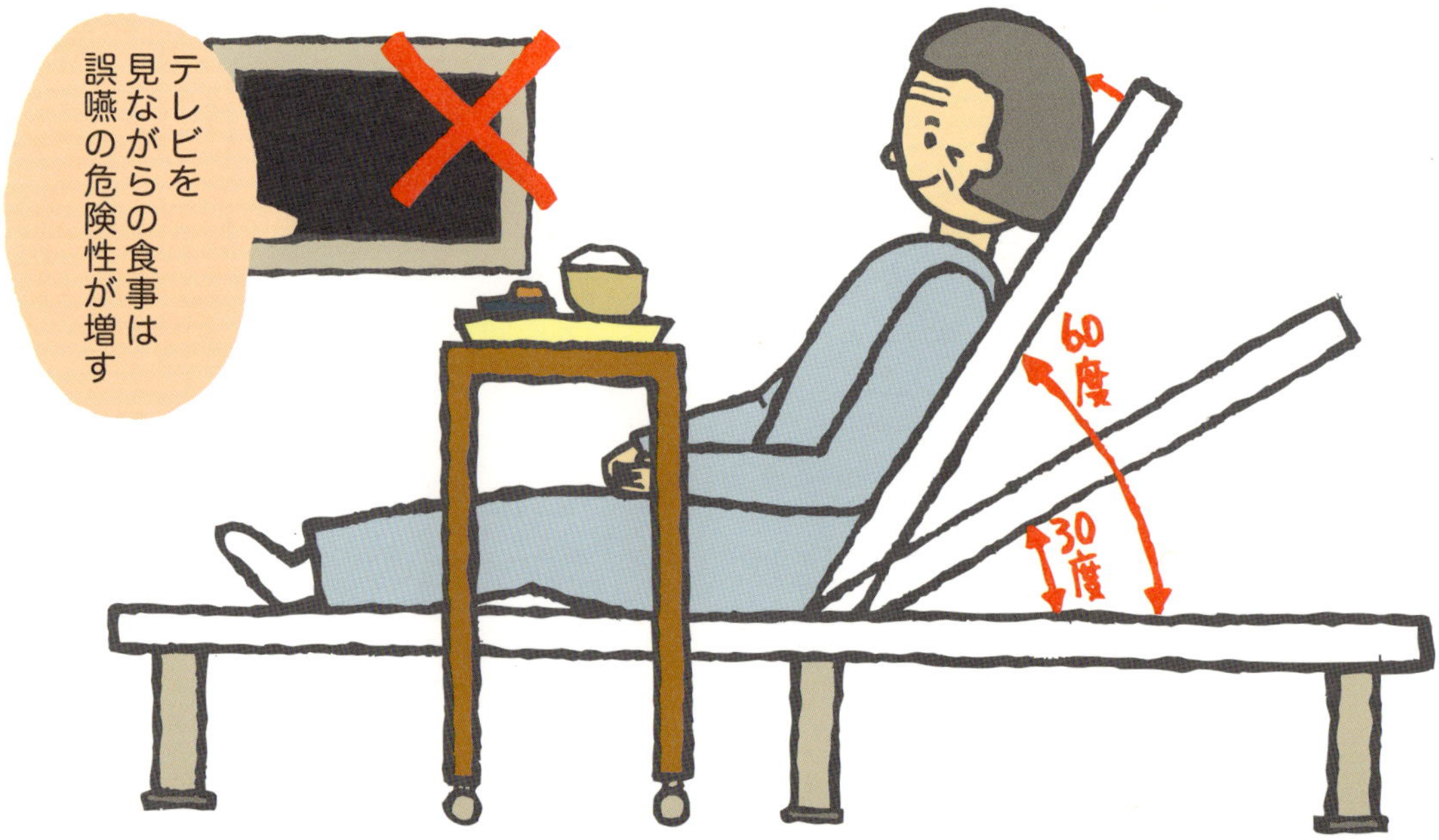
テレビを見ながらの食事は誤嚥の危険性が増す
60度
30度

飲み込んだ後も、飲み込む動作を数回くり返す

一度飲み込んだあとでも、口の中やのどに食べ物が残っている場合があります。気づかずに次々口の中に食べ物を運ぶと、のどに残っている食べ物の量が増えて誤嚥の危険性が増してしまいます。飲み込んだあと、もう一度つばを飲み込むつもりで「ゴックン」という動作をくり返すと、口の中やのどに残った食べ物をきれいに飲み込むことができます。

または、食事を一口飲み込んでは、のど越しのよいゼリーや少量の冷水を飲む、という食べ方をくり返すことで、口の中やのどに残った食べ物をきれいに飲み込むことができます。

水のじょうずな飲み方

水はサラサラしているので、飲み込もうという意識よりも早くのどの奥に到達してしまい、むせることが多い飲み物です。

水をコップで飲むとき、最後の一滴まで飲もうとすると、あごが上がってしまい誤嚥しやすい姿勢になってしまいます。あごを引いて飲み込むとよいでしょう。また、コップは底にしたがって細くなっている円錐形のものだとあまり傾けなくても最後の一滴まで飲めます。市販されてもいますので、それを使うと安全です。

コップから飲めない人で、吸う力のある人はストローを利用する方法もあります。

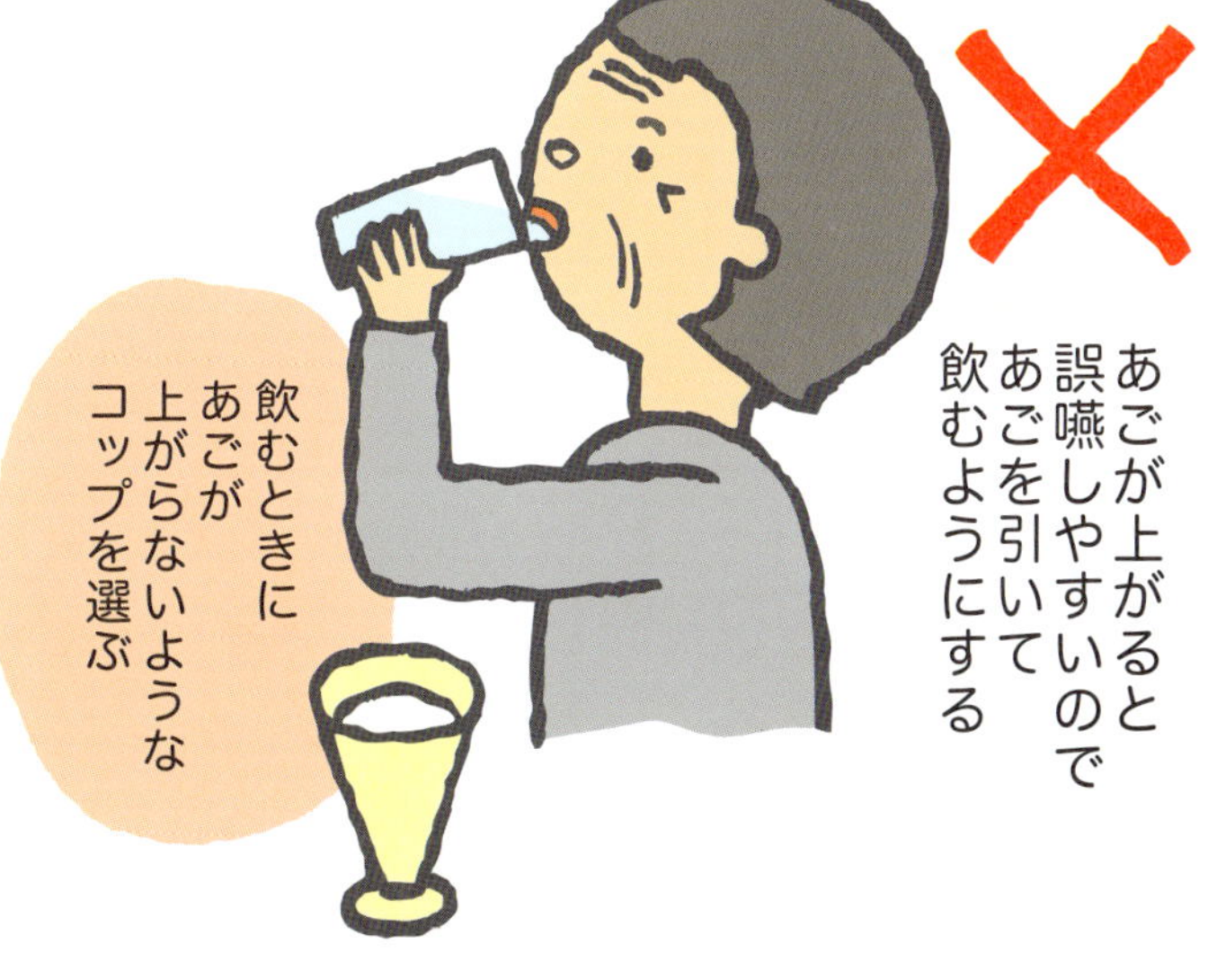
あごが上がると誤嚥しやすいのであごを引いて飲むようにする
飲むときにあごが上がらないようなコップを選ぶ

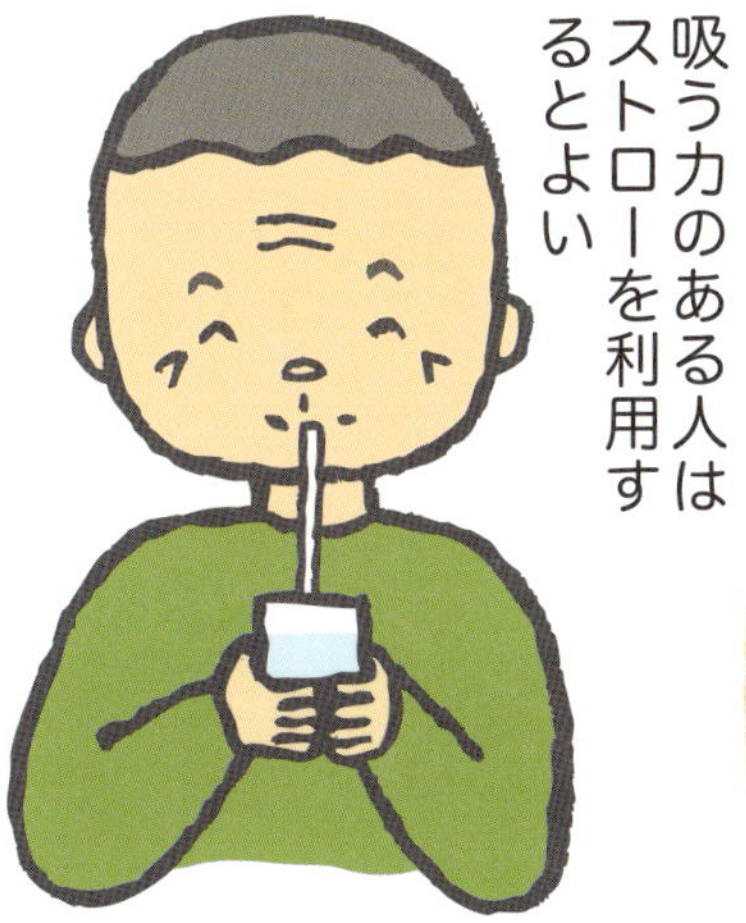
吸う力のある人はストローを利用するとよい

じょうずな食べさせ方

食べさせ方のコツがわかれば、安全においしく食べてもらえる

食べるときに介助が必要な人には、食べさせる人が必要になります。食べさせる人が、じょうずな食べさせ方のコツを知ることで、安全においしく食事を食べてもらうことができます。そのコツを紹介しましょう。

目覚めていることを確認する

ウトウトした状態で食事をすると誤嚥しやすくなります。そのために食事が苦痛になることがあるので、しっかり目覚めていることがたいせつです。

食前体操をする

食事を始める前に食べるための準備運動をしてもらいましょう。そうするとじょうずに食べることができます。

◆上半身の運動

頭の上で手を軽く組み、背筋を伸ばしてゆっくり左右に体を傾ける。

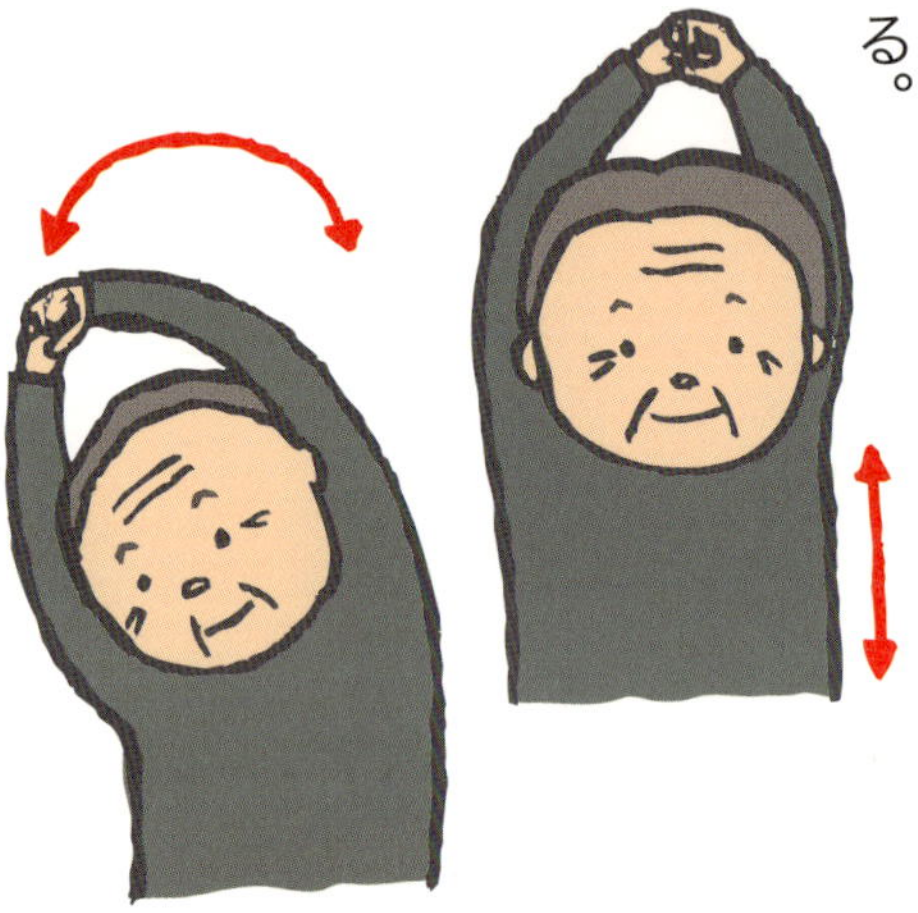

◆首の運動

背筋を伸ばして頭をゆっくり前後左右に傾け、ぐるっと回転させて首の筋をのばす。

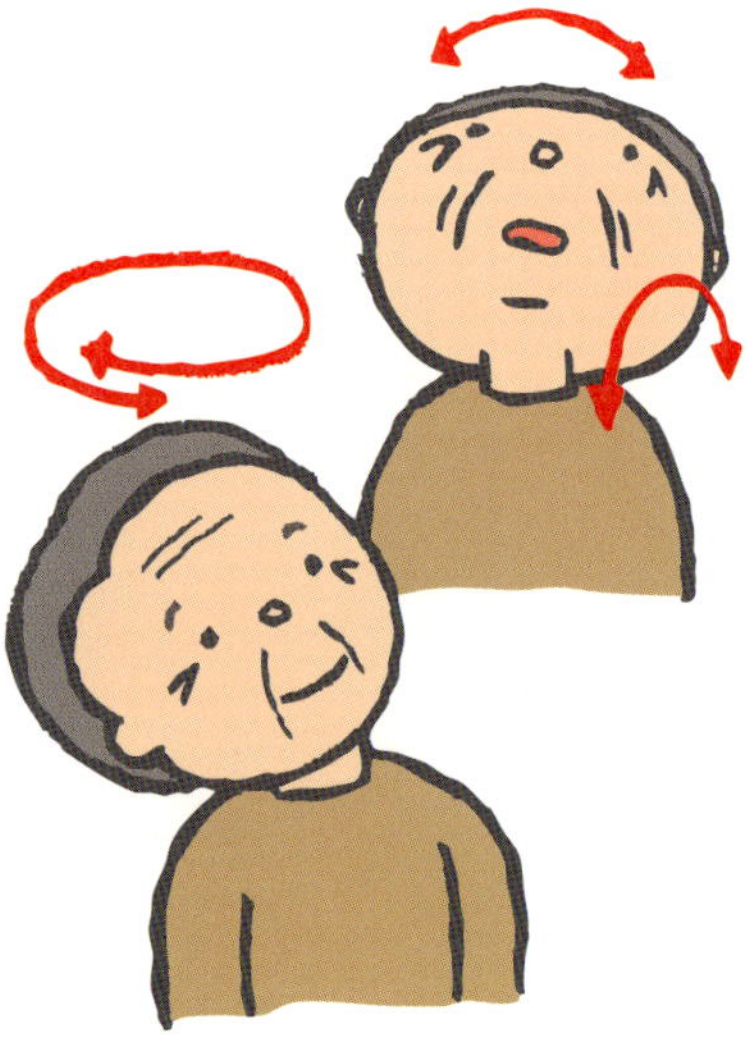

◆舌の運動

舌を前に出して、くちびるの上、下、右、左となめる。

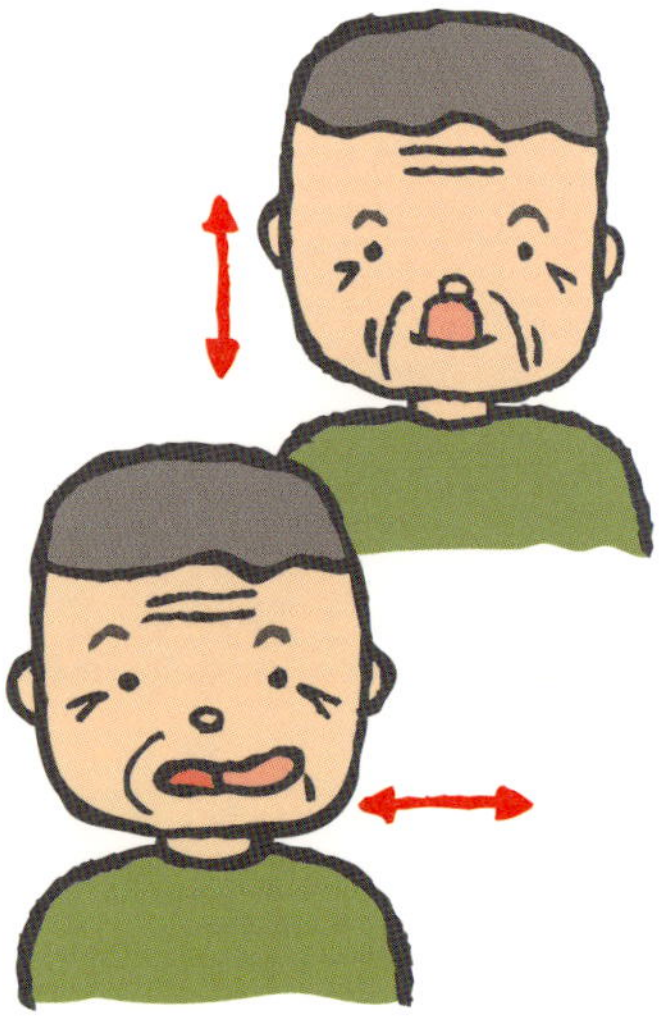

◆ほおの運動

口の中に空気をためて、右ほおをふくらませ、次に左ほおをふくらませる。できるようになったら水を含んで同じようにする。水をこぼさないようにするために、しっかりくちびるを閉じるための練習になる。

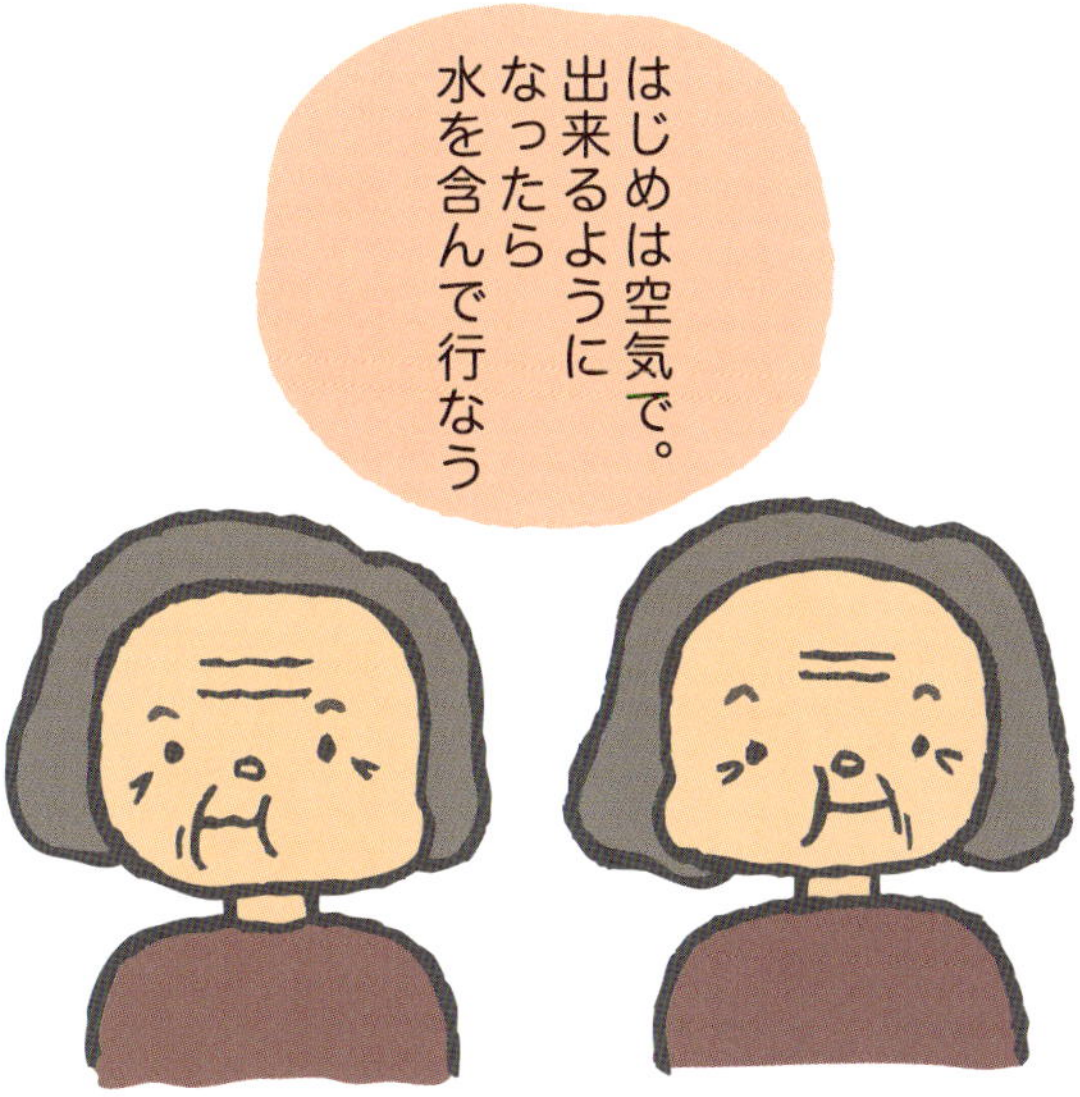
はじめは空気で。
出来るように
なったら
水を含んで行なう

◆くちびるの運動

くちびるを横に広げ、「イー」をする。次に前に突き出し「ウー」をする。これらを何回かくり返す。

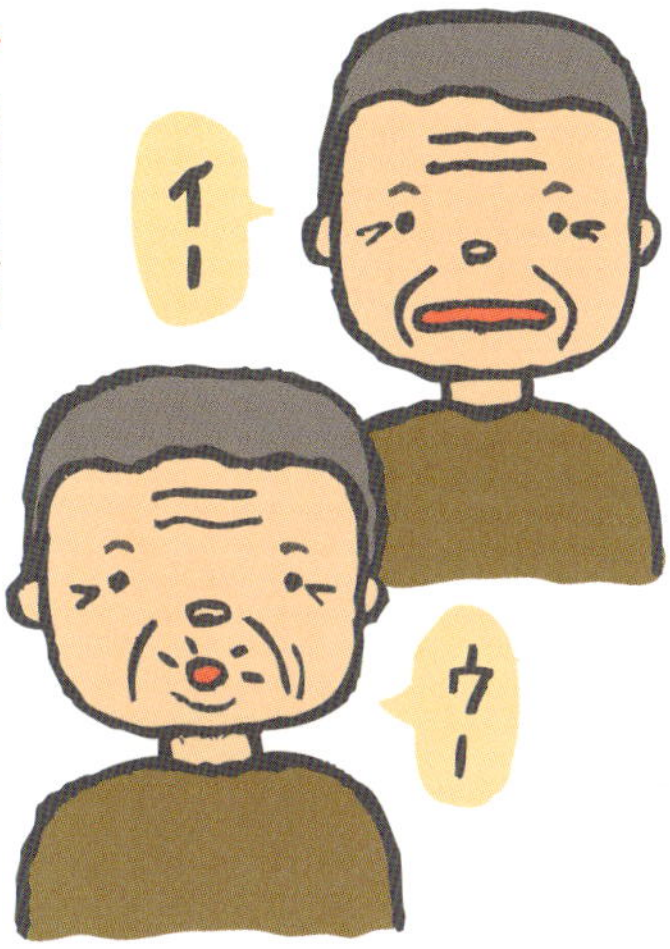

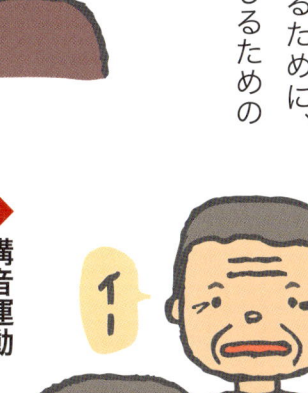

◆構音運動

「ぱ・ん・だ・の・た・か・ら・も・の」をはっきり発音すると、くちびる、ほお、上あご、舌の動きがよくなる。

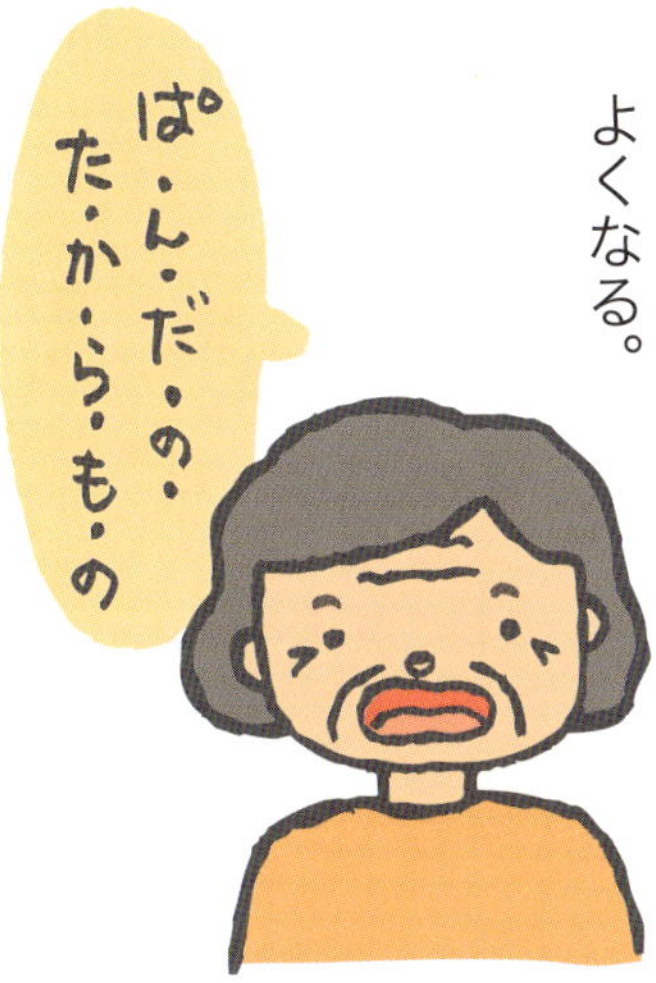

◆咳をする練習

テーブルに手をついて、「えっへん！」と強く息を吐き出す。誤嚥しかかっていた食べ物を吐き出せることがある。

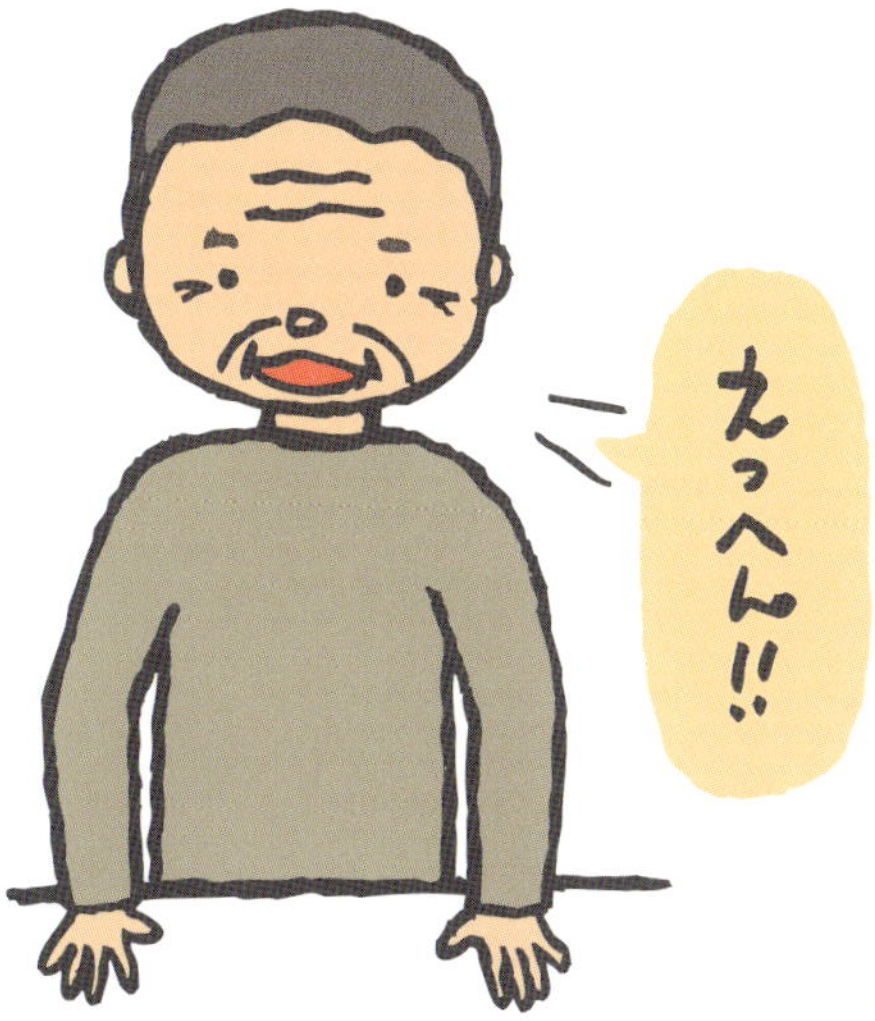

じょうずな食べさせ方

視覚、聴覚、嗅覚を刺激する

見た目にもおいしそうな料理を見ることで視覚を刺激し、おいしそうなにおいをかいで嗅覚を刺激し、食器が触れあう音や混ぜる音などで聴覚を刺激します。これらによって食べることを意識させ、食欲を湧かせましょう。

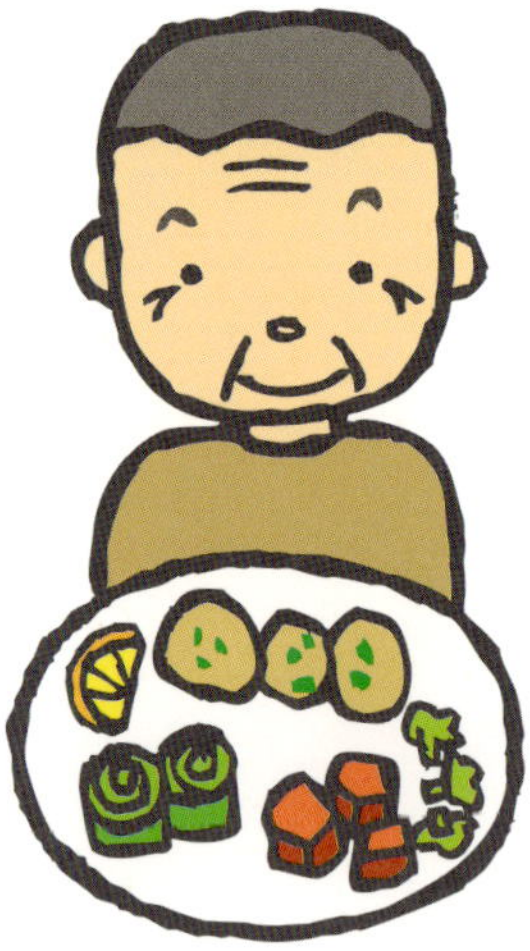

食べるペースを合わせる

食事のペースは人それぞれです。「ゴックン」としてものを飲み込むとのどぼとけが上がるので飲み込んだことがわかります。これを確認してから次の食事を口に運びましょう。

口に食べ物が入っているときには声をかけないようにします。あわてて返事をしようとして誤嚥することがあるからです。

料理の一口分の量に気をつける

小さなさじに1杯分（20～30ｇ）すくって食べてもらいましょう。一口分の分量があまりに多いと口で処理しにくく、反対に少ないと味がわからず嚥下反射（反射的に飲み込む動作が起こる）も起こらないため、誤嚥しやすくなりますので、気をつけましょう。

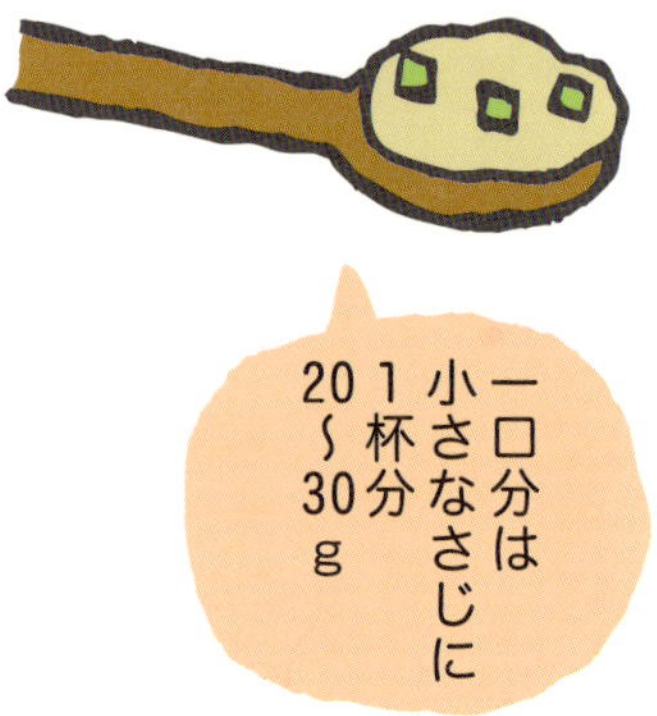

目の高さを合わせる

食事を食べる人と食べさせる人の位置が、同じ目線になるようにしましょう。こうすると威圧感がなくなります。

また、のどぼとけが見やすいので飲み込んだことを確認しやすく、口を開いたときに食べ物が残っていないか見やすいのです。

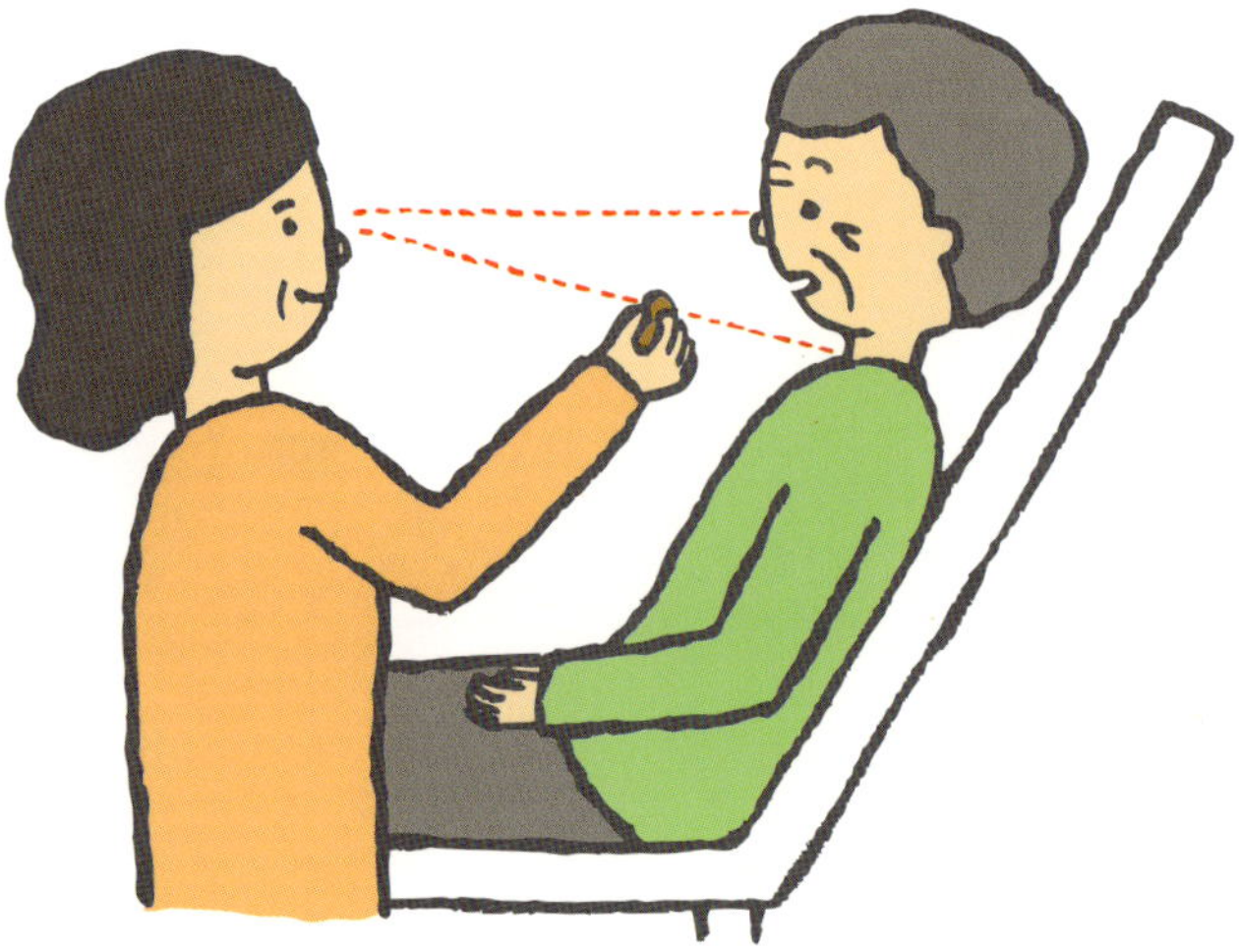

食事は適温にする

温かい料理は温かく、冷たい料理は冷たくして食べると嚥下反射を刺激します。とはいっても、熱すぎるものはやけどしてしまいますので、ある程度に冷ましてやけどしないようにしましょう。

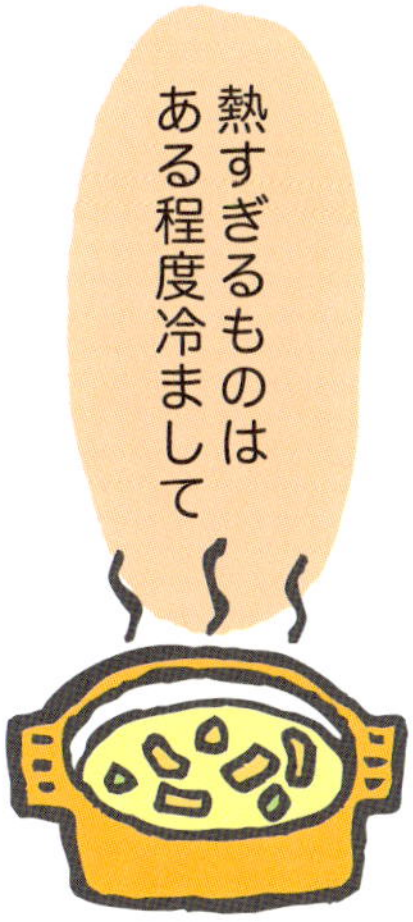
熱すぎるものは
ある程度冷まして

スプーンでのじょうずな介助のしかた

スプーンで食べさせるときには、食べ物を上くちびるでこすりとらせないようにしてください。あごが上がってしまうため、頭が後方に傾いて食道の入り口が狭くなってしまうからです。こうなると気管の入り口が開いて誤嚥の危険が増します。

あごを引きぎみにしてスプーンを口に入れ、まっすぐ引き出すようにしましょう。

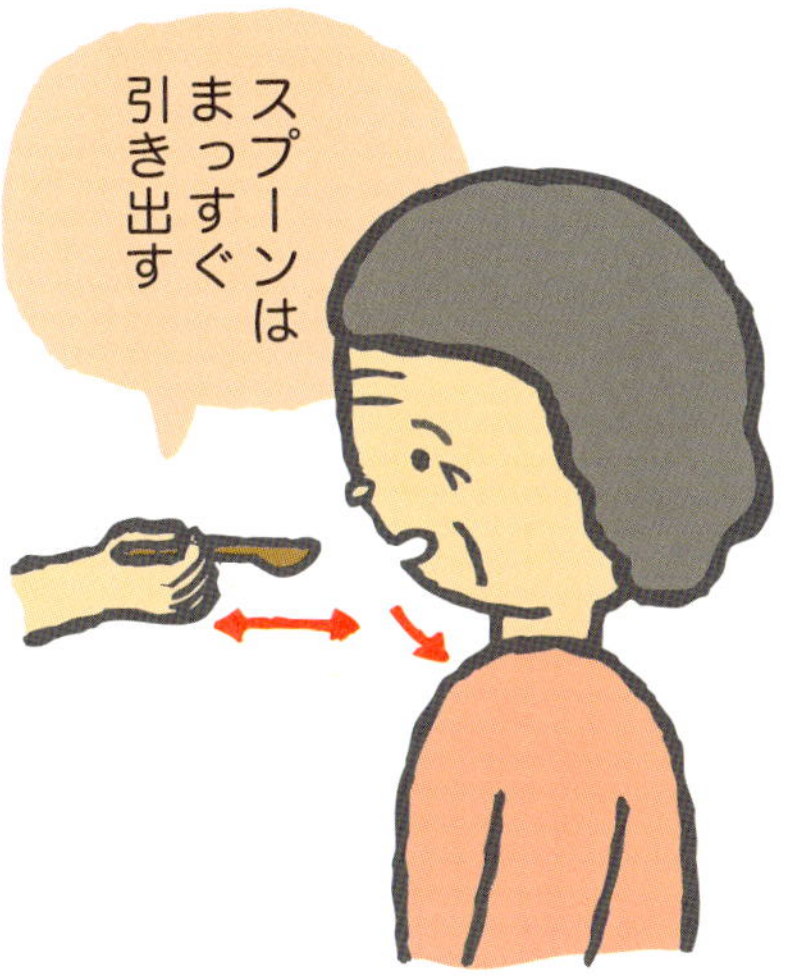
スプーンは
まっすぐ
引き出す

料理と水を交互に

食事と水分（水やゼリー）を交互に食べてもらうことによって、口の中に残った食べ物をきれいに飲み込むことができます。

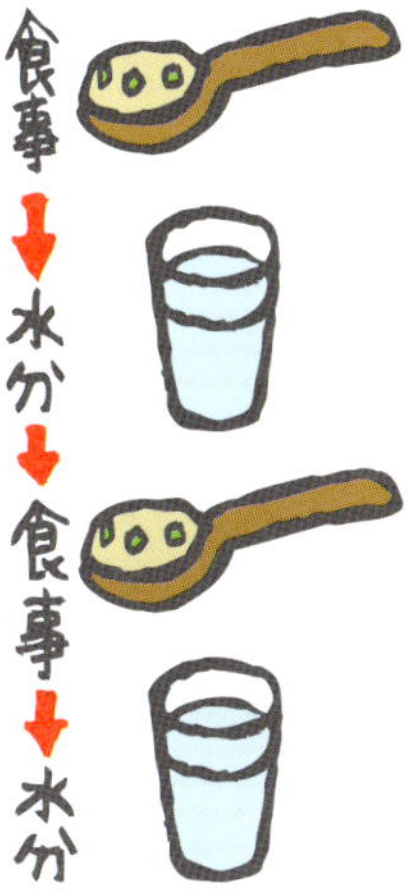
食事
水分
食事
水分

食後の口腔ケアを忘れずに

口の中が汚れていると肺炎を起こす原因となります。食後は、かならず歯磨きや舌の掃除などで口の中を清潔にしましょう。

義歯（入れ歯）は、はずして流水下で洗い、はずした口の中をブクブクとうがいをし、舌ブラシで舌を清掃しましょう。

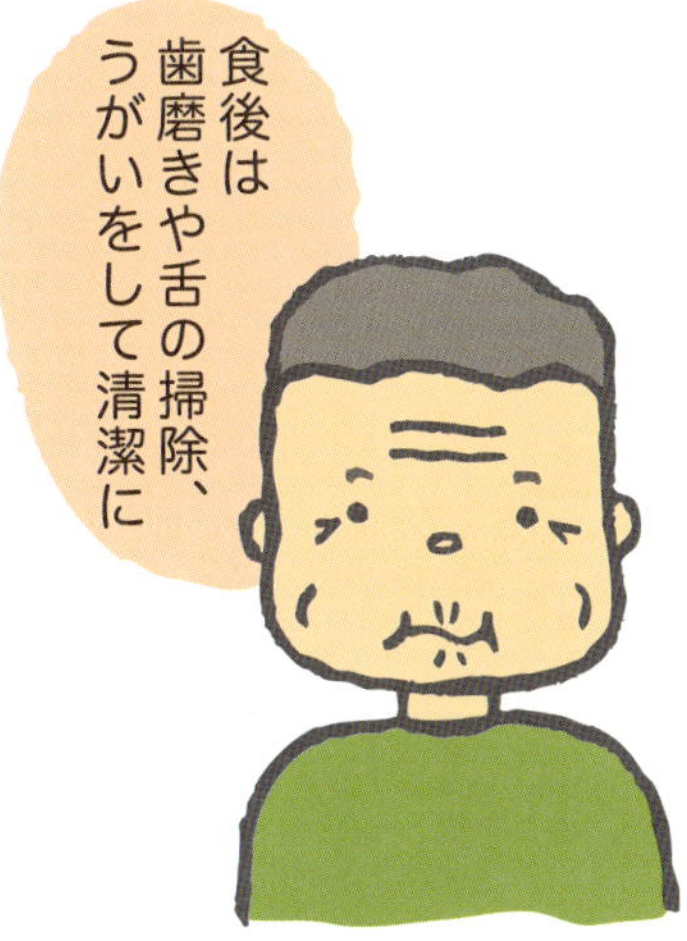
食後は
歯磨きや舌の掃除、
うがいをして清潔に

食後すぐに横にならないように

食後、少なくとも1時間以上、上半身を起こしておきましょう。食べ物が胃から逆流して誤嚥し、肺炎になるのを防ぐためです。

できれば避けたい食品一覧

食品の形状、性質	理由	食品例
カリッとした食品	食べたときにかけらが出る 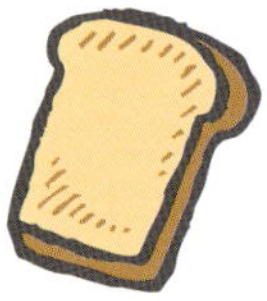	トースト、ピザ生地、サブレ、せんべい、かりんとう 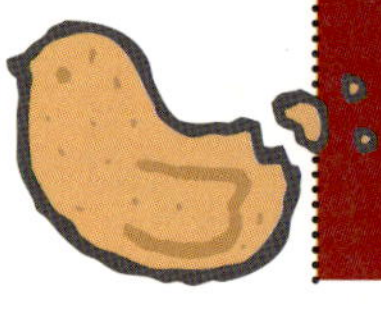
形がくずれやすい食品		豆腐（冷ややっこ、湯豆腐など） 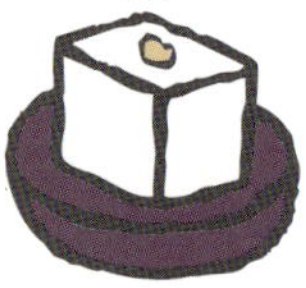
粉っぽい食品	粉を吸い込んでむせる 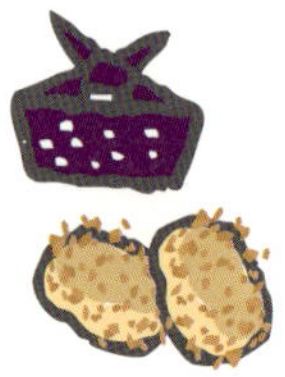	きな粉をまぶした菓子（安倍川もち、くずもちなど）、粉砂糖をまぶした菓子 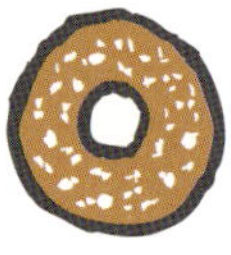
水分の少ない食品	食塊が作れず飲み込めない	乾パン、クラッカー、イングリッシュマフィン 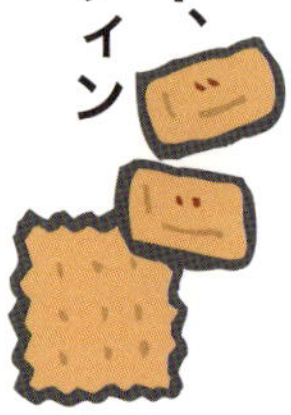
ホクホクした食品	水分が少なく、パサパサしているとむせる 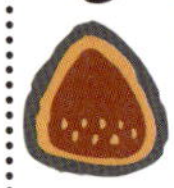	栗まんじゅう、らくがん、かたゆで卵
	熱くてハフハフ食べるとむせる 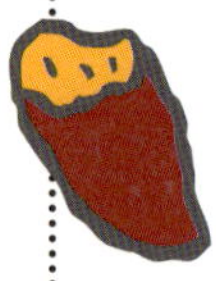	焼き芋、じゃがバター 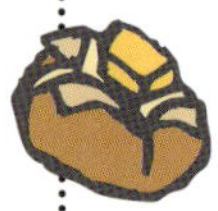

粘りけの強い食品	噛み切れず、そのまま飲み込んで窒息してしまう 	もち、もち菓子（ゆべし、大福など） 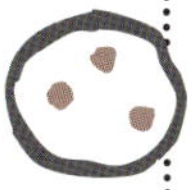 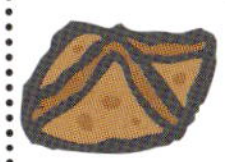
弾力性の強い食品	噛み切れず、ツルリと飲み込み、気道をふさぐ危険性がある	一口サイズのこんにゃくゼリー、玉こんにゃく 
付着性の高い食品	上あごに張りついてしまう 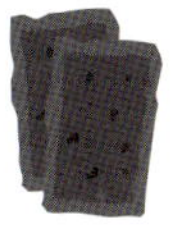	焼きのり、おぼろこんぶ、ウェハース、もなかの皮 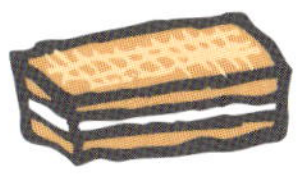
酸味の強い食品	酸味が強いと、刺激がのどの奥に伝わってむせる 	レモン汁、飲用酢、酢じょうゆ（ところてん、酢の物など） 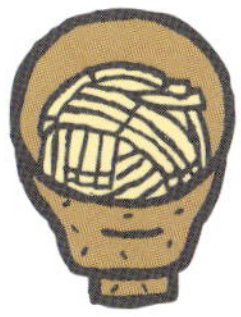
水分の中に固形物のある食品	固形物を噛んでいると、気づかずに汁がのどに入って誤嚥する危険性がある 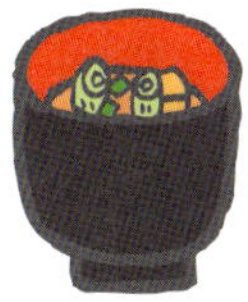	みそ汁、固形の具が入った汁物、三分がゆ、田舎じるこ、粒コーン入りスープ 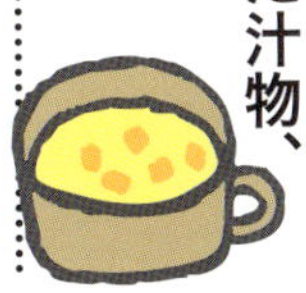
ツルリとした食品	飲み込む意識を持つ前にのどに送り込まれる	もずく、じゅんさい、一口サイズのゼリー 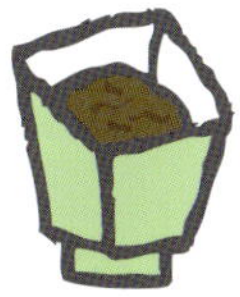

食べるときに注意が必要な食品一覧

食品の形状、性質	理由	食品例	対処法
粒状の食品	口の中でバラバラに散らばってしまう（食塊を作りにくい）	冷やごはん、パラパラのごはん 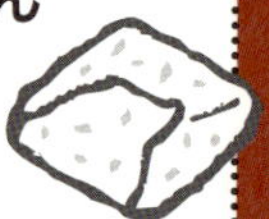	米に充分に水分を含ませてやわらかく炊く。チャーハンはあんをかけてごはん粒をまとめる 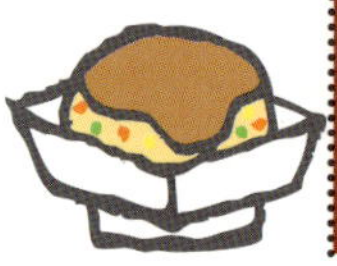
小さい粒の食品		ひき肉 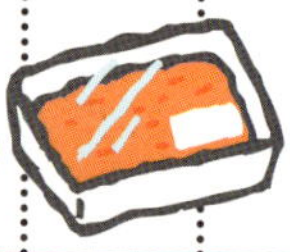	二度びきしてなめらかにする
		野菜のみじん切り 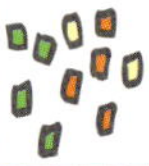	5～8㎜くらいの大きさ、厚さに切る 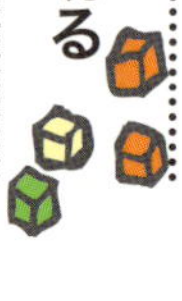
薄い食品	噛み切れない	葉物野菜	葉先だけをゆでてからクルクル巻いて厚みを出す 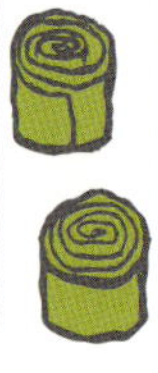
		薄切り肉 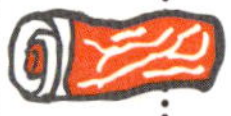	端からクルクル巻いて厚みを出すか、数枚重ねて厚くする（厚切り肉は噛み切れない）
サラサラした液体	飲み込む意識を持つ前にのどの奥に入ってしまう	水、茶、みそ汁、コーヒー、紅茶、すまし汁、ジュース	うすくとろみをつけ、飲みやすいとろみ加減にする。ゼラチンでゆるくかためる 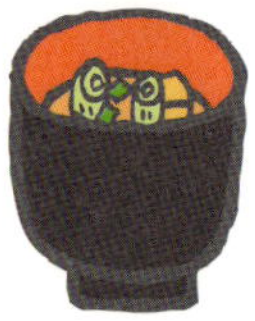
ホクホクした食品	水分量が少なく、食塊を形成しにくい。熱いとむせる	じゃが芋、さつま芋、かぼちゃ 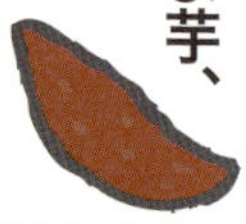	つぶしてなめらかにするか、煮汁の多い煮物にする 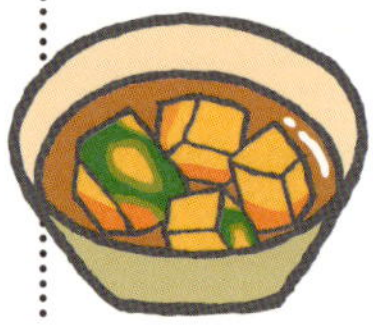

繊維質の多い食品	噛み切りにくい	ごぼう、セロリ、イカ、タコ 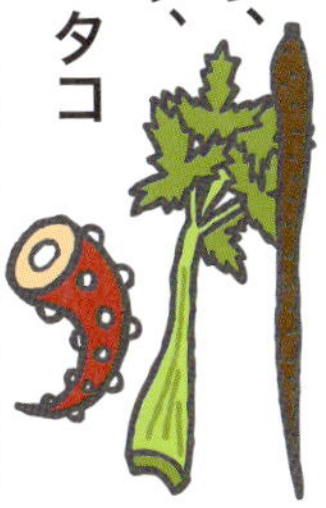	たたいて繊維をこわし、食べやすくする。繊維と直角に隠し包丁（切り目）を入れる 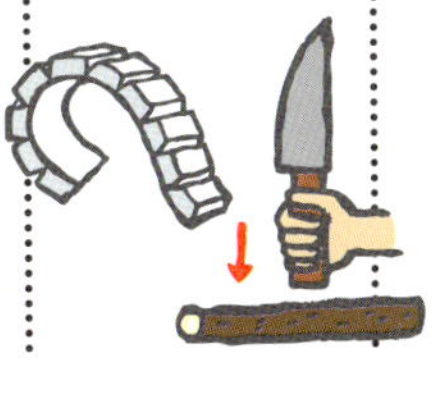
筋や皮や薄皮のある食品	筋や皮や薄皮が口の中に残る。噛み切れない	グリーンアスパラガス、トマト、かぼちゃ、なす、豆類 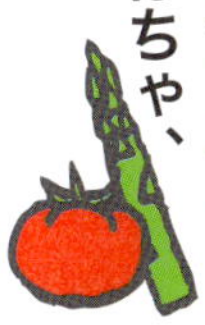	アスパラガスは穂先だけを使う。トマトは湯むきして皮をむく。豆類は薄皮をむく 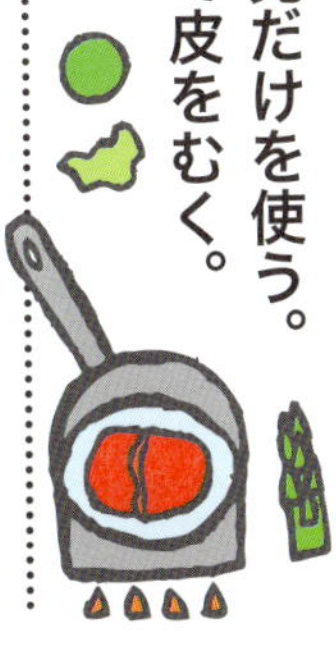
弾力のある食品	噛み切れない	こんにゃく、たくあん、漬物 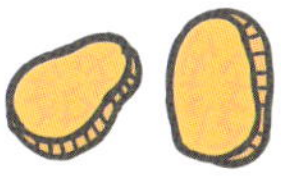	隠し包丁（切り目）を入れる 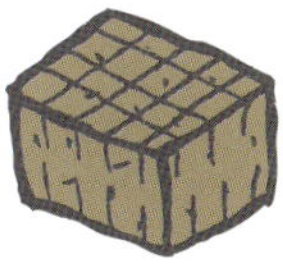
すすり上げて食べる食品	むせやすい	そば、うどんなどめん類 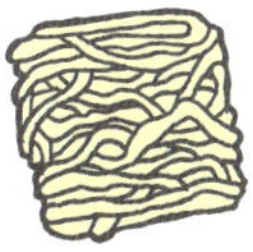	ゆでてから3～5㎝くらいの長さに切る 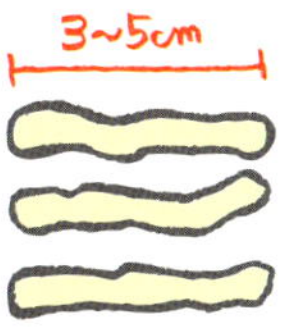
ツルリとした食品	誤嚥しやすい	なめこ 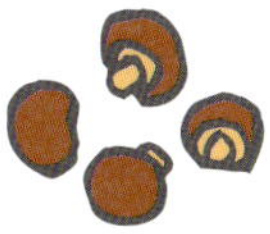	軸を除いて刻み、おろし大根とあえる 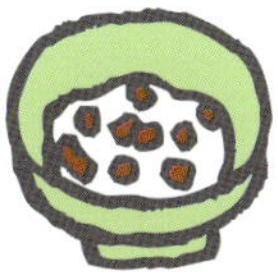
煮込んでも形のくずれない食品	噛み切れない	しいたけ、エリンギ	しいたけは笠の表面に切り目を入れる。エリンギは軸を5㎜くらいの幅に切る 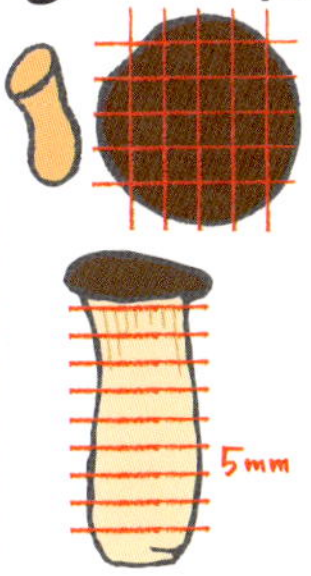

※えのきたけやエリンギなどのきのこ類は、危険ではないが食べにくいので、できれば避ける。

主食

ごはん

主食とは、ごはんやパン、めん類、もちなどの穀物が主体の料理のことです。エネルギー源になる炭水化物の補給源として重要です。不足しないように、毎食欠かさず食べましょう。

ごはんのかたさは食べる人に合わせる

ごはんのかたさは、食べる人の好みや噛んだり飲み込んだりできる状態に合わせましょう。

やわらかいごはんは水加減を多めにして炊きます。そして普通のごはんより蒸らし時間を長くして、炊き上がった飯粒に水分を充分に吸わせて余分な水分が出ないようにします。

おかゆにする場合は、水分が残らない五分がゆ程度までにしましょう。水分があるおかゆは誤嚥の危険があるからです。

食べやすいごはん料理

卵かけごはんやねこまんま（みそ汁をかけたごはん）、雑炊などは、飯粒に汁などを充分に吸わせて、シットリ混ざっていると食べやすくなります。

ごはんやおかゆの友を添える

軟飯やおかゆには、塩味がきいた風味の濃いペースト状のごはんの友を少量添えると食欲が湧きます。

ごはんの友いろいろ

のり佃煮、ふきみそ、タイみそ、梅干し、梅びしお、タラコ、明太子、練りウニ、生卵、卵黄みそ漬け、金山寺みそ、刻みじゃこの梅干しあえなど。

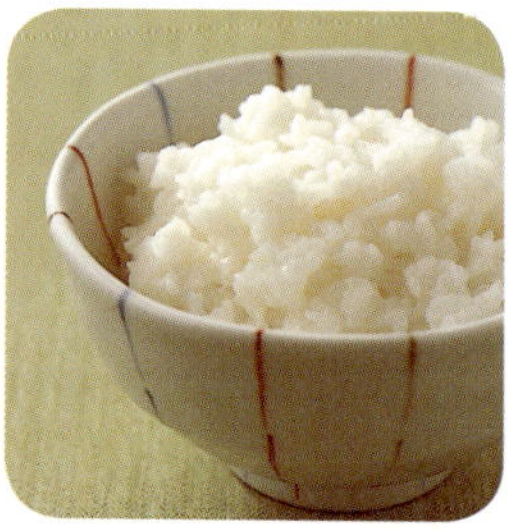

軟飯　米の重量の2～3倍量の水でやわらかく炊いたごはん

全がゆ　米の重量の4～5倍量の水で炊いたおかゆ

五分がゆ　米の重量の10～12倍量の水で炊いたおかゆ

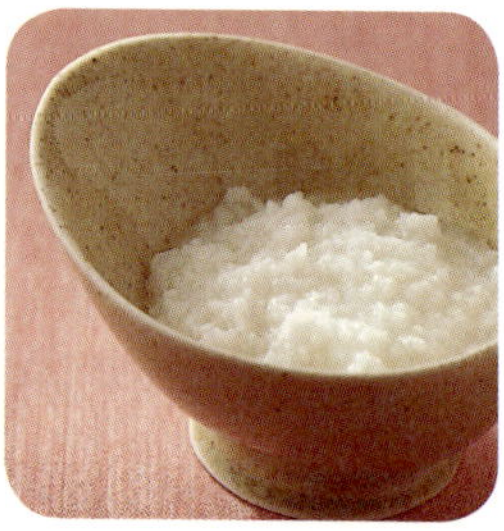

ごはんから軟飯やおかゆを手軽に作る方法

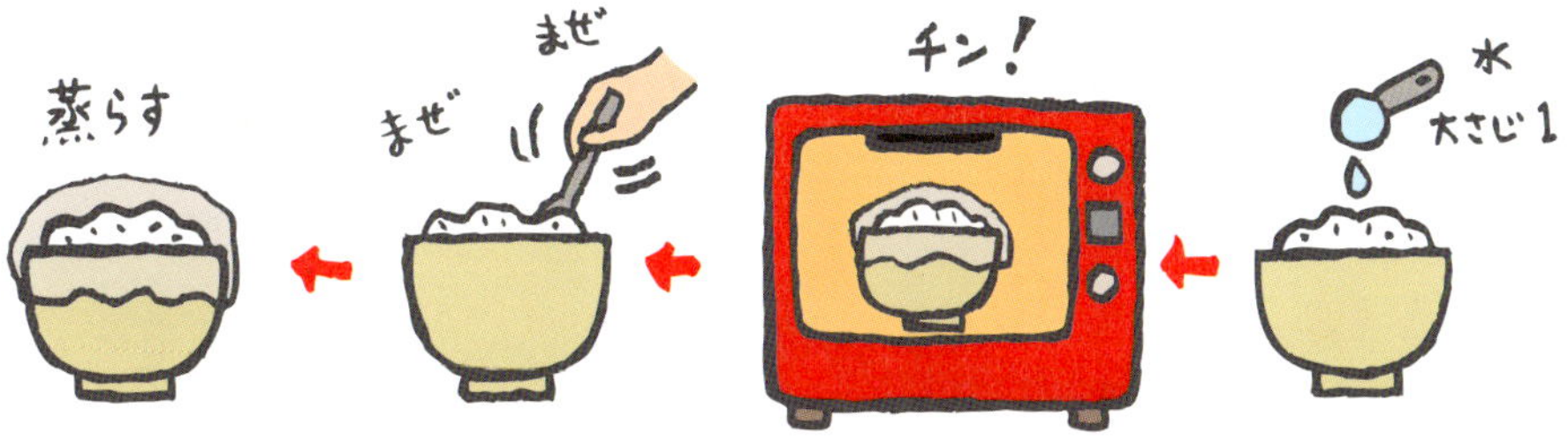

電子レンジを使う方法

　茶わんにごはんを盛り、水大さじ1を振りかけてラップをし、電子レンジで1～2分温める。ごはんをかき混ぜて再びラップをかけて数分おいて蒸らすとふっくらおいしい軟飯になる。

　さらにやわらかくする場合は、どんぶり程度の大きめの器にごはんを茶わん½杯分と水¼カップ（50㎖）を入れてかき混ぜ、ラップをしてしばらくおいてごはんに水を完全に吸わせてから電子レンジで2～3分加熱する。あら熱がとれるまでおく。

小なべを使う方法

　小なべに茶わん1杯分のごはんと水（¼～½カップ［50～100㎖］程度。好みのやわらかさになる量でよい）を入れて弱火にかけて、水分がなくなるまで煮る。

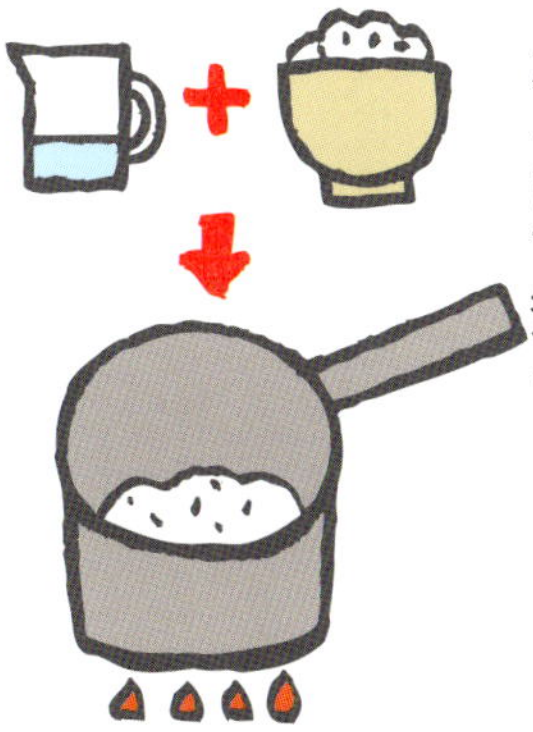

炊飯器で1人分の軟飯やおかゆを炊く方法

　耐熱カップに米と水を入れて30分から1時間しっかり吸水させてから、普通にごはんを炊く炊飯器の真ん中に入れて炊くと、ごはんといっしょに1人分の軟飯やおかゆが作れます。

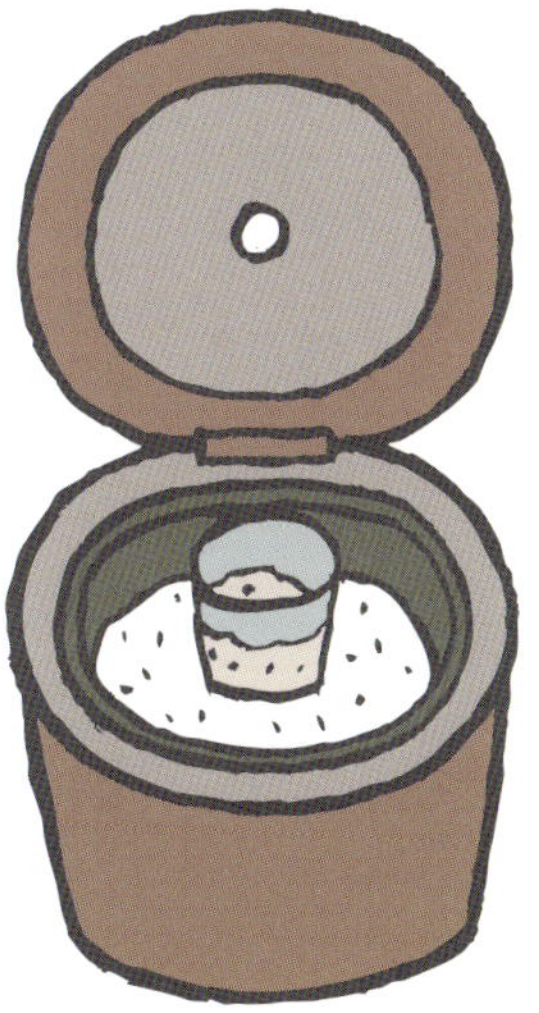

軟飯の作り方

（耐熱カップ200㎖1杯分）
米……¼カップ（40g）
水……¾カップ（150㎖）

全がゆの作り方

（耐熱カップ200㎖1杯分）
米……⅕カップ（35g）
水……1カップ（200㎖）

主食

ごはん料理

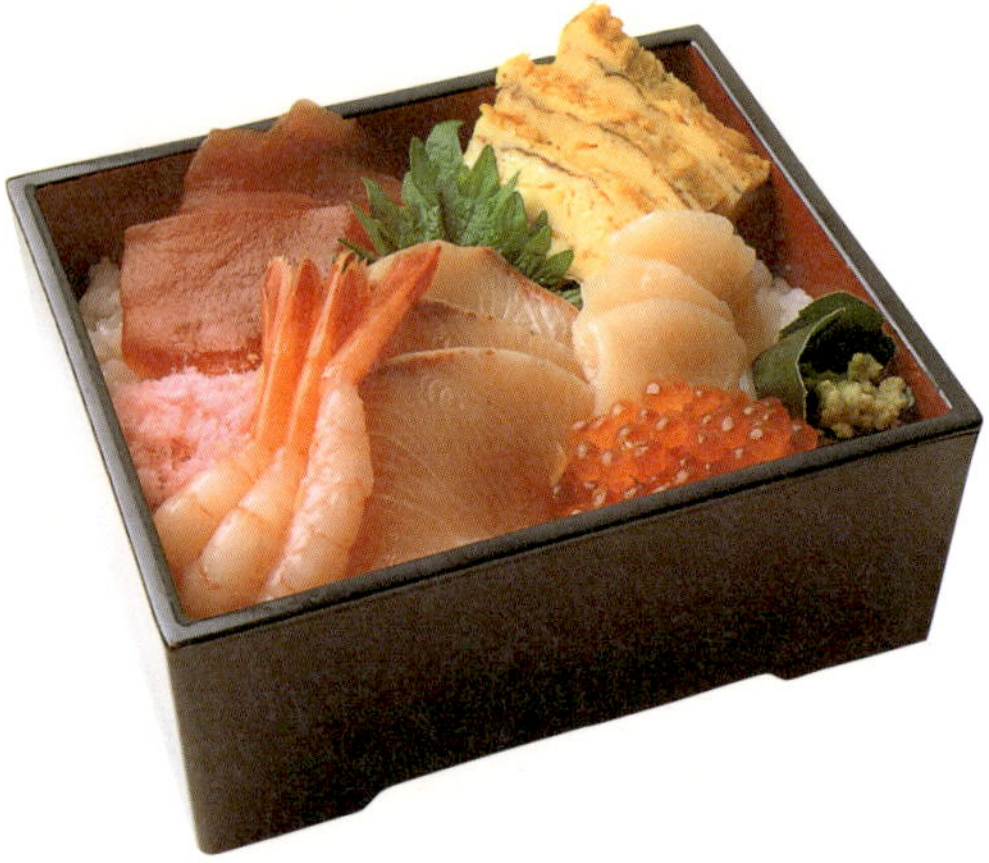

ちらしずし、混ぜずし

食べやすい具を選ぶと食べられるので喜ばれます。卵、ハマチ、イクラ、ウニ、ホタテ貝柱、甘エビなどが食べやすい具です。

カレーライス

カレーライスのごはんは意外と軟飯やおかゆでも合います。飲み込みにくい人はカレールーにとろみをつけるとよいでしょう。

肉は薄切り肉をクルクル巻いたものを使います。野菜やじゃが芋は5～8㎜角に切り、やわらかく煮ましょう。

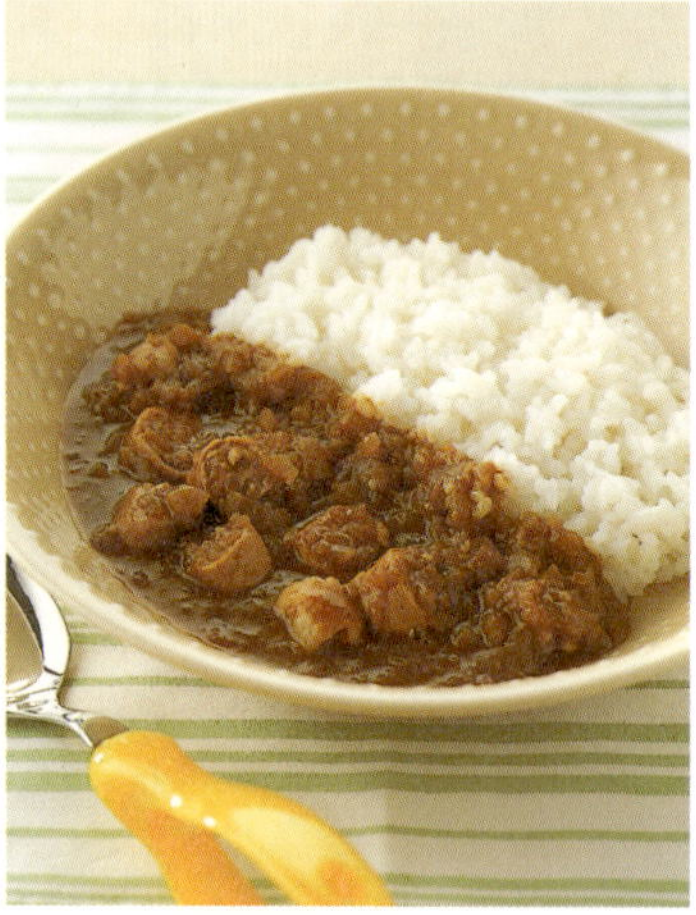

親子丼

噛みにくい人は煮汁を多めに作って飯粒に吸わせてやわらかくしましょう。

鶏肉は皮を除いて2㎝角のそぎ切り、玉ねぎはみじん切りにします。青味は、飲み込みにくい人はなし。噛みにくい人は薄皮を除いたグリーンピースがよいでしょう。

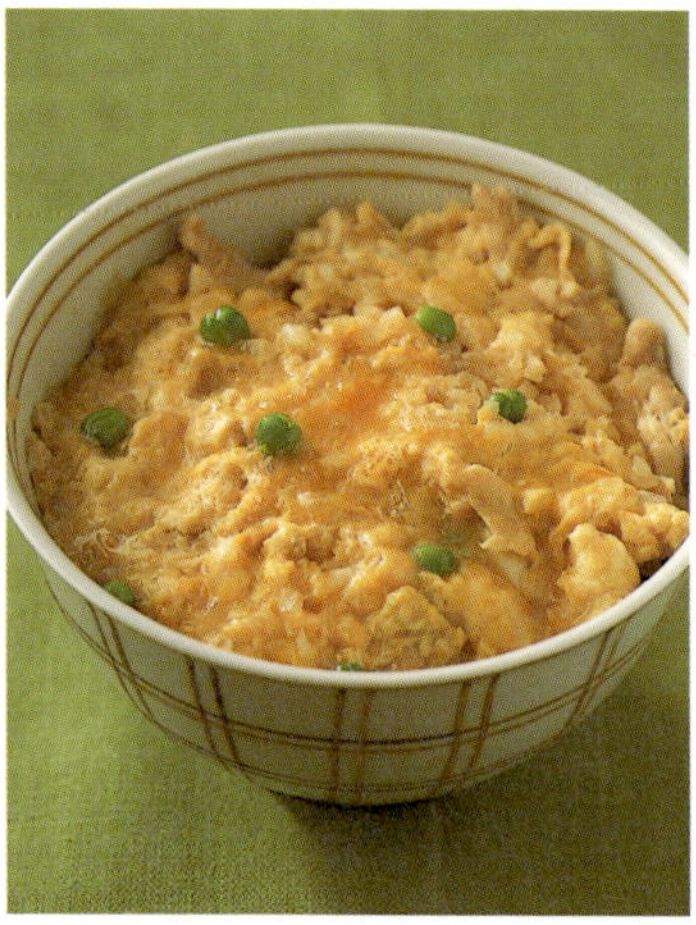

カキ雑炊

カキはやわらかくて食べやすいのですが、ひだと貝柱が食べにくい場合があるので、噛みにくい人は除きましょう。

雑炊は水分が多く残らないように仕上げましょう。

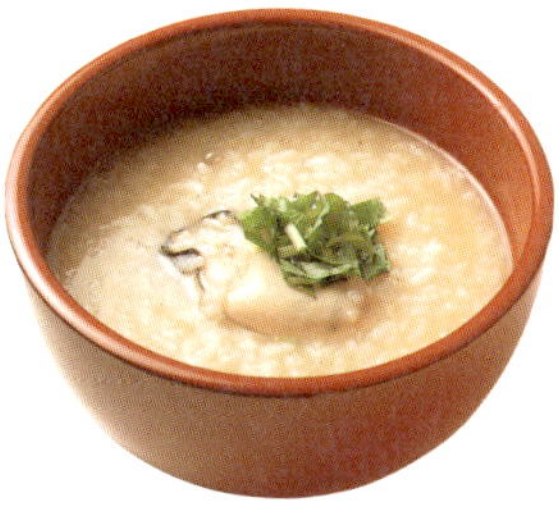

麦とろ飯

とろろはなめらかで飲み込みやすいので、麦ごはんにかける以外にも、めん類やゆで野菜などとあえて活用しましょう。

乾燥したのりは、上あごに張りついて誤嚥の原因なるので、細かく切り、とろろに混ぜ込んでから食べましょう。

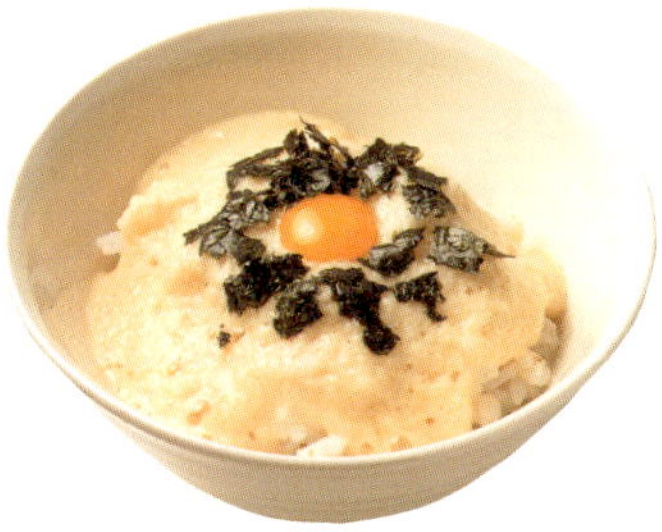

いなりずし

油揚げはやわらかく煮込み、すし飯に煮汁をからめてシットリさせてから詰め、一口大に切ります。すし飯に入れるごまは、すりごまのほうが義歯の人は、挟まりにくいでしょう。

巻きずし

かんぴょうやきゅうりなど噛み切りにくい具は、巻く前にあらみじんに切ります。太巻きより細巻きにすると一口で食べやすいです。

にぎりずし

噛み切りやすい種を選べば楽しめます。ホタテ貝柱、甘エビ、ハマチ、マグロ（筋のないもの）、イクラ、ウニ、ねぎトロ、卵などが食べやすいでしょう。

おこわ、赤飯

打ち水を多めにしてやわらかく仕上げます。また、軟飯の要領で電子レンジを使うと簡単にやわらかくなります（29ページ）。

おこわの具や赤飯の豆はやわらかくゆでてから蒸しましょう。

炊き込みごはん

ごはんは好みのやわらかさにし、具はそれぞれ食べやすくなるようにして炊き込みましょう。

青豆ごはんは、薄皮をとり除いてから、たたきつぶしたり、あらみじん切りにしたりします。

竹の子ごはんは、穂先のやわらかい部分を5㎜角のさいころ状に切り、やわらかく煮ます。

ひじきと油揚げのごはんは、芽ひじきを使い、油揚げは小さめに切ってやわらかく煮て加えます。

主食

もち

のどに詰まらせないように気をつけて

もちが大好物という人は多いのですが、粘っこくて噛み切りにくいので、のどに詰まらせて窒息する危険性が大きい食べ物です。

できれば、もちの代わりに少し安全に食べられる「やわらかもち」にするとよいでしょう。

1人で食べるとのどに詰まらせたときに危険ですから、食べるときはかならず家族といっしょに食べましょう。

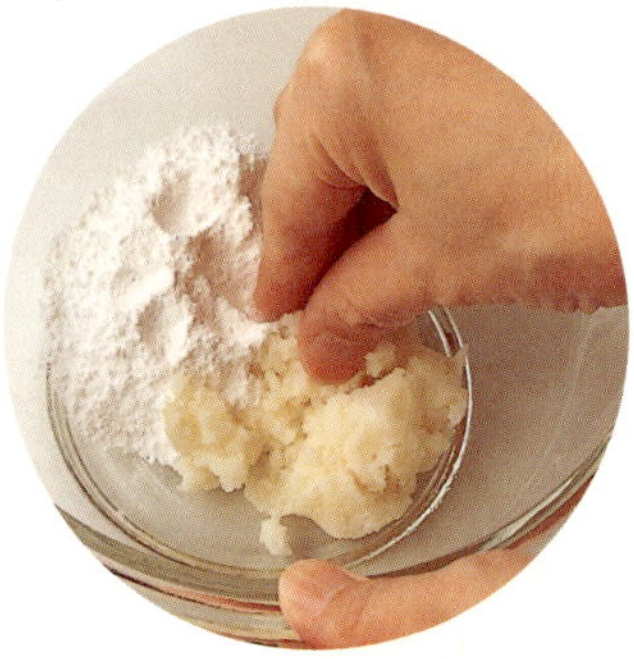

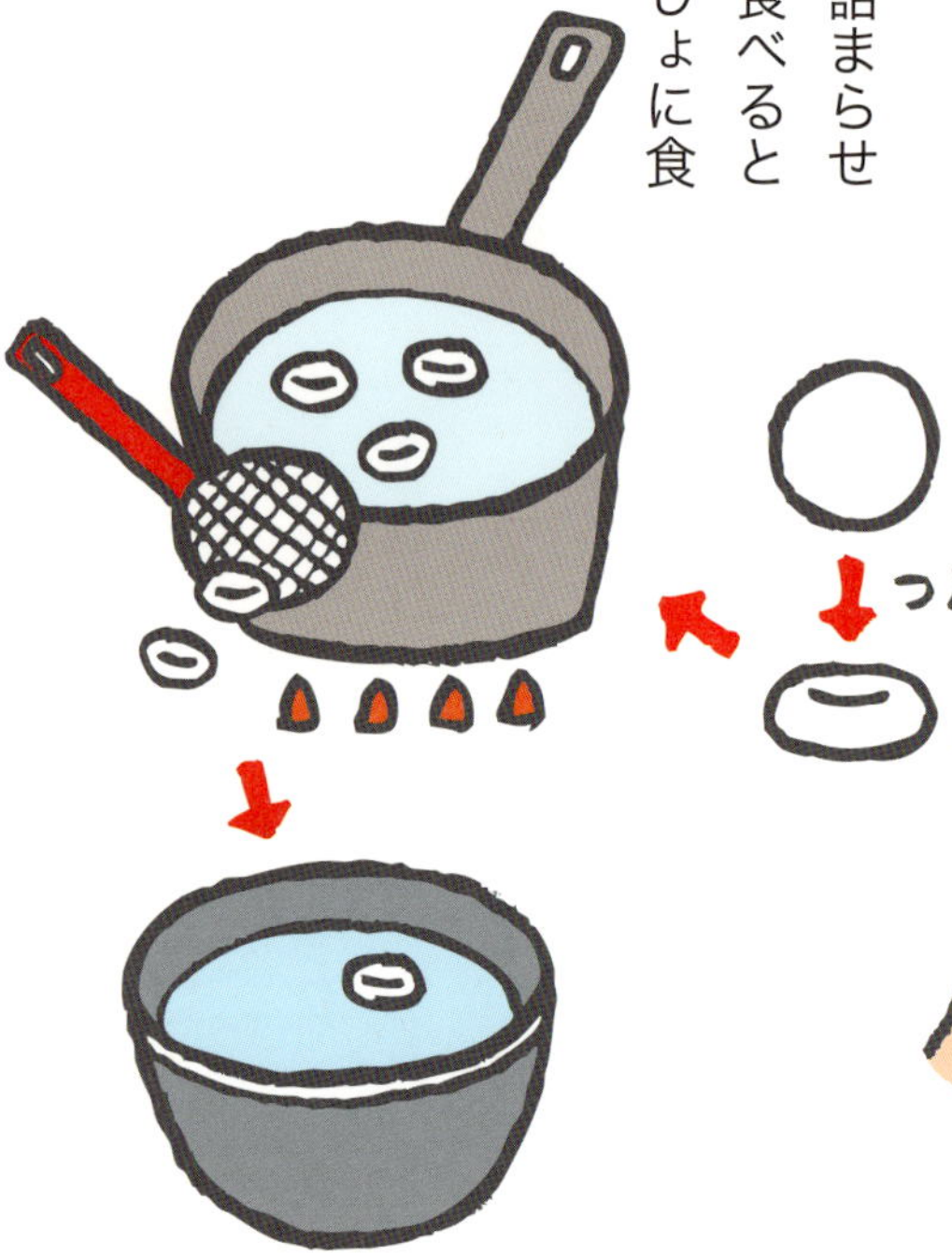

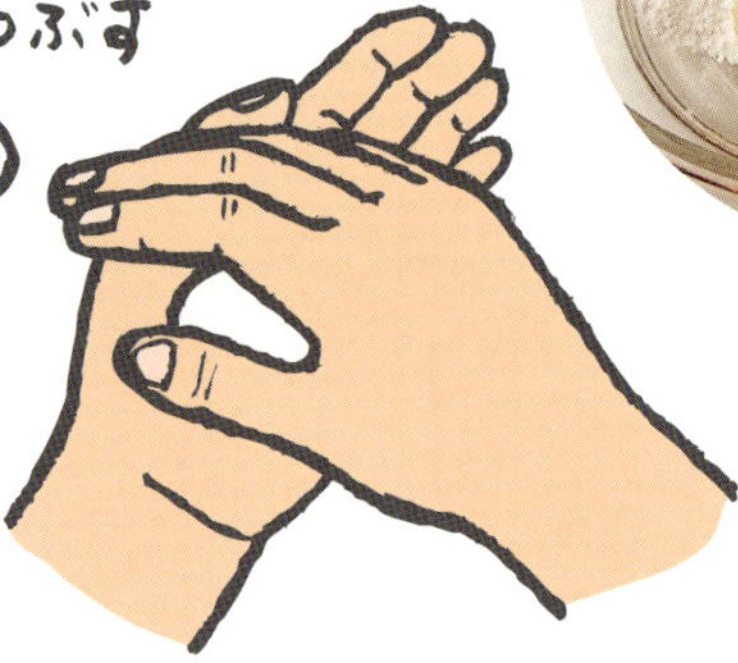

白玉粉にゆでじゃが芋を加えたやわらかいおもちです

やわらかもちの作り方

●材料／団子8個分

白玉粉……40g
じゃが芋……40g
水……小さじ1〜大さじ1

●作り方

❶じゃが芋は皮をむき、ゆでて熱いうちにつぶし、さます。

❷①のつぶしたじゃが芋と白玉粉を混ぜ、水を少量ずつ加えながら練り混ぜて耳たぶくらいのやわらかさにする。8等分して丸め、それを平らにつぶす。

❸なべに湯を沸かし、②の生地をゆで、浮いたらさらに1〜2分ゆでて冷水にとり、水けをきる。

主食 もち料理

雑煮

おせち料理にかかせない雑煮の主役はもちろん「もち」。「やわらかもち」を使うと安全で食べやすくなります。「やわらかもち」をお好きな形にしてどうぞ。

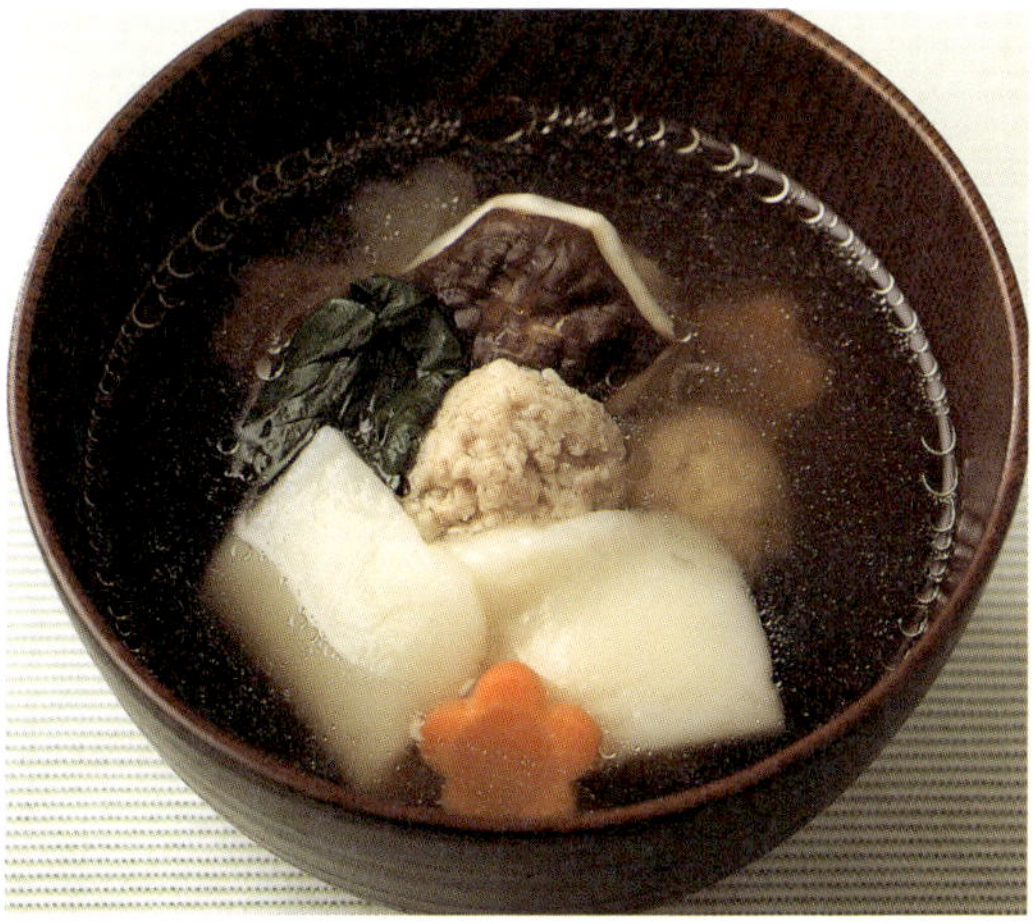

みたらし団子

みたらし団子は、たれにとろみがあるので食べやすいです。「やわらかもち」を串に刺し、たれをかけます。串が危ないときは、たれをからめるだけにします。

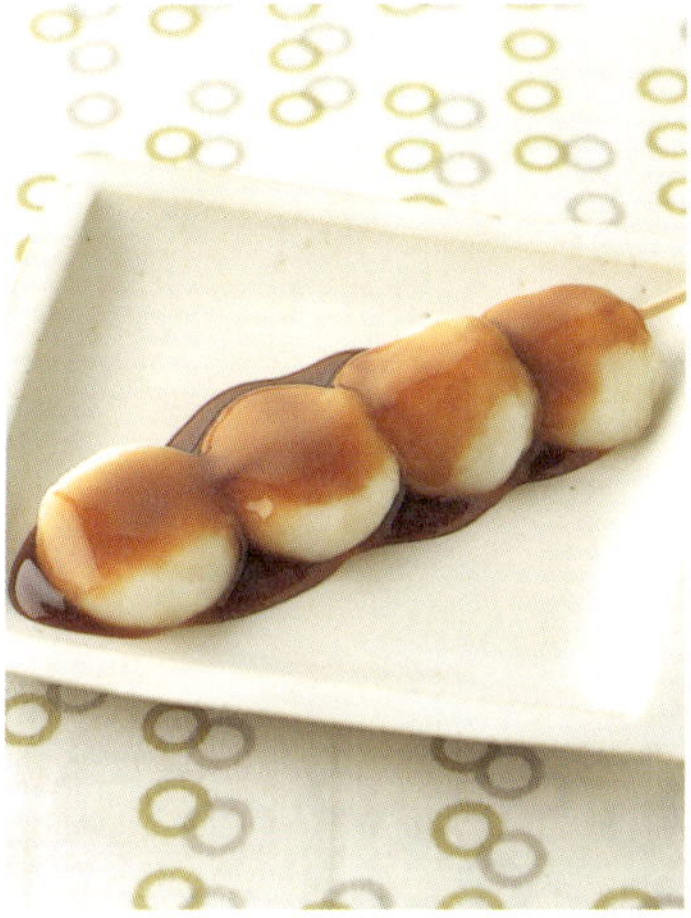

もち料理いろいろ

「やわらかもち」にからめるあんにおすすめなのは、枝豆から作る「ずんだあん」や、なめらかな口当たりでトロリとした「こしあん」、おろし大根を使った「辛味あん」です。

「やわらかもち」を四角に作って軽くフライパンで焼いてしょうゆを塗り、のりを張りつけると「磯辺もち」になります。のりが噛み切りにくい人は、細かくちぎってまぶします。

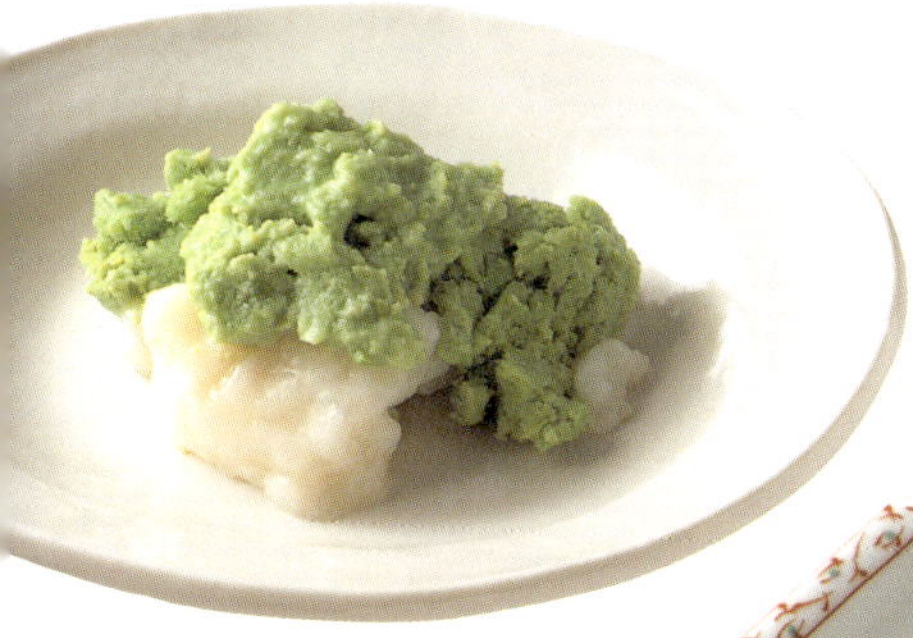

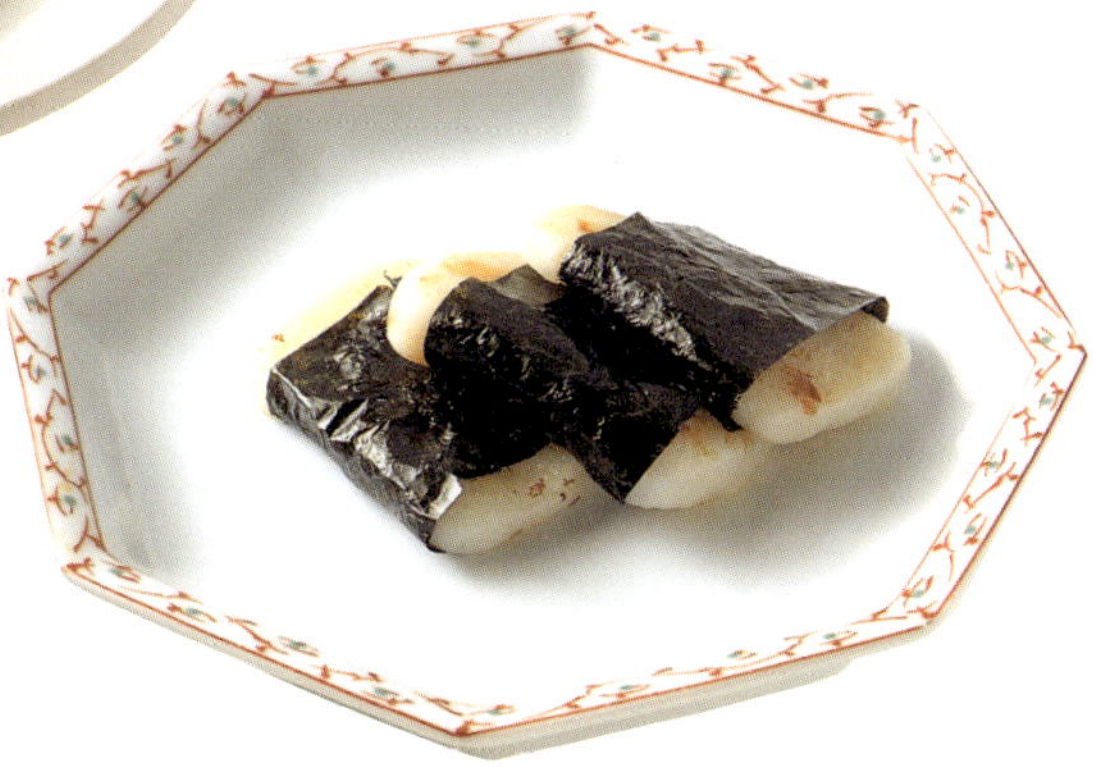

主食

めん類

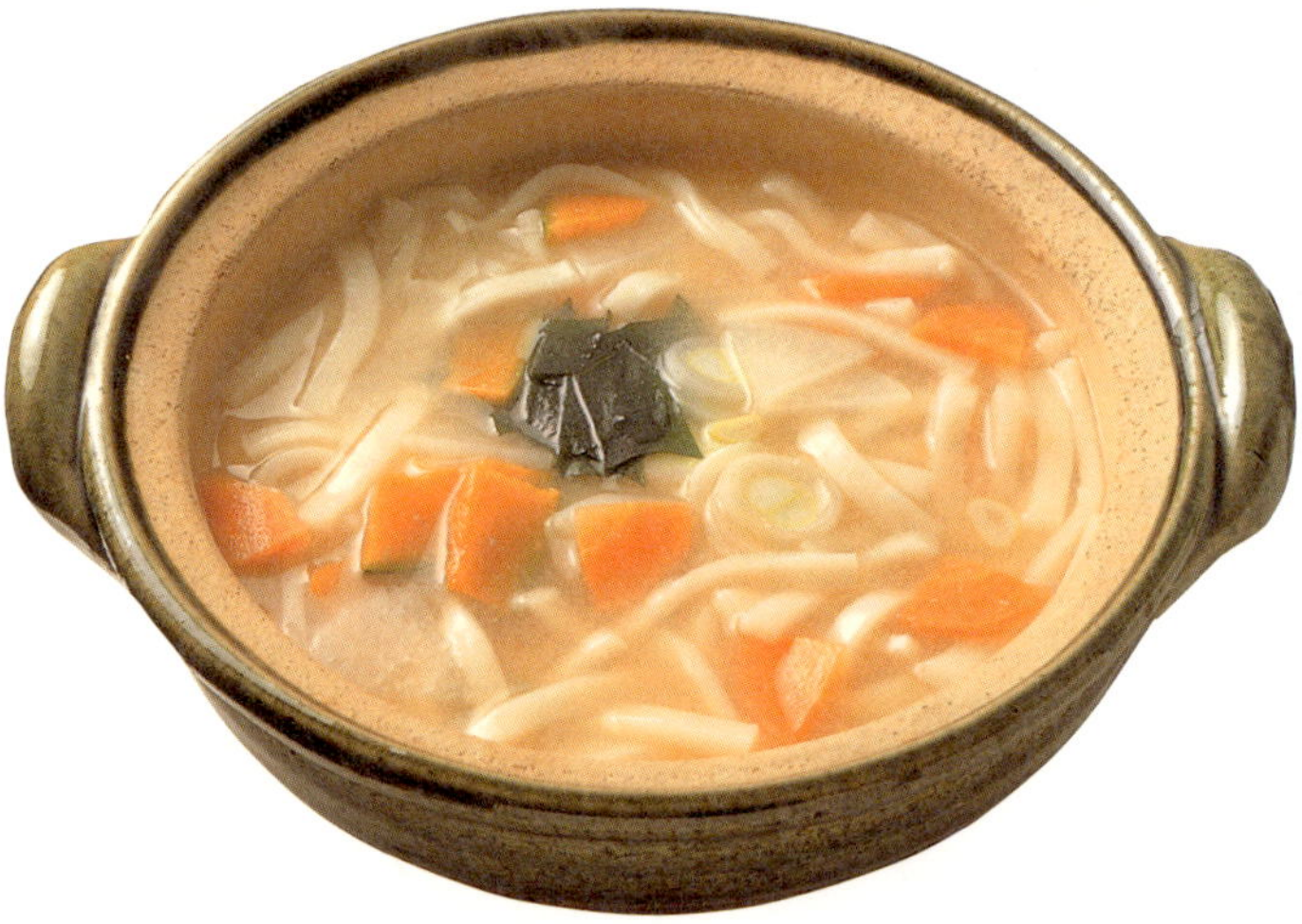

めんは誤嚥しやすいので、すすらないように食べること

めん類はすすり上げて食べると、その勢いでめんやつゆが気管に入って誤嚥しやすくなります。めん料理は、すすらないように注意して食べましょう。

めんは3～5㎝長さに切り、やわらかくゆでる

すすって食べなくてすむように、めんは3～5㎝長さに切りましょう。さらに、ゆですぎくらいにやわらかくゆでたり煮込んだりすると噛んだり飲み込んだりしやすくなります。

カップめんは熱湯を入れて長めにおいてめんをふやかせると噛み切りやすくなります。

つゆにとろみをつけたり、とろろなどとあえる

つゆ（つけつゆ、汁つゆ）でむせる人は、つゆに水どきかたくり粉で少しとろみをつけるとよいでしょう。

また、おろした山芋でめんをあえるとまとまりやすくなるので食べやすくなります。

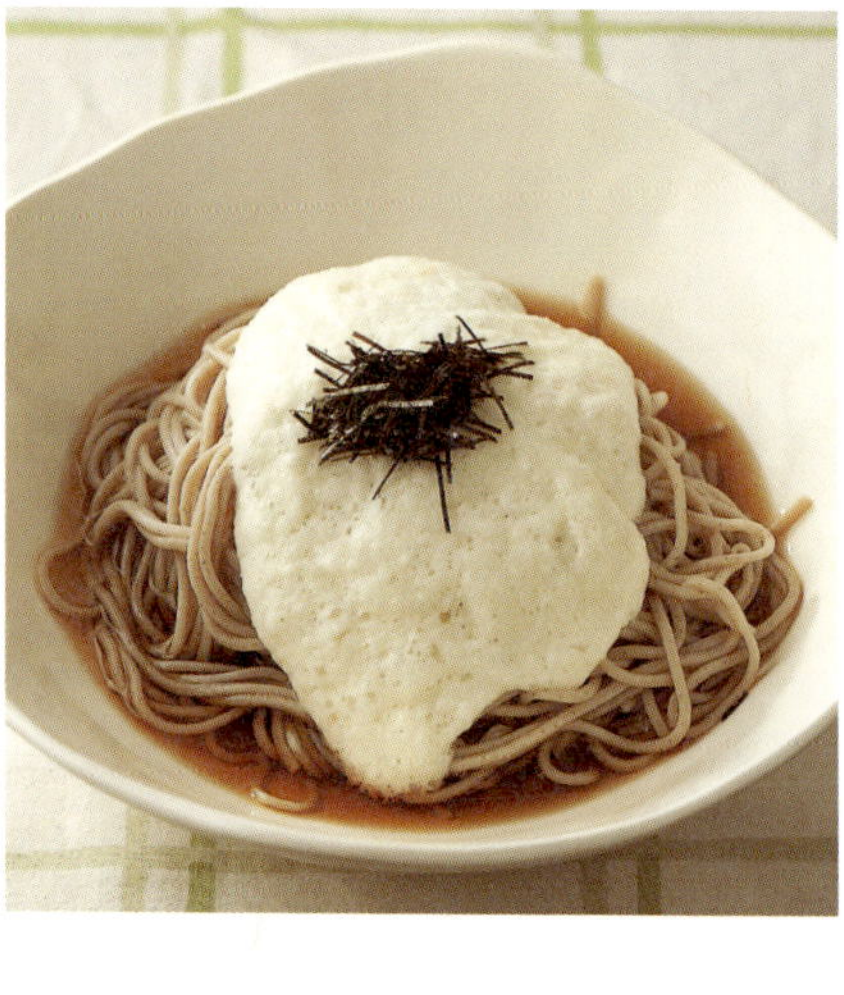

食べ方

めんは誤嚥しやすいので、すすらないように食べる

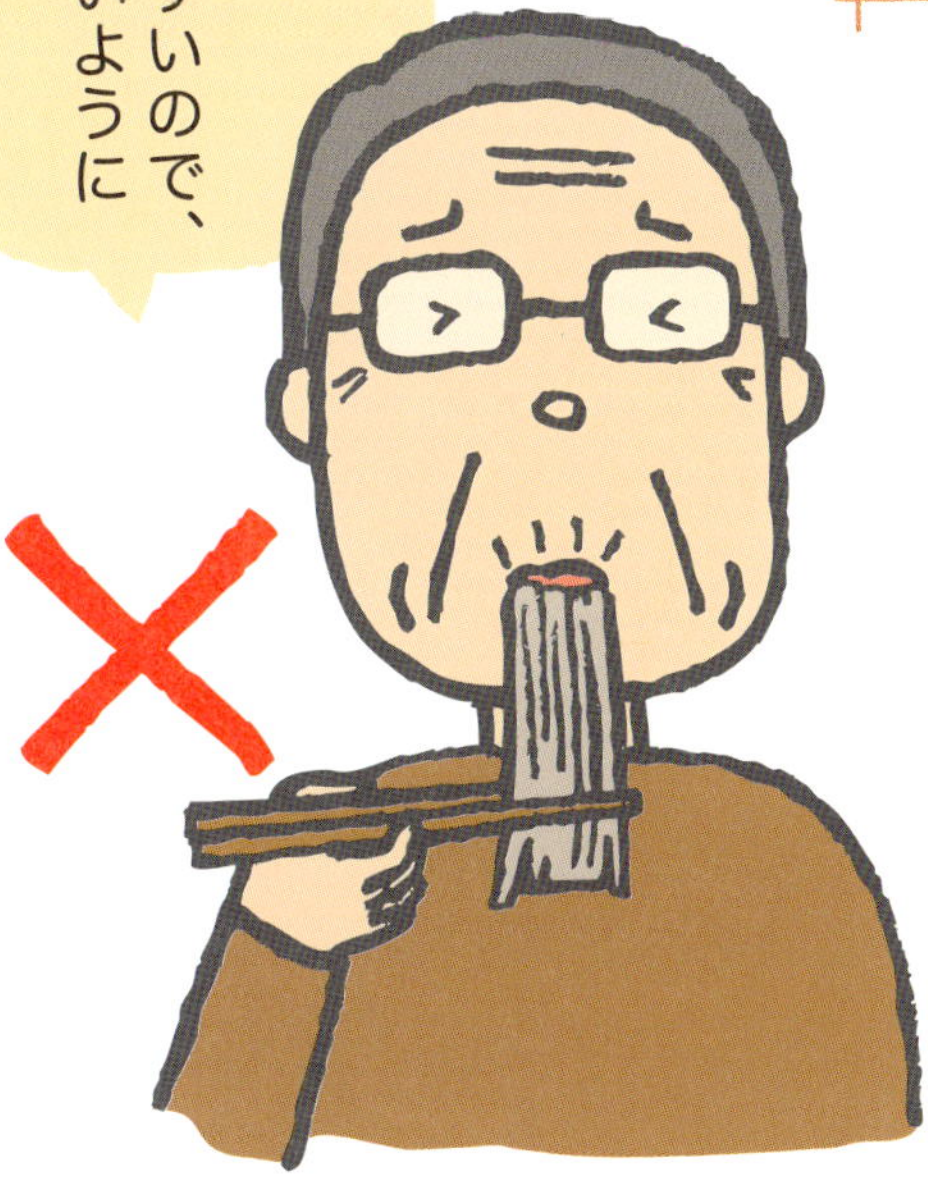

長さ

めんは3～5㎝長さに切る

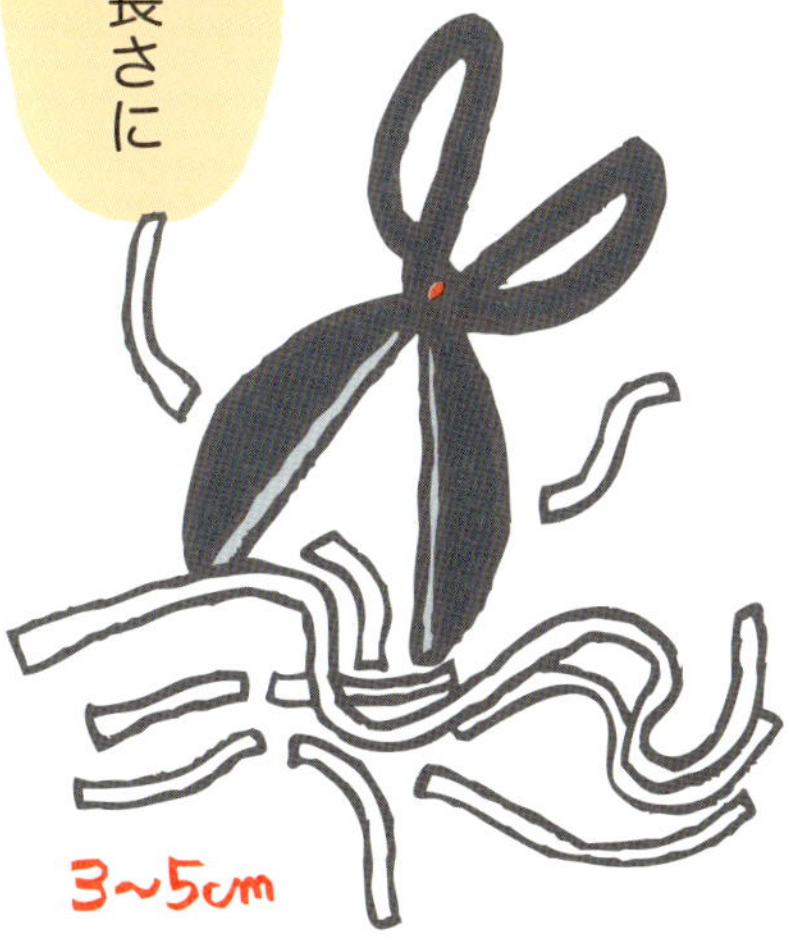

ゆで方

めんはやわらかくゆでる

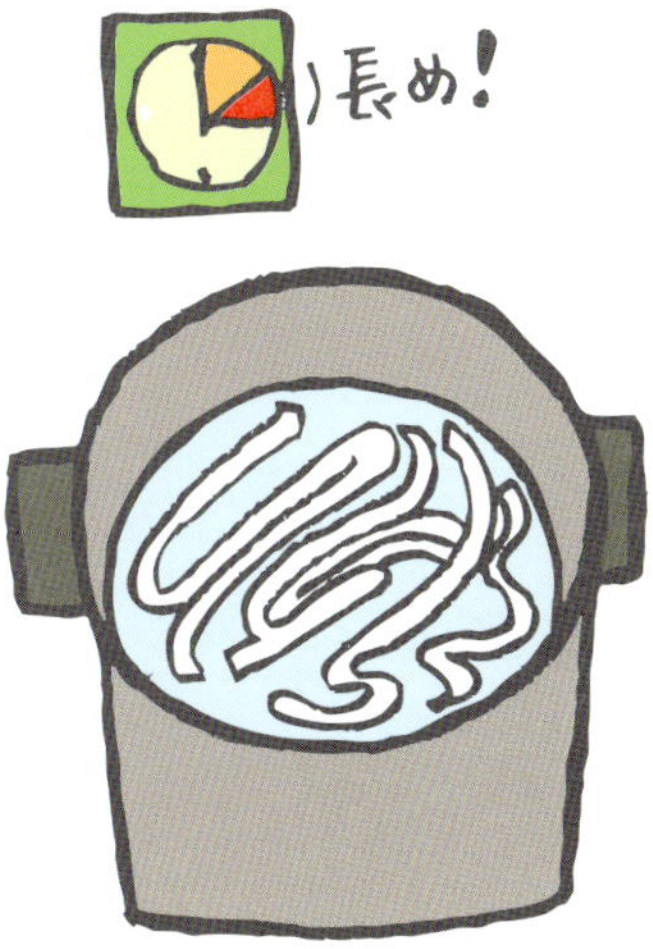

とろみ

つゆにとろみをつけたり、とろろなどとあえる

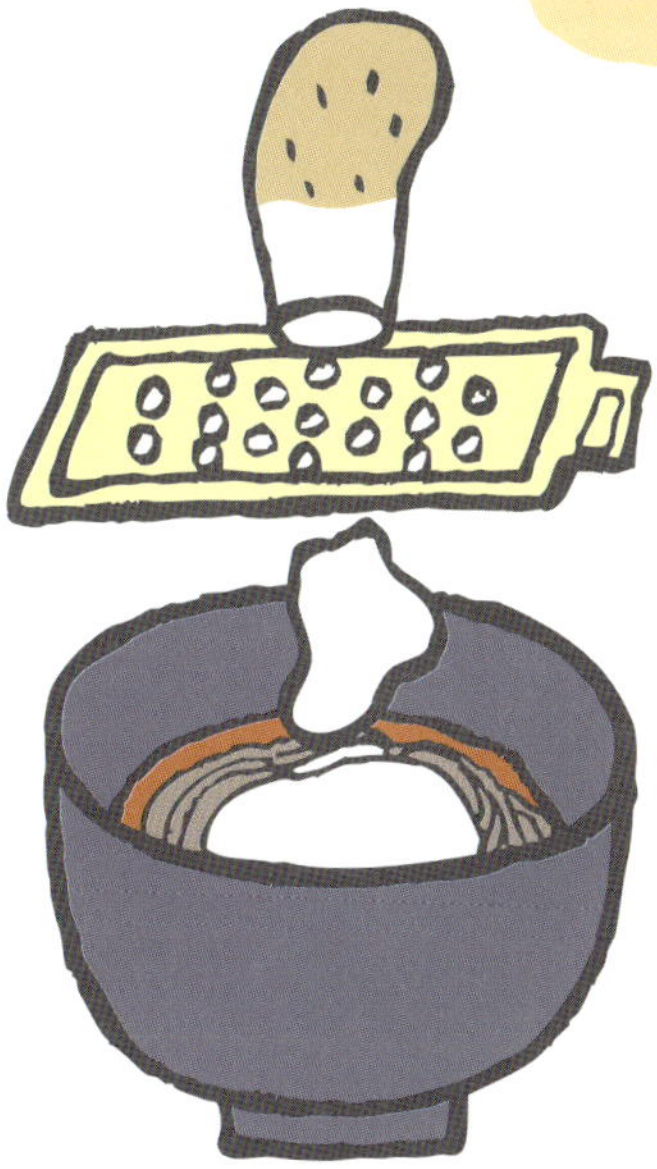

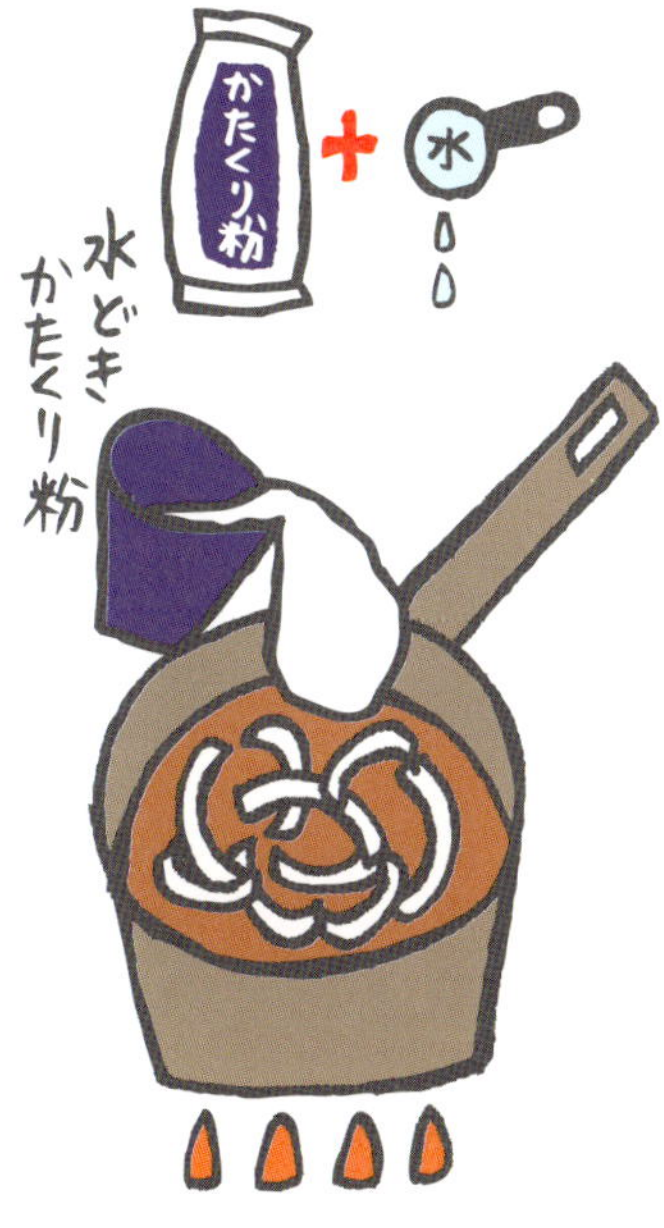

主食

パン

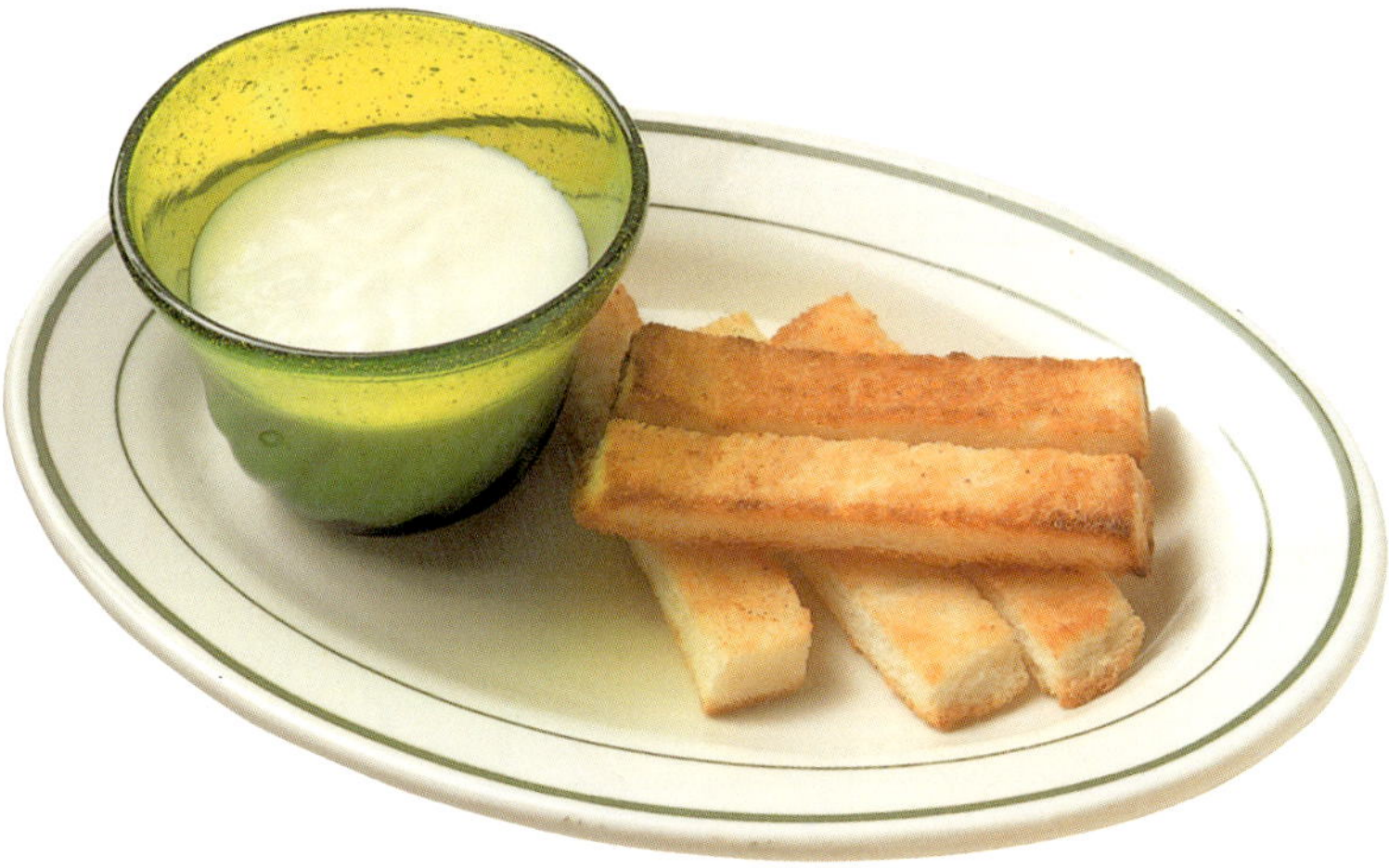

パンはかたい部分を除き、飲み物に浸しながら食べる

食パンの耳などのかたい部分を除いて、やわらかい部分を軽くトーストして牛乳やスープに浸したり、フレンチトーストにしたりすると食べやすくなります。

パンはごはんに比べて食べるとパサパサするので、飲み込みにくい人は、飲み物に浸しながら食べましょう。特にクロワッサンは、薄い層がはがれて上あごに張りつくことがあるので、飲み物に浸して食べるとよいでしょう。

サンドイッチの具は刻む

サンドイッチを作るときは、具を細かく刻んでマヨネーズであえると、噛んだときに野菜がニュルッと出ないし、マヨネーズで具がまとまるので食べやすくなります。

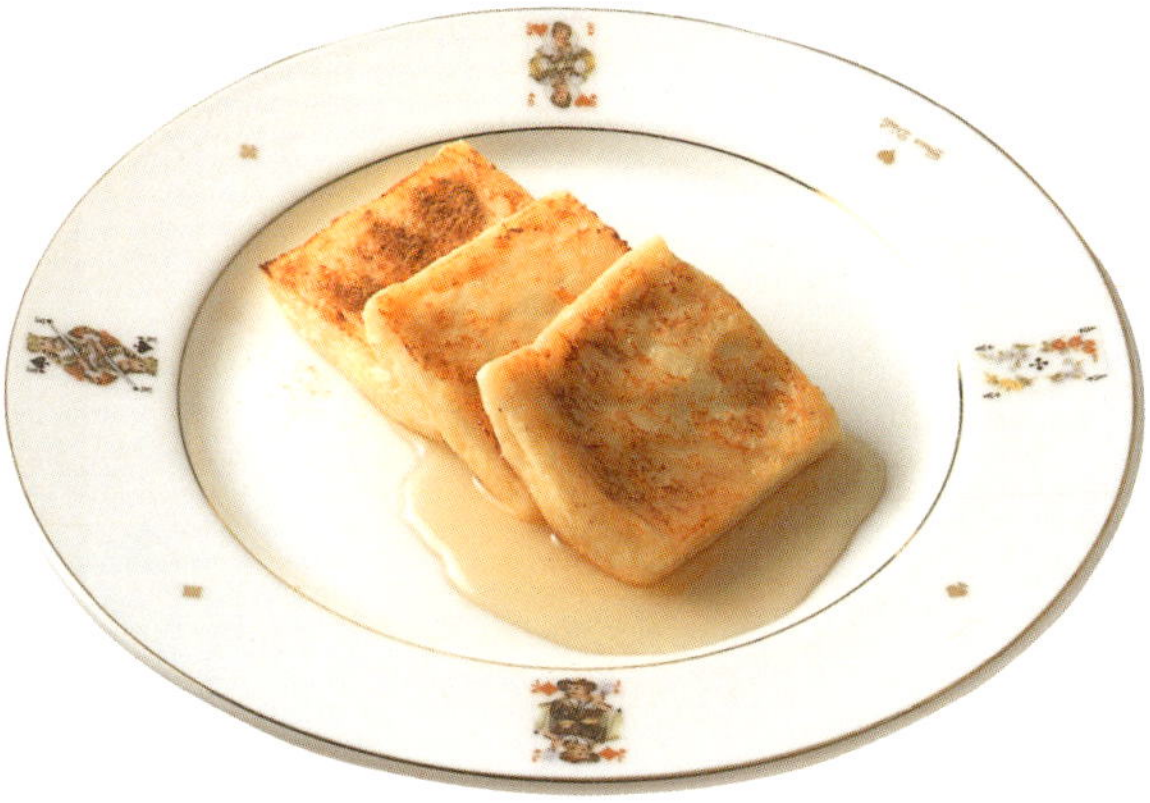

とり除く

パンはかたい部分（耳）などを除く

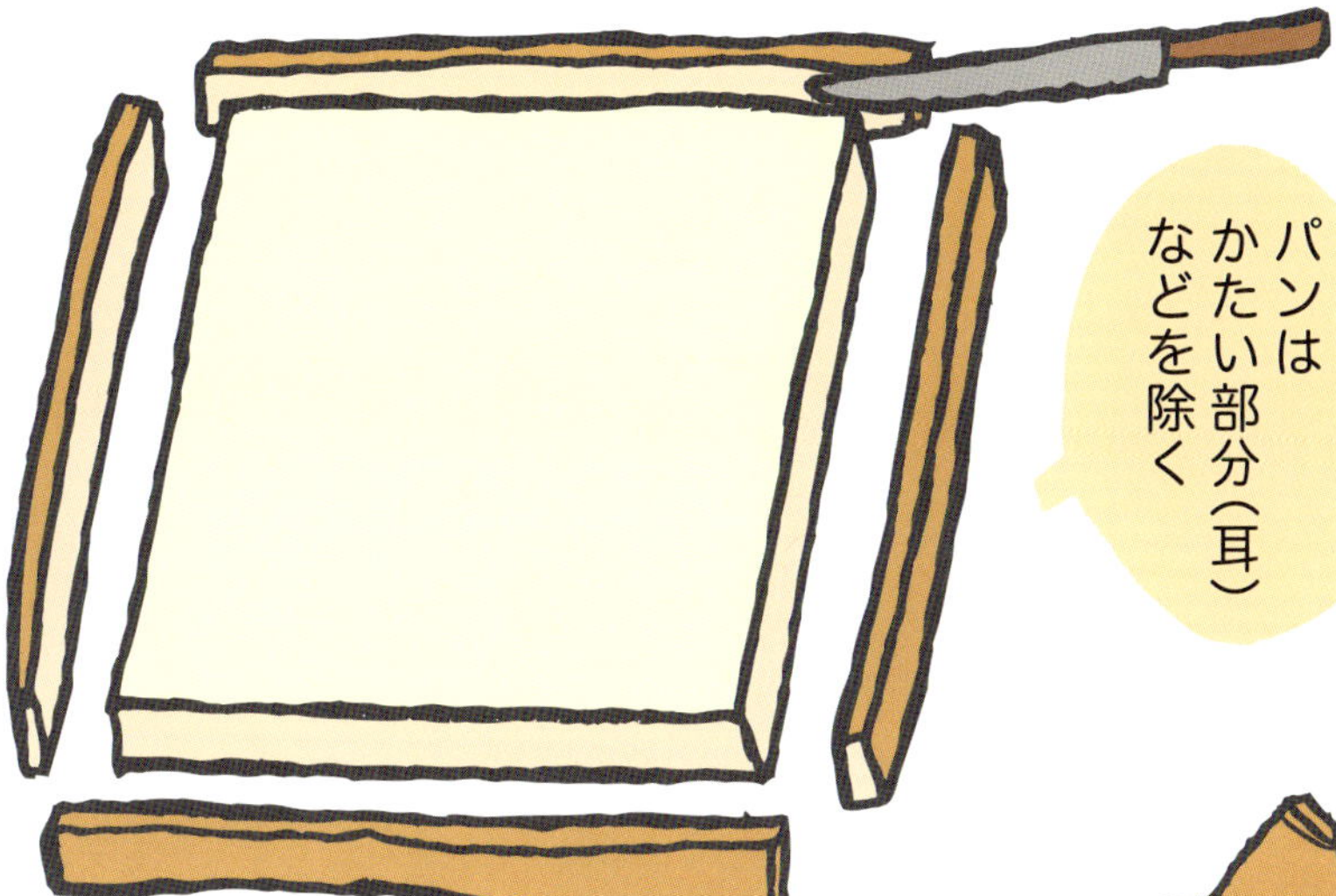

浸す

飲み物に浸しながら食べる

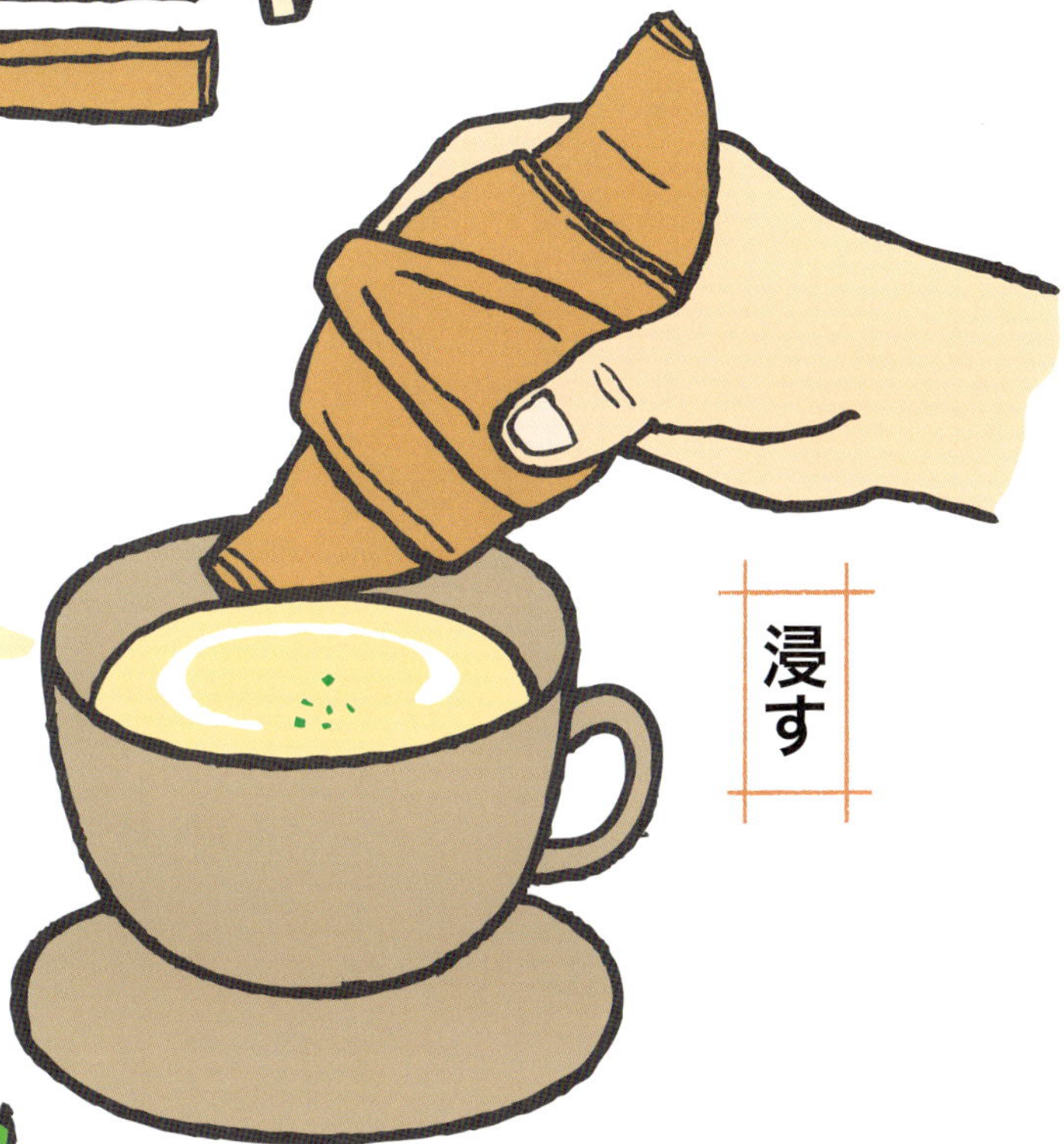

サンドイッチ

サンドイッチの具は刻む

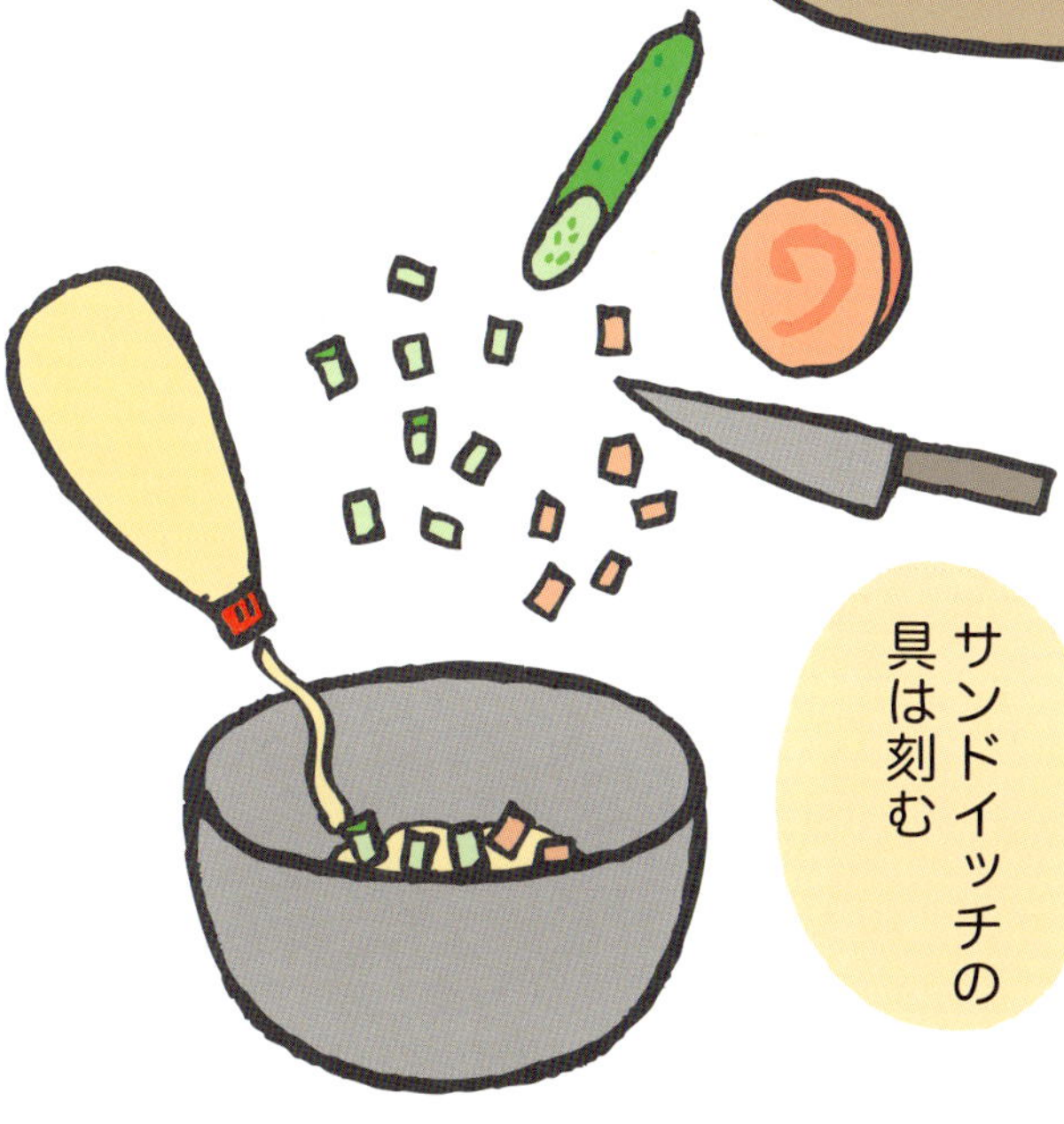

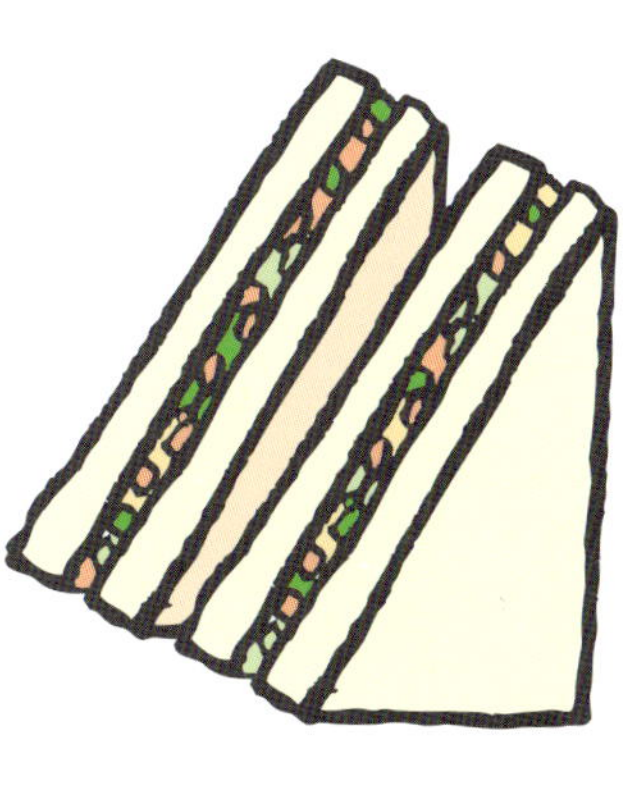

汁物

みそ汁や吸い物、スープなどは高齢者が好む料理で、具をやわらかく煮るといろいろな食材が食べられます。ただし、誤嚥の可能性があるので、作り方や食べ方のくふうが必要です。

とろみをつけて誤嚥を防ぐ

とろみのないサラサラした汁物は、非常にむせやすく誤嚥しやすい料理です。飲み込みにくくなっている人は、特に注意が必要です。

汁物を飲んでむせる人は、汁にとろみをつけましょう。とろみの重みでゆっくりとのどに送り込まれるので、飲み込むタイミングをとりやすくなり、むせずにじょうずに飲むことができます。

とろみをつけるには、水どきかたくり粉を加えたり、里芋や長芋などのぬめりのある具を利用したりする方法があります。

食べやすい具、食べにくい具

具に向く食材と向かない食材を知っておきましょう。

なめこはとろみがありますが、口の中でツルリと滑りやすく、噛まずに飲み込んでしまう危険性があるので、みそ汁の具としては適しません。

豆腐はねこまんまにして崩してごはんにからめると食べやすくなります。

また、ほとんどの野菜類や芋類は5〜8㎜角程度に切ってやわらかく煮ると食べやすくなります。

汁と具は別々に食べる

「みそ汁肺炎」のように、汁の中に食感の異なる具が入っていると、汁と具の飲み込むタイミングが違うため、誤嚥しやすくなるので、汁と具を別々に食べるようにしましょう。

ポタージュスープにする

ポタージュスープは、具と汁をいっしょに煮て、ミキサーにかけて作ります。適度なとろみがつくので噛みにくい人にも飲み込みにくい人にも飲みやすくなります。

とろみがつきにくいときは、ごはんやじゃが芋をいっしょに煮ると、とろみがつきます。

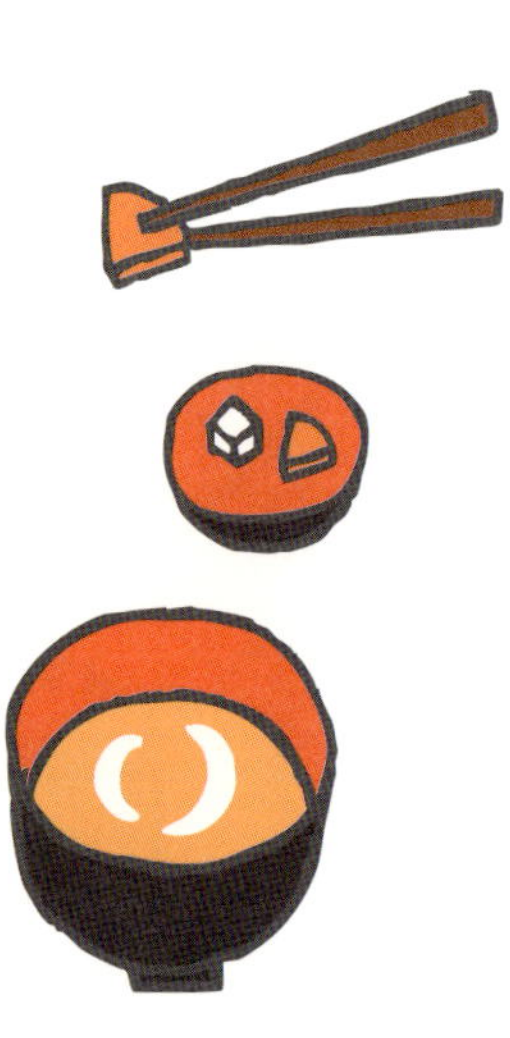

とろみのつけ方

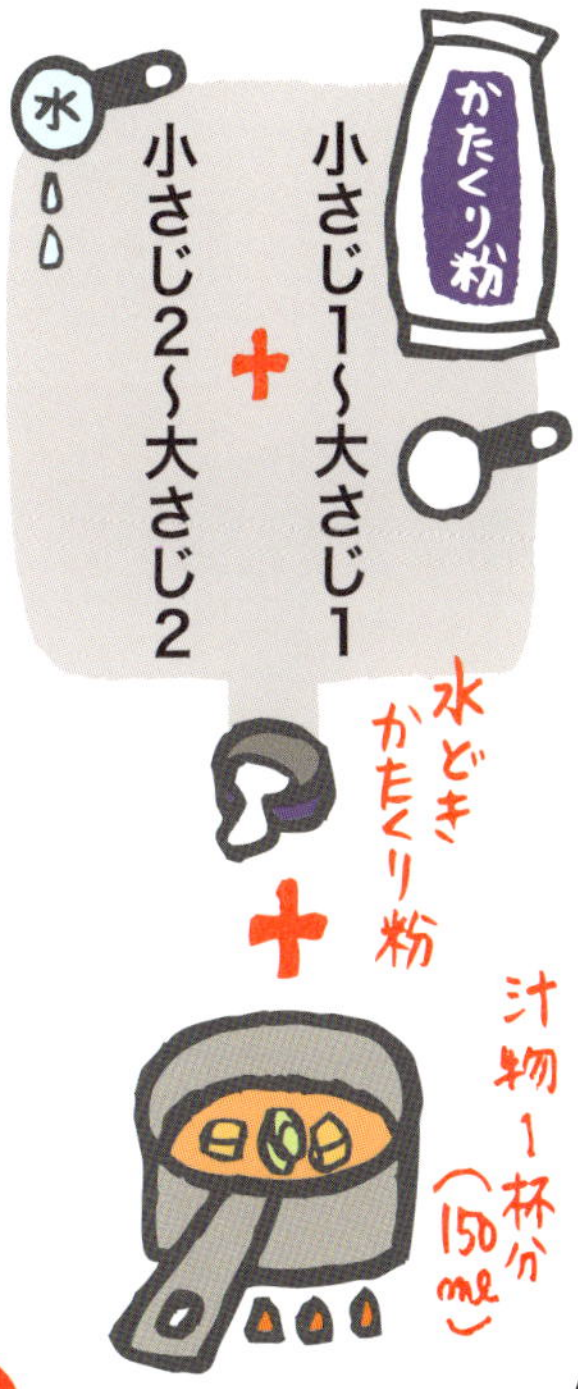
かたくり粉
小さじ1～大さじ1
＋
水
小さじ2～大さじ2
水どき
かたくり粉
＋
汁物1杯分
（150mℓ）

具が煮上がってみそをとき入れたら、水どきかたくり粉を加えてとろみがつくまで加熱する

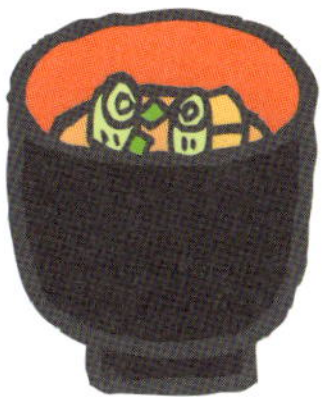

とろみをつけて誤嚥を防ぐ

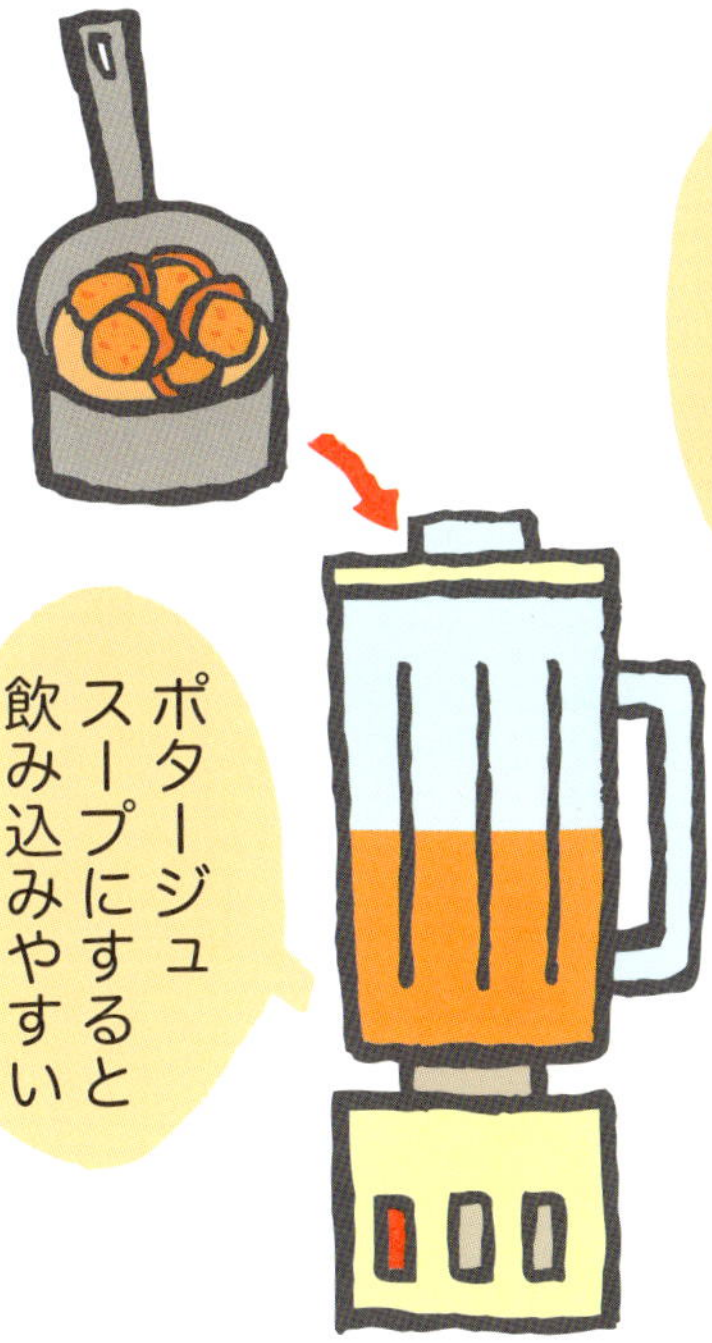

ポタージュスープにすると飲み込みやすい

食べにくい具

なめこ・豆腐（誤嚥しやすい）、**シジミ**（身をとり出しにくい）、**アサリ・エリンギ**（噛み切りにくい）、**油揚げ**（飲み込みにくい）、**カリフラワー**（ホロホロする）、**麩**（噛んだときに汁が出てむせやすい。箸で汁を絞ってから食べる）、**とろろこんぶ**（トロッとしてかたまりのまま飲み込んでしまう。噛む飲み込むに問題がある人は、避ける）

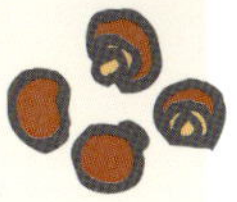

食べやすくするくふう

やわらかく煮る

長ねぎの芯、ほうれん草、菜の花、小松菜、モロヘイヤ（たたき刻んでとろみを出す）、**春菊、玉ねぎ、もやし、かぶ、大根、うど、とうがん、さやえんどう・さやいんげん**（斜めに切り目）、**おくら**（種を除く）、**ニラ、れんこん、なす**（乱切り）、**里芋、じゃが芋、さつま芋、山芋、まいたけ**

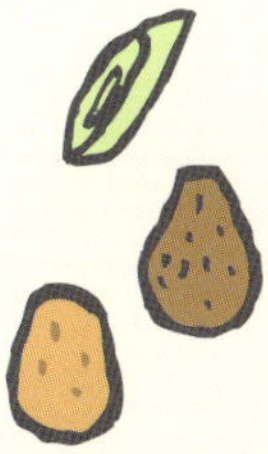

食べやすく切る

にんじん・生揚げ（5㎜厚さ）、**ごぼう**（たたいてから5㎜厚さの斜め切り）、**青ねぎ類**（小口切り）、**こんにゃく**（たたいてちぎるか、切り目）、**生しいたけ**（太めのせん切り）**納豆**（刻むか、ひきわり）

そのほかのくふう

竹の子（やわらかい部分）、**キャベツ・白菜**（箸でまとめて厚みを持たせて口に入れる）、**豆腐**（くずす）、**エリンギ**（軸は5㎜くらいの幅に切る）、**わかめ**（やわらかくもどす）

おすすめの汁物料理

里芋とねぎのみそ汁

里芋はぬめりをとらずに煮くずれるまで煮ると、ぬめりが出てとろみがつくのでむせにくくなります。

ねぎが噛みにくい人は芯の部分だけ使ってやわらかく煮るか、芯をみじん切りにして使いましょう。

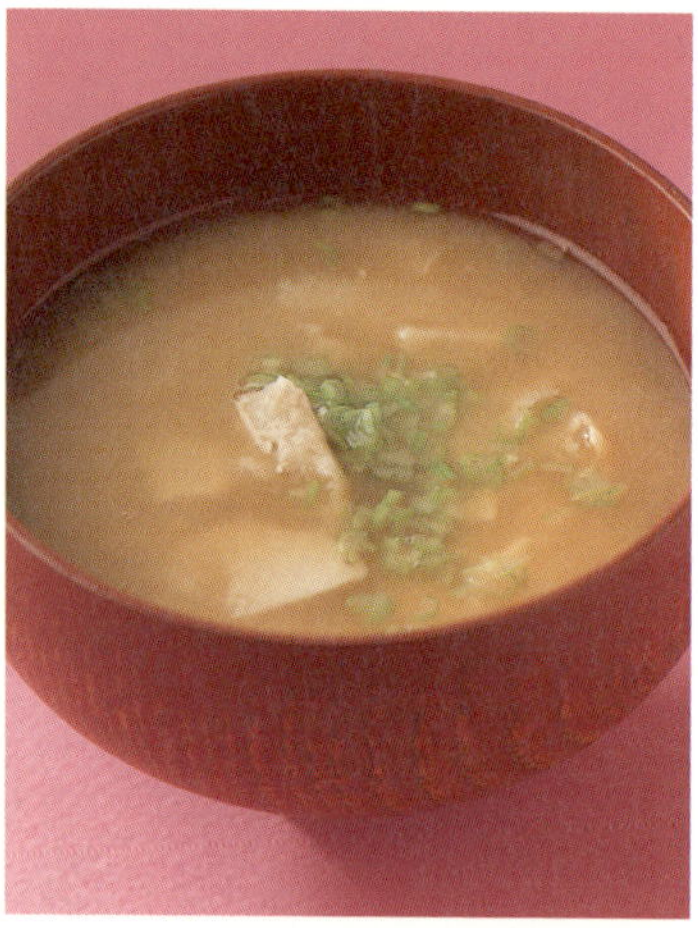

けんちん汁

それぞれの具に食べやすくするくふうが必要です。こんにゃくは噛みにくい人は手綱こんにゃくにし、飲み込みにくい人は除きます。さやいんげんも繊維がかたいのでやわらかくゆでてから切り目を入れたり斜め切りにしたりしましょう。

にんじんや大根や里芋は7～8㎜厚さに切ってやわらかく煮ます。豆腐はくずして加えます。

しょうゆなどを加えて調味したら、水どきかたくり粉で汁にとろみをつけて仕上げましょう。

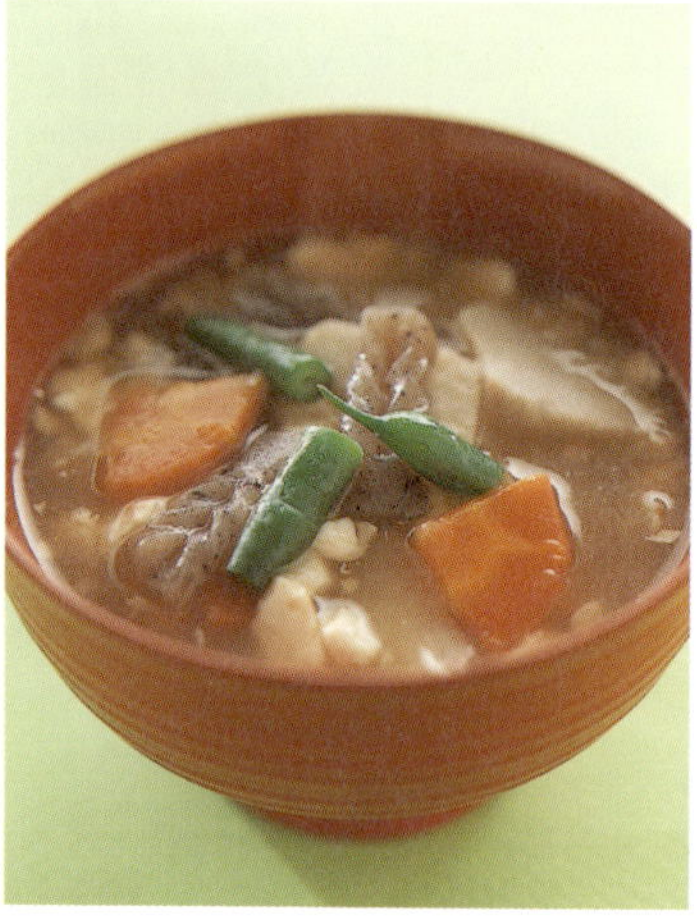

納豆汁

ひき割り納豆を加えたみそ汁です。ひき割り納豆の粘りがとろみになり、飲み込みやすくなります。普通の納豆を包丁で細かくたたき刻んで使ってもよいでしょう。ただし、むせが非常にひどい人は納豆は汁仕立てにしないほうがよいでしょう。

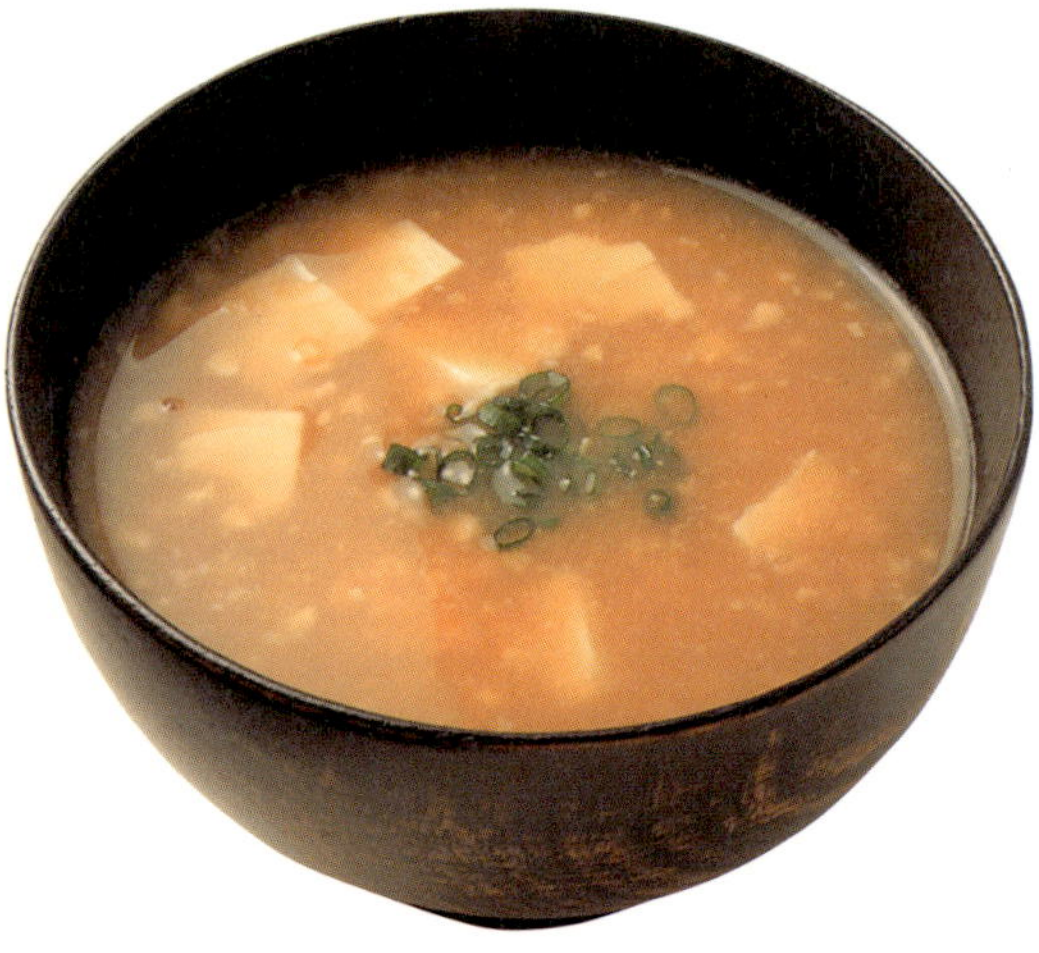

豆腐のすり流し汁

豆腐のみそ汁は食べやすそうに見えますが、サラサラした汁と豆腐とをいっしょに食べると飲み込むタイミングがつかめず、むせて誤嚥したりします。非常にむせやすい人は、豆腐を均一につぶしてからみそ汁に加えましょう。最後に水どきかたくり粉でとろみをつけるとさらに飲み込みやすくなります。

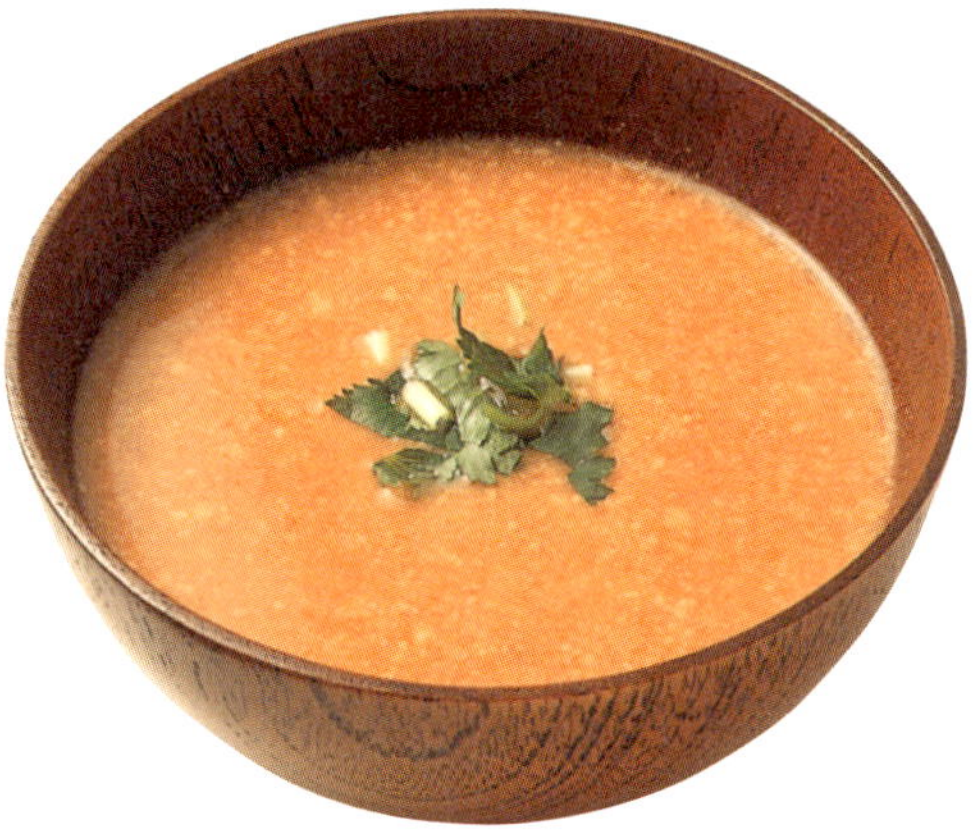

とろろ汁

すりおろした山芋に吸い地を少しずつ加えながらとき混ぜた汁です。山芋のとろみで飲み込みやすい料理です。冬は温かくして、夏は冷やしてどうぞ。

ごはんやめんにかけてもおいしいうえに、まとまるので食べやすくなります。

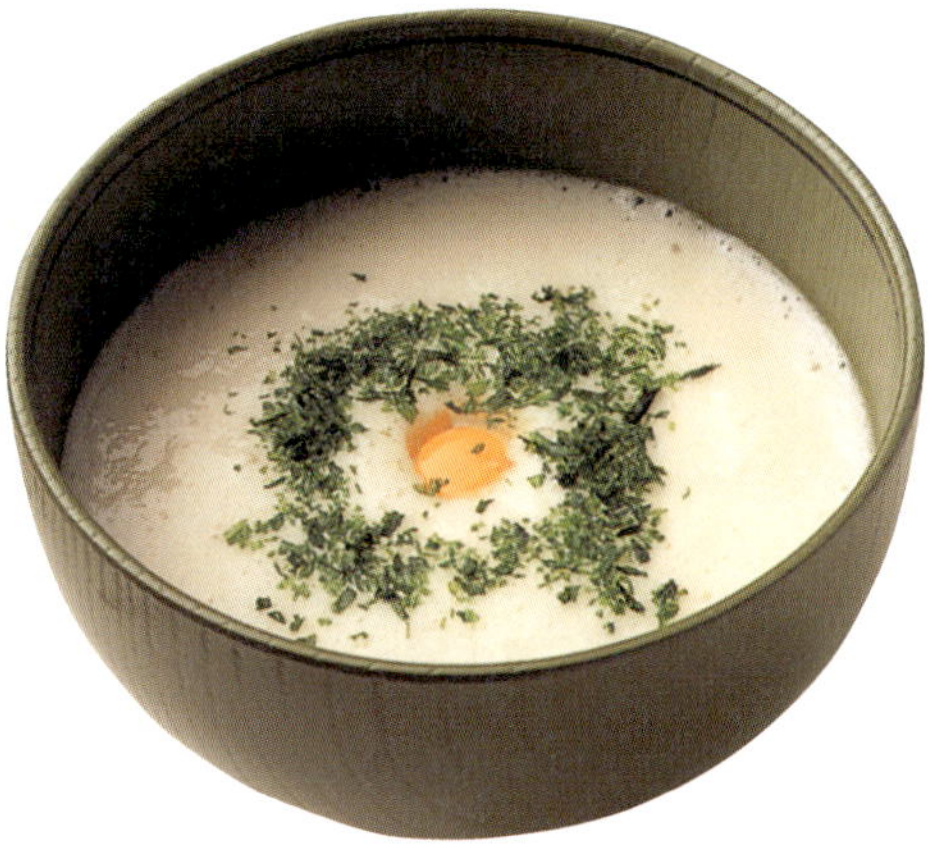

クリームコーンポタージュ

缶詰めのクリームタイプのコーンを使うとミキサーがなくても手軽に作れます。ただし、薄皮などが残っているので、万能こし器でこすとなめらかになります。これを牛乳とブイヨンといっしょにひと煮して塩とこしょうで調味すれば、でき上がり。クルトンはスープに浸してやわらかくしてから食べましょう。

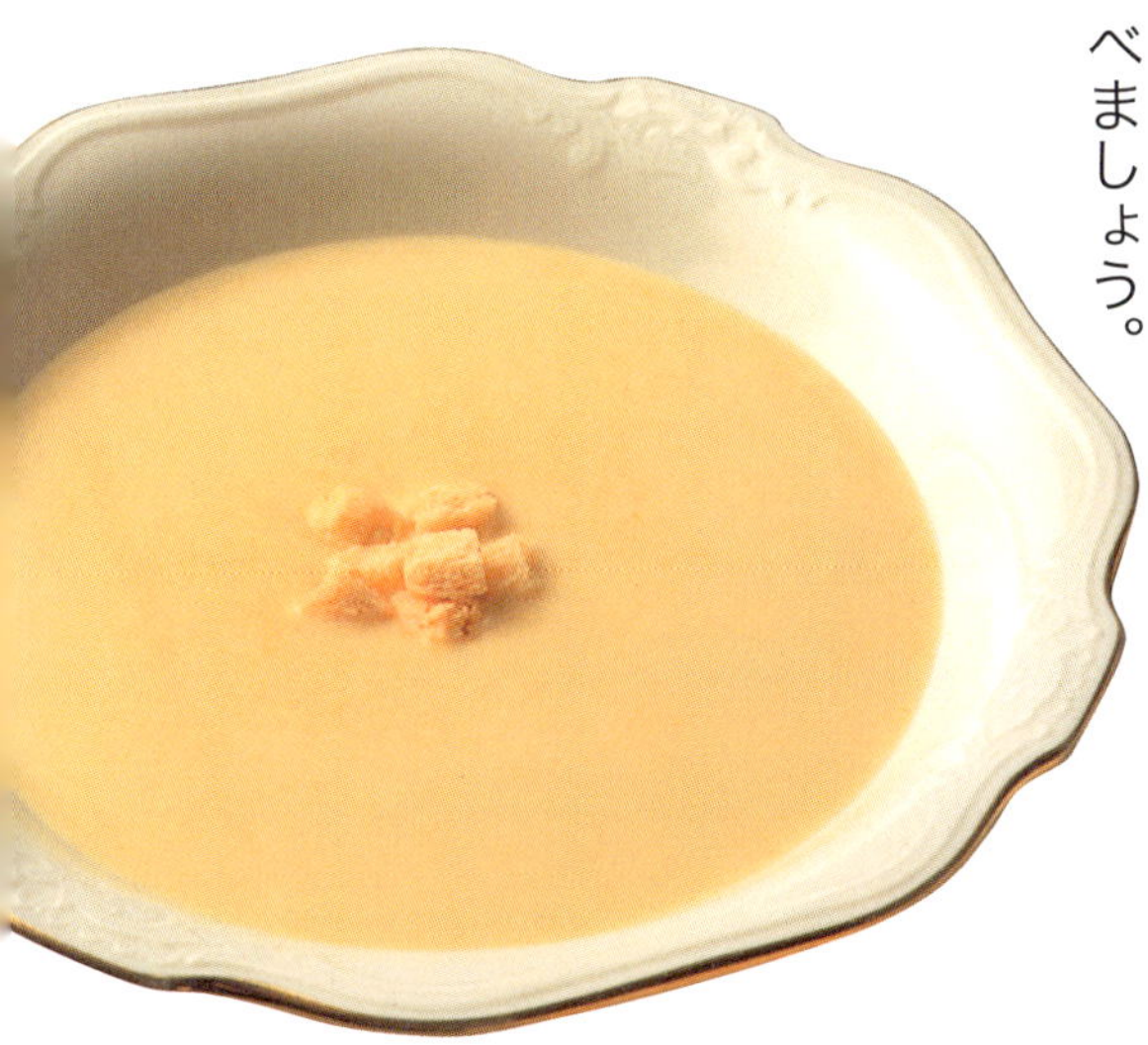

主菜

主菜とは、たんぱく質を多く含んだ肉類、魚介類、卵、大豆・大豆製品などが主材料の料理です。
高齢者には病気に対する抵抗力を高めるためにも、たいせつなおかずですから毎日食べるようにしましょう。

魚介類の主菜

魚介類は、良質のたんぱく質を豊富に含んでいますから、毎日食べるとよいでしょう。

魚介類は、加熱すると身のしまるものと身があまりしまらないものとがあります。身がしまるものは、かたかったりパサパサしたりして食べにくいので、調理のくふうが必要です。

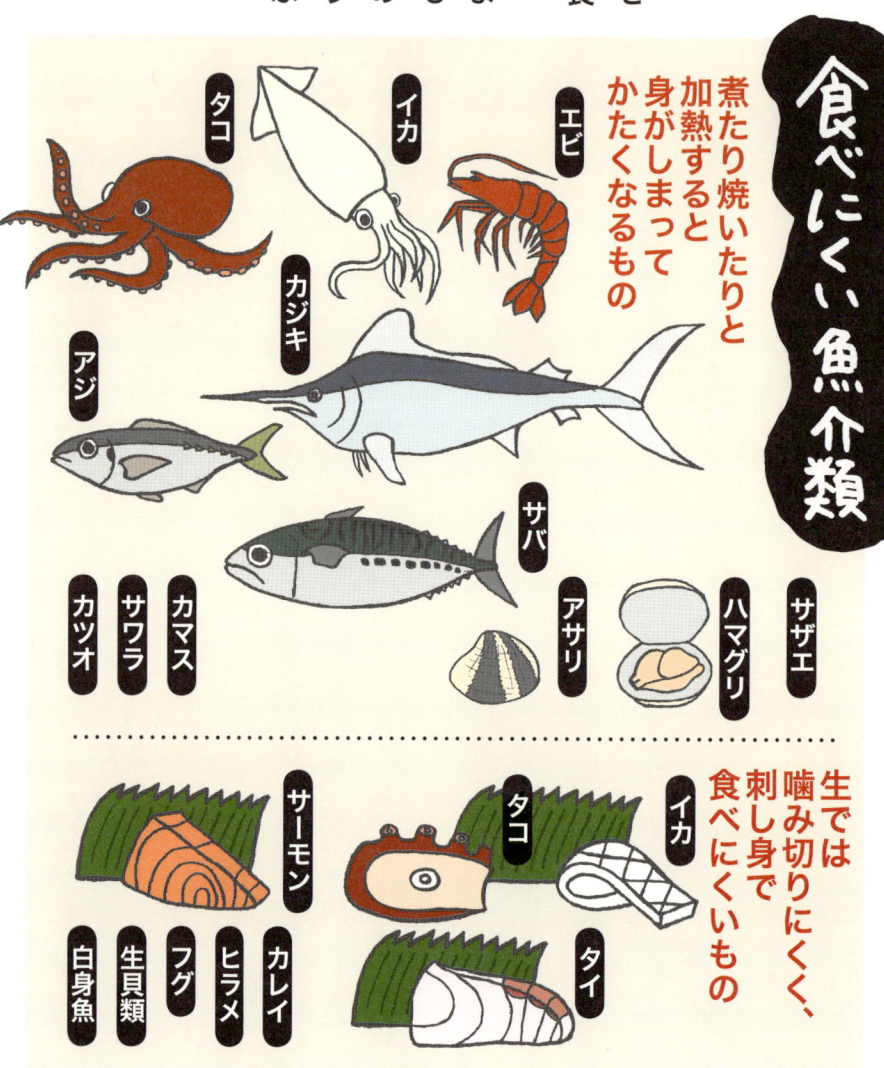

食べにくい魚介類
煮たり焼いたり加熱すると身がしまってかたくなるもの
エビ
イカ
タコ
カジキ
アジ
サバ
サザエ
ハマグリ
アサリ
カマス
サワラ
カツオ
生では噛み切りにくく、刺し身で食べにくいもの
イカ
タコ
タイ
サーモン
カレイ
ヒラメ
フグ
生貝類
白身魚

食べやすい魚介類

煮たり焼いたり加熱してもあまり身がしまらずやわらかいもの

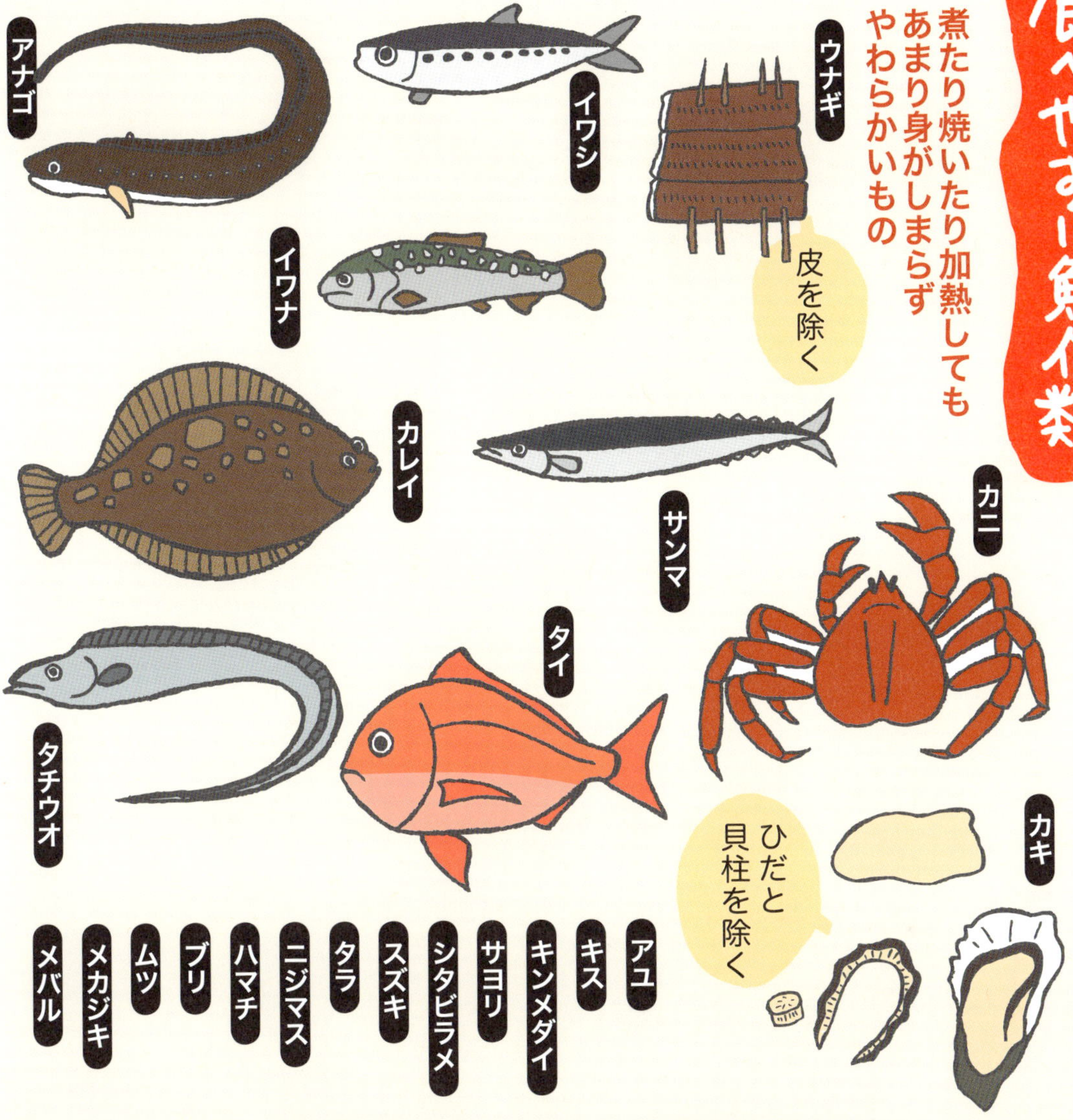

ウナギ
皮を除く
イワシ
アナゴ
イワナ
カレイ
サンマ
カニ
タイ
タチウオ
カキ
ひだと貝柱を除く
アユ
キス
キンメダイ
サヨリ
シタビラメ
スズキ
タラ
ニジマス
ハマチ
ブリ
ムツ
メカジキ
メバル

生でもやわらかいので、刺し身で食べやすいもの

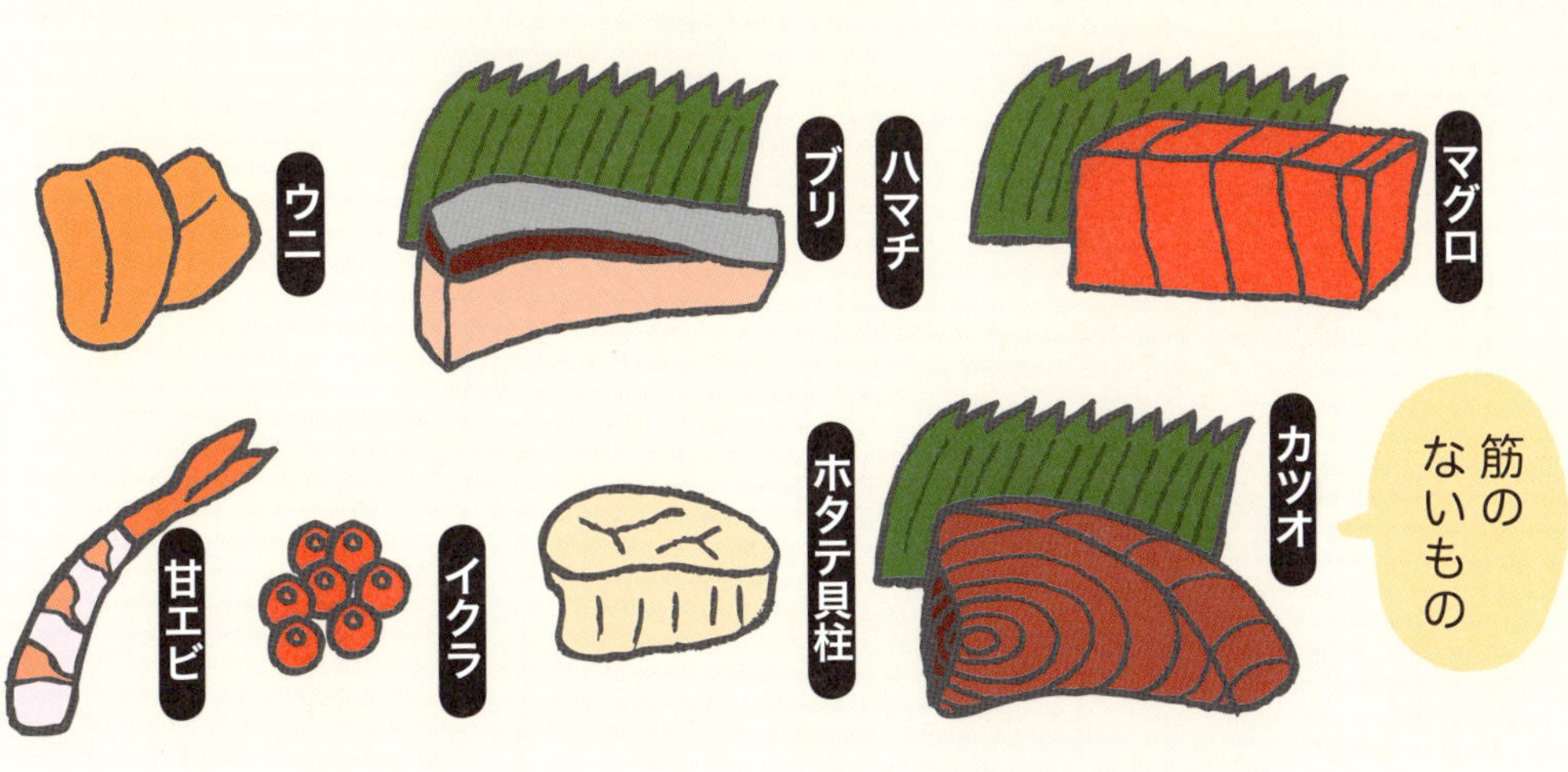

マグロ
ハマチ
ブリ
ウニ
筋のないもの
カツオ
ホタテ貝柱
イクラ
甘エビ

主菜

焼き魚

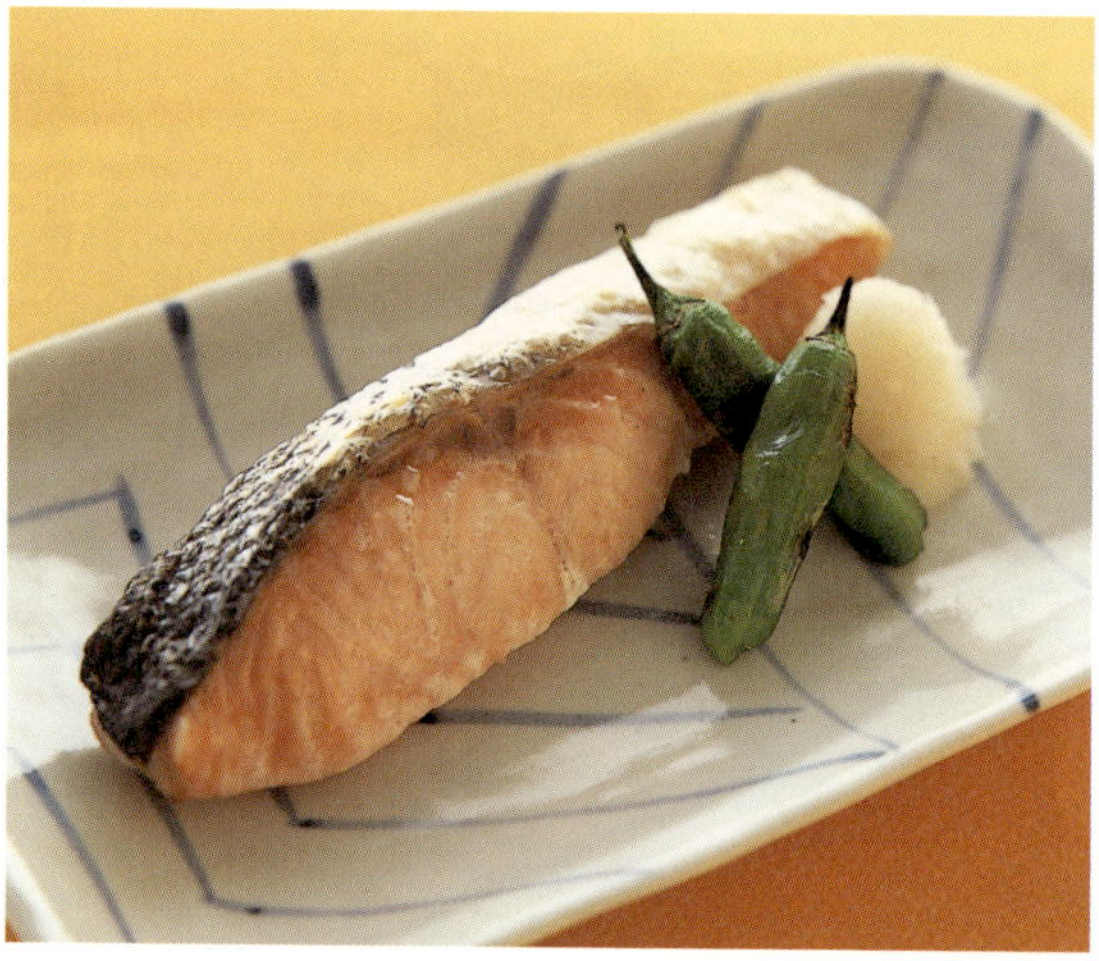

魚の種類を選ぶ

魚介類は加熱しても、身があまりしまらないものを選ぶとよいでしょう（43ページ参照）。

焼く直前に塩をして、焼きすぎないように

焼き魚を作るときに、塩をして長時間おいたり、調味液に漬けたりすると身がしまってかたくなりやすくなります。

塩焼きは、焼く直前に塩をふるとふっくら焼き上がります。

漬け焼きは、漬け汁に漬けずに、焼きながら塗って仕上げましょう。

焼き魚は、焼きすぎると身がかたくなるので注意しましょう。

ホイル焼きにする

グリルなどで焼くと身がしまって食べにくいときは、アルミ箔に包んで蒸し焼きにするとシットリとやわらかく仕上がるので食べやすくなります。

そのうえ野菜やきのこといっしょに料理できるのでバランスよく食べることができます。

きのこは、まいたけ、しめじ、マッシュルームが食べやすいでしょう。にんじんなどの野菜は5㎜厚さに切ると食べやすく、下ゆでしておくとさらにやわらかく仕上がるでしょう。

塩焼き

焼く直前に
塩をすると
ふっくら！

焼きすぎに注意!!

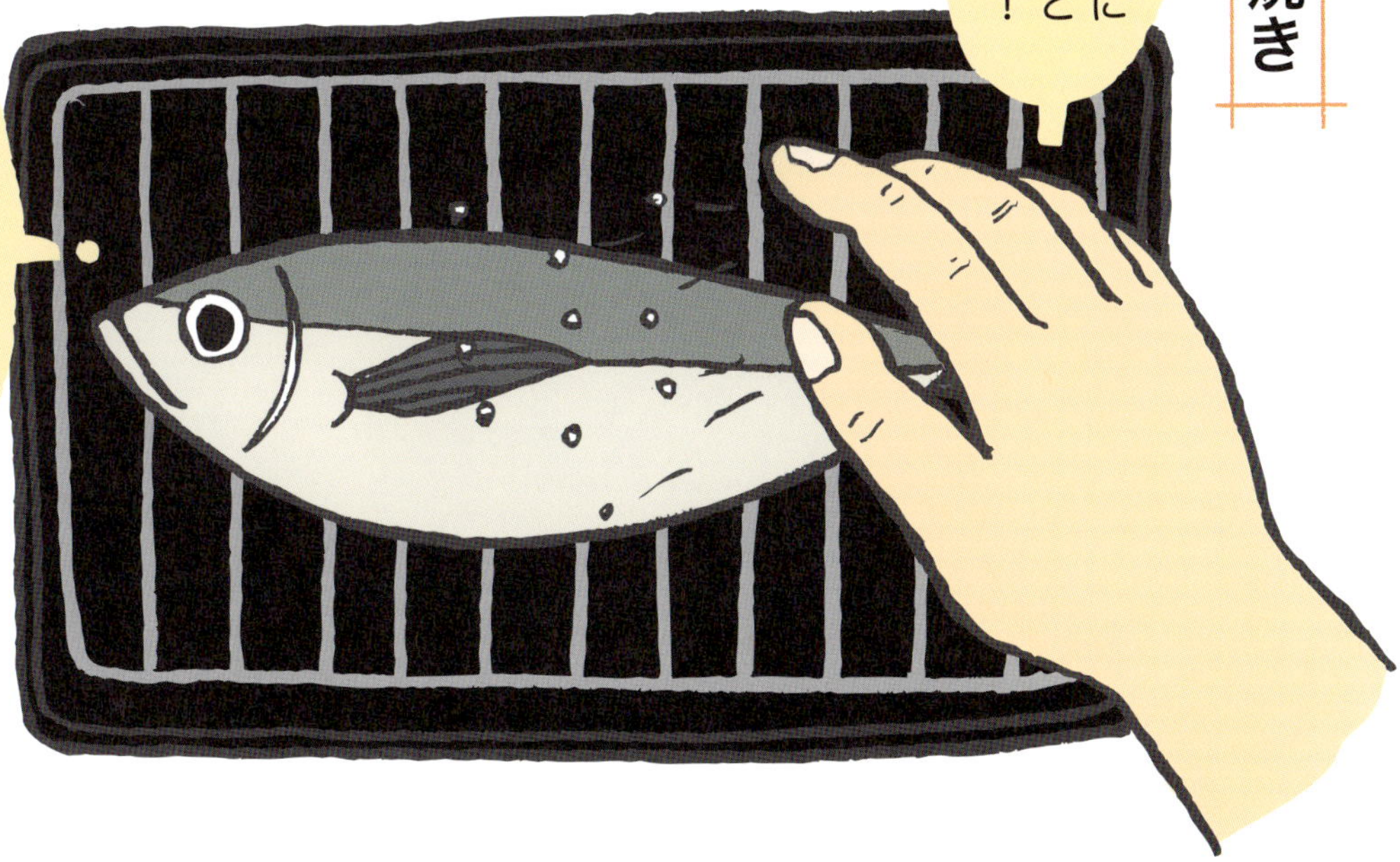

ホイル焼き

野菜といっしょに
アルミ箔に包んで
蒸し焼きにすると
シットリとやわらかく
仕上がる

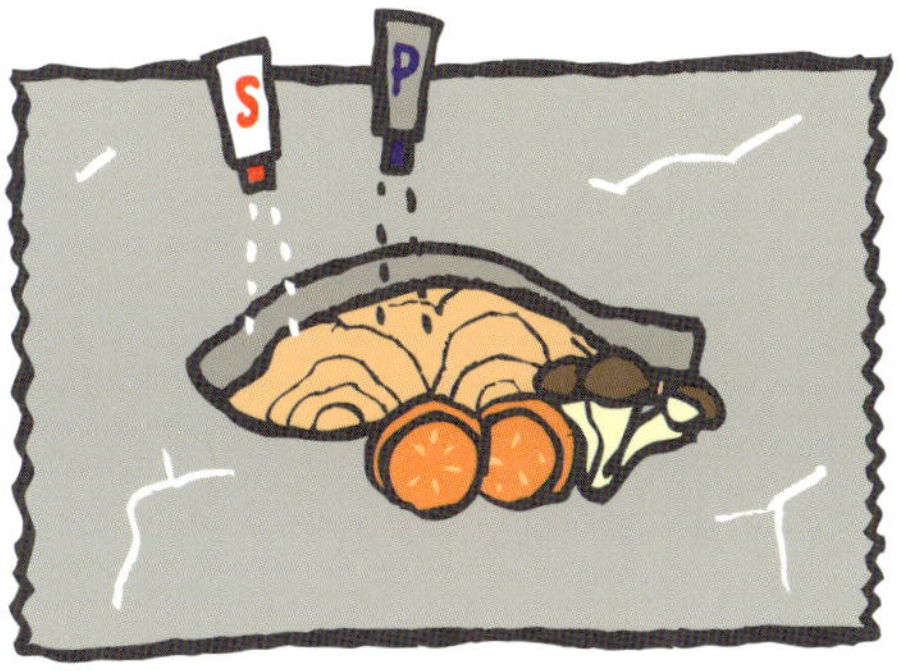

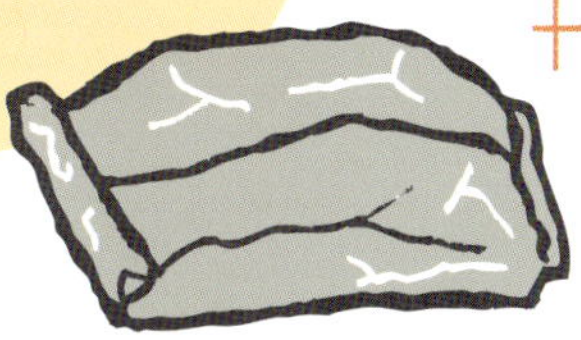

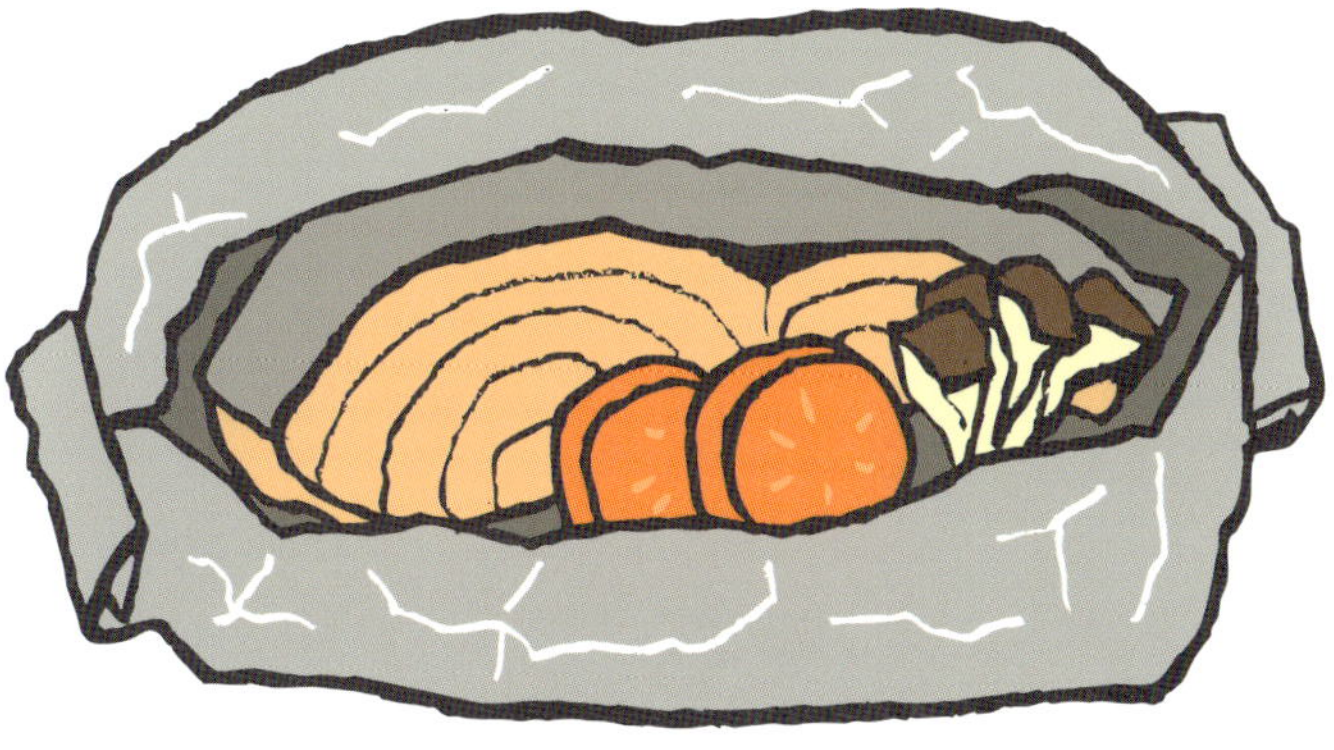

味つけはお好みで！
塩とこしょうで
シンプルに。
あるいは
ポン酢しょうゆで
サッパリと

主菜

煮魚

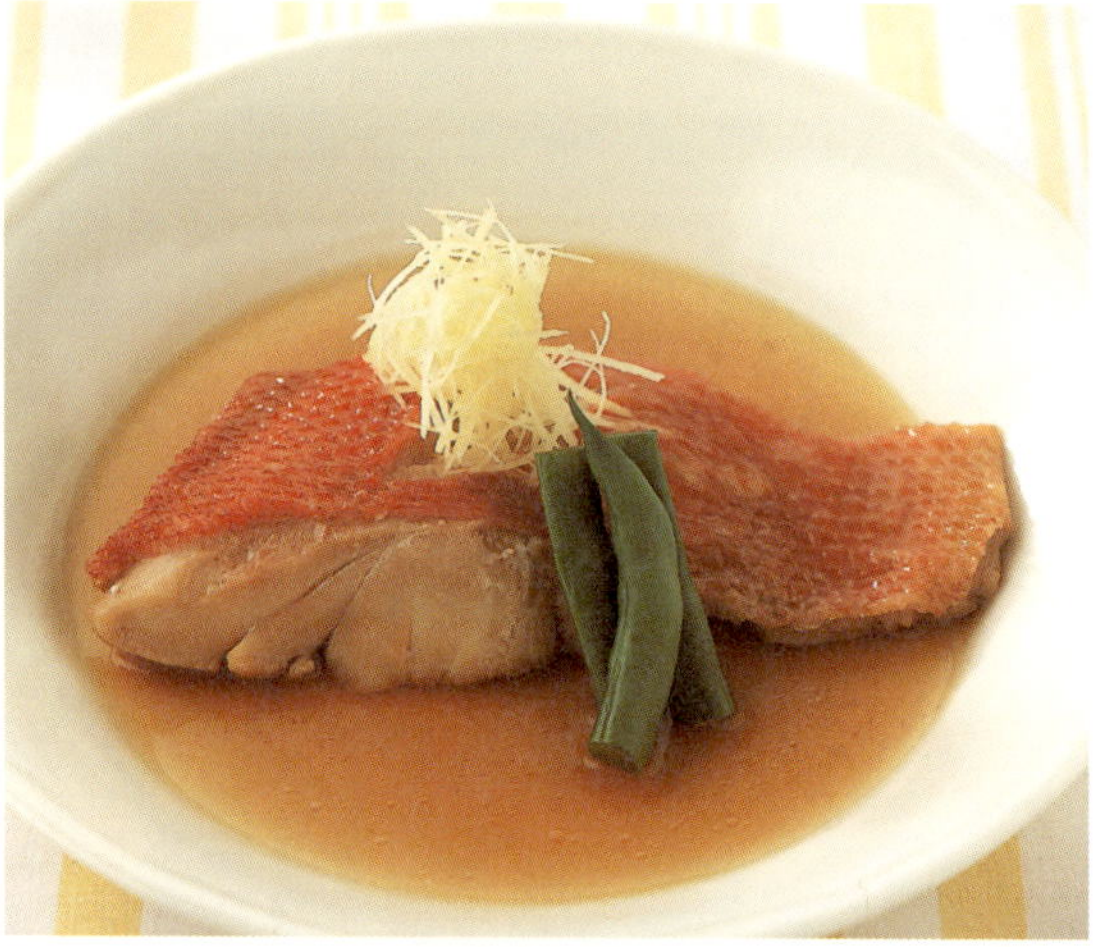

魚の種類を選ぶ

魚介類は加熱しても、身があまりしまらないものを選ぶとよいでしょう（43ページ参照）。

煮汁を多めに作る

煮魚は、煮汁が少ないとパサついて食べにくいことがあります。身を煮汁にからめてシットリさせると食べやすくなります。

そのために、煮汁が多く残るように調理して、煮汁を多めに盛りつけるようにしましょう。

飲み込みにくい人は煮汁にとろみをつける

飲み込みにくい人は、煮汁にとろみをつけるとさらに食べやすくなります（15ページ参照）。

あるいは、おろし大根を煮汁に加えておろし煮にするとシットリして食べやすく、また飲み込みやすくもなります。

そのほかに、蒸し料理は水分を保持したまま蒸せるので、煮魚よりパサパサになりにくく、比較的食べやすい調理法なのでおすすめです。

煮汁

煮汁を多めに作って
魚にからめて食べると
食べやすい

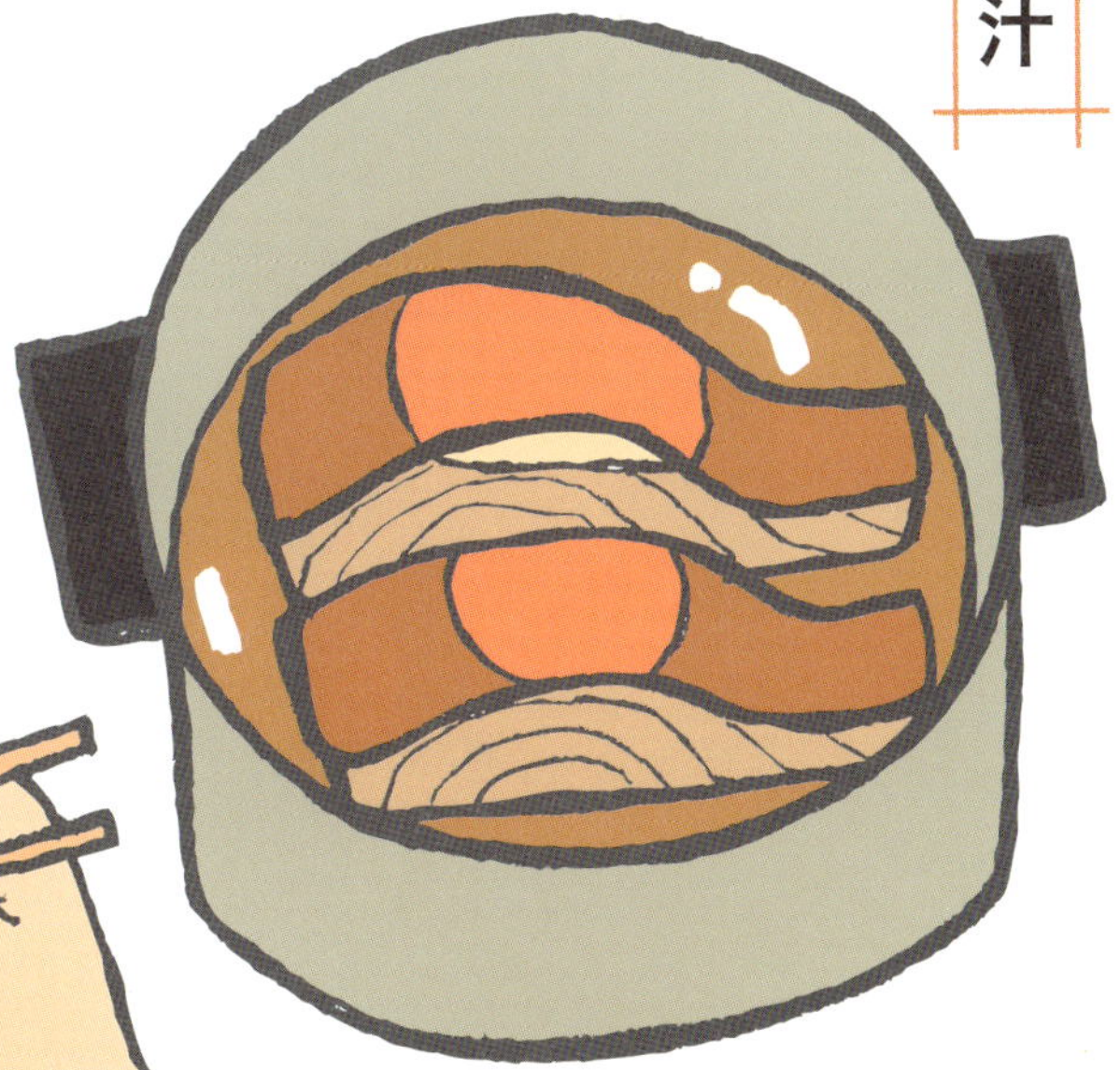

とろみ

煮汁に
とろみを
つけると
食べやすい

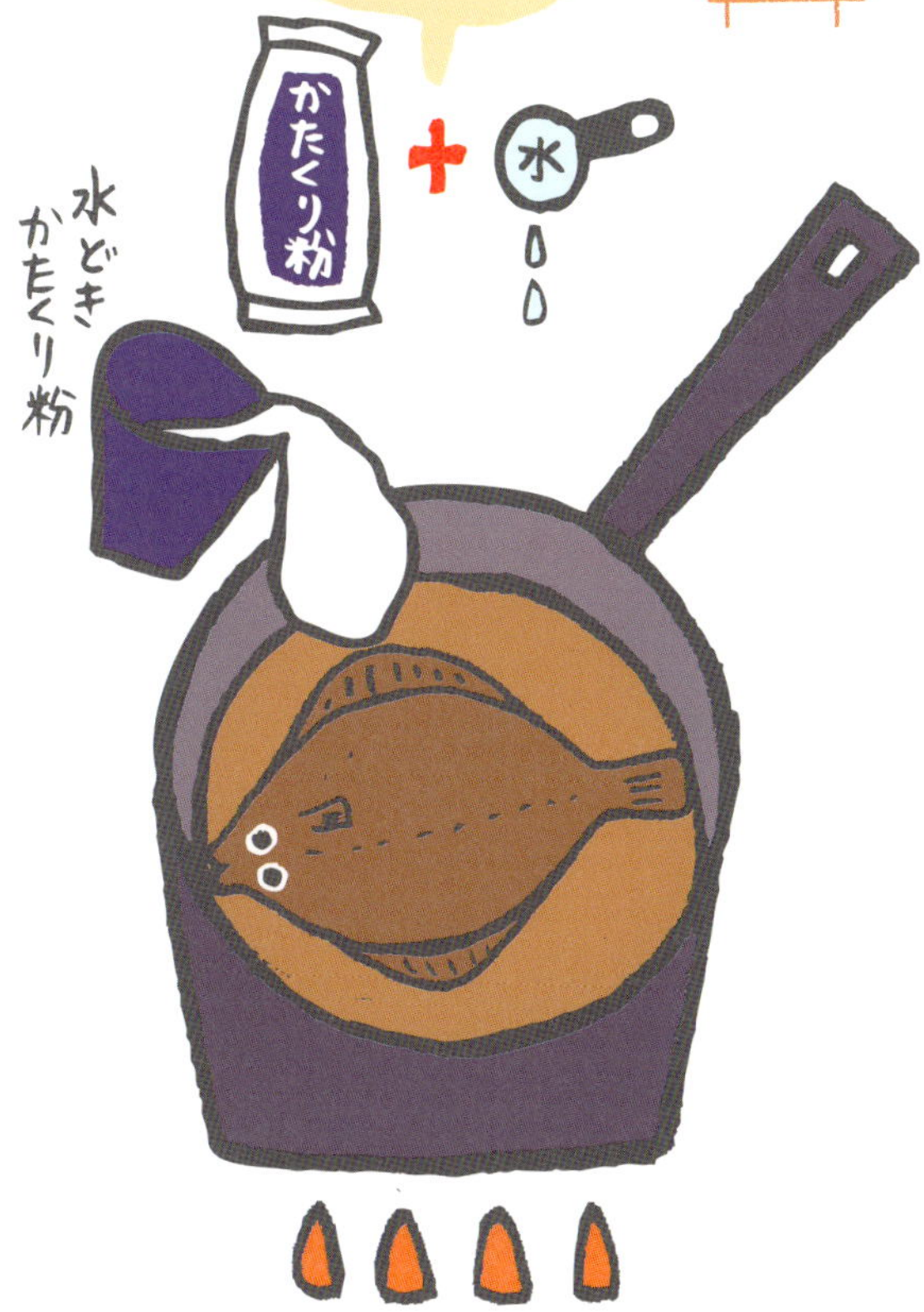

おろし煮で
シットリ！

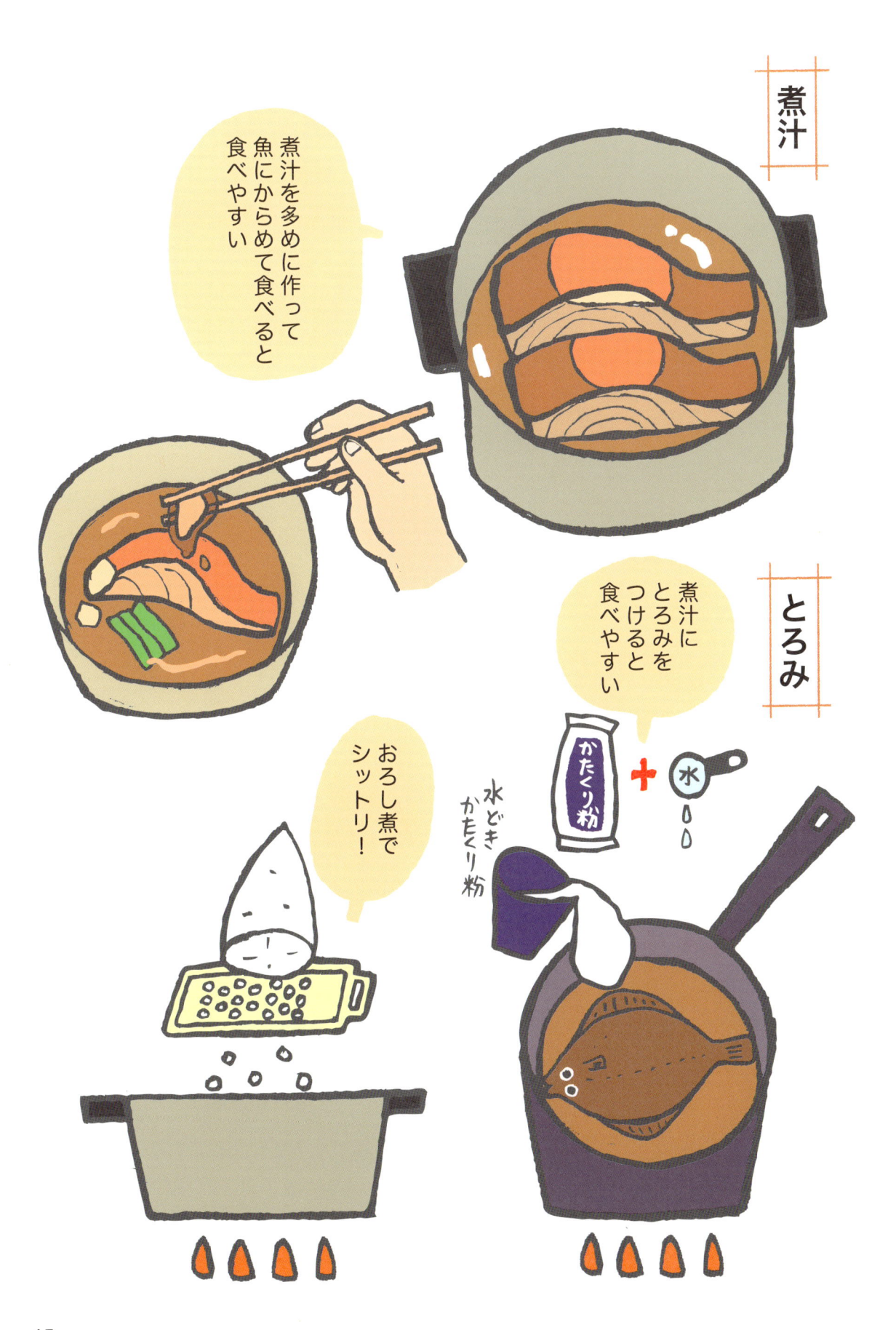

主菜

刺し身

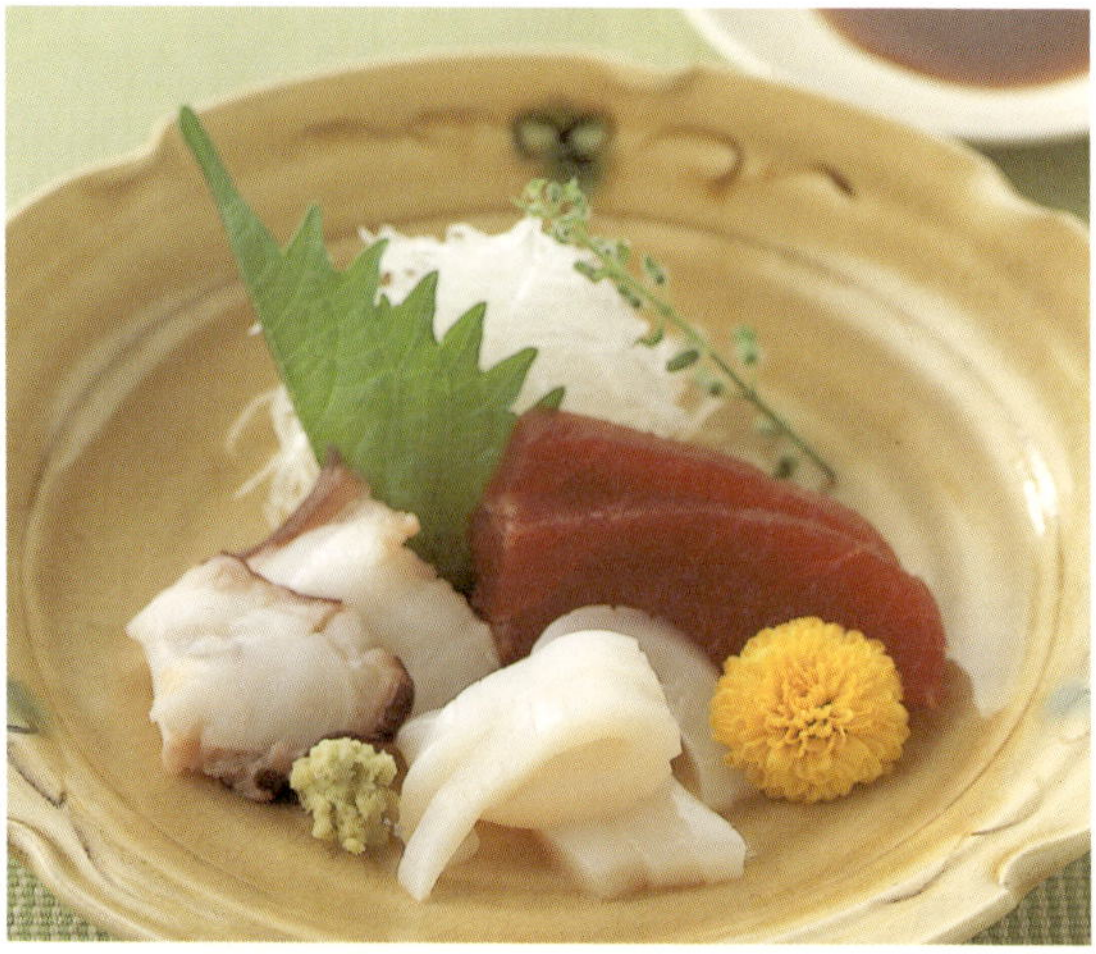

魚の種類を選ぶ

魚介類は、生でも食べやすいものを選ぶとよいでしょう（43ページ参照）。

筋のないマグロやハマチ、甘エビ、ホタテ貝柱、ウニはやわらかいのでそのままでも食べやすい種類です。ただし、ホタテ貝柱は厚みがあるときは、繊維に垂直に、つまり厚みを半分に切ると食べやすくなります。それでも大きい場合は、さらに半分の大きさに切りましょう。

切り目を入れる

刺し身では食べにくいものでもどうしても食べたい場合は、切り目を入れて、できるだけ食べやすくしましょう。

イカの繊維は横に走っているので、まず繊維に沿って皮側に切り目を入れ、90度向きを変えて細切りにすると食べやすくなります。

ゆでダコは、そぎ切りにしてから、縁に切り込みを入れて繊維を切ります。

白身魚は、生で食べると噛み切りにくいので、できるだけ薄く、斜めにそぎ切りにするとよいでしょう。

切り方

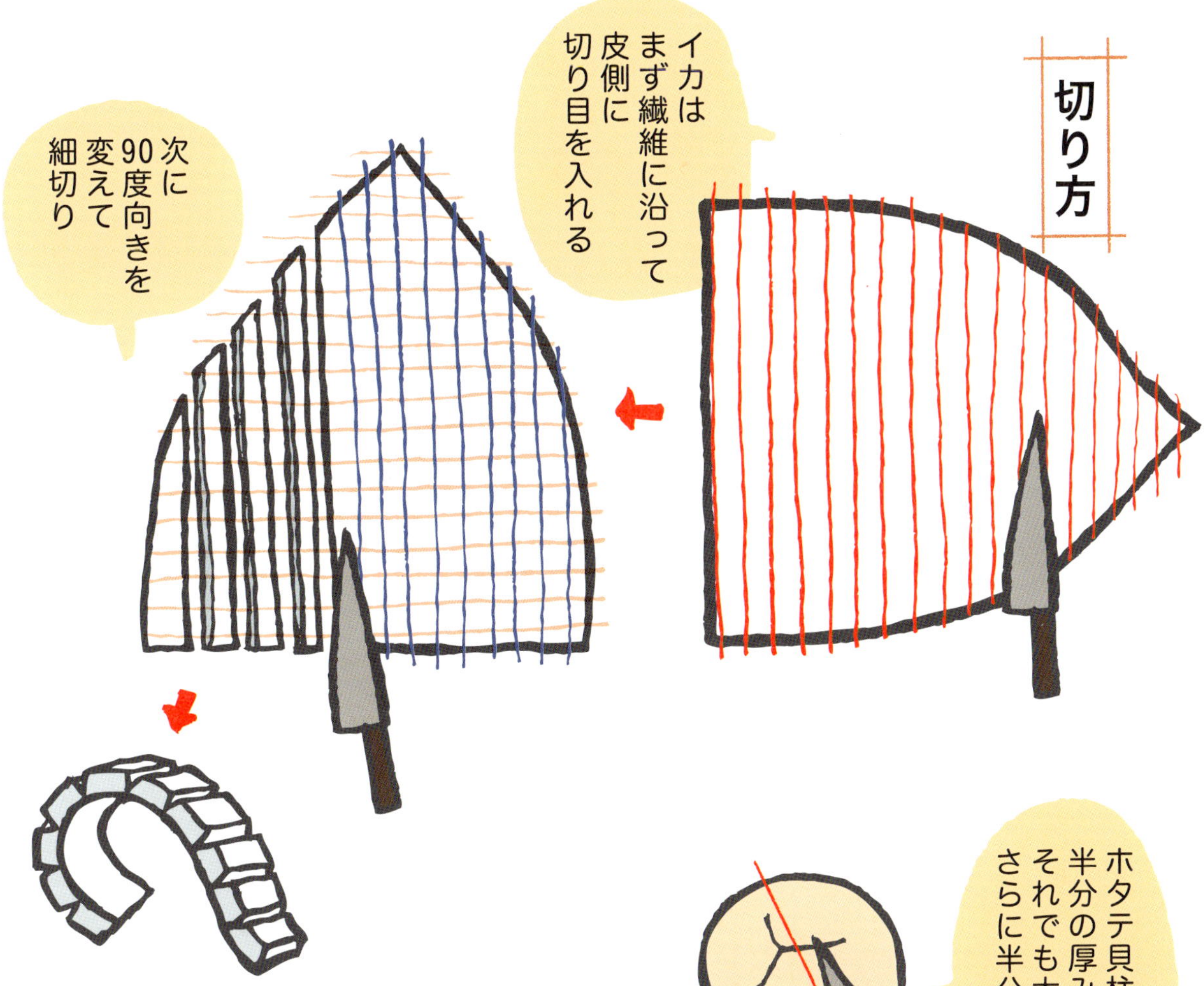
イカはまず繊維に沿って皮側に切り目を入れる
次に90度向きを変えて細切り

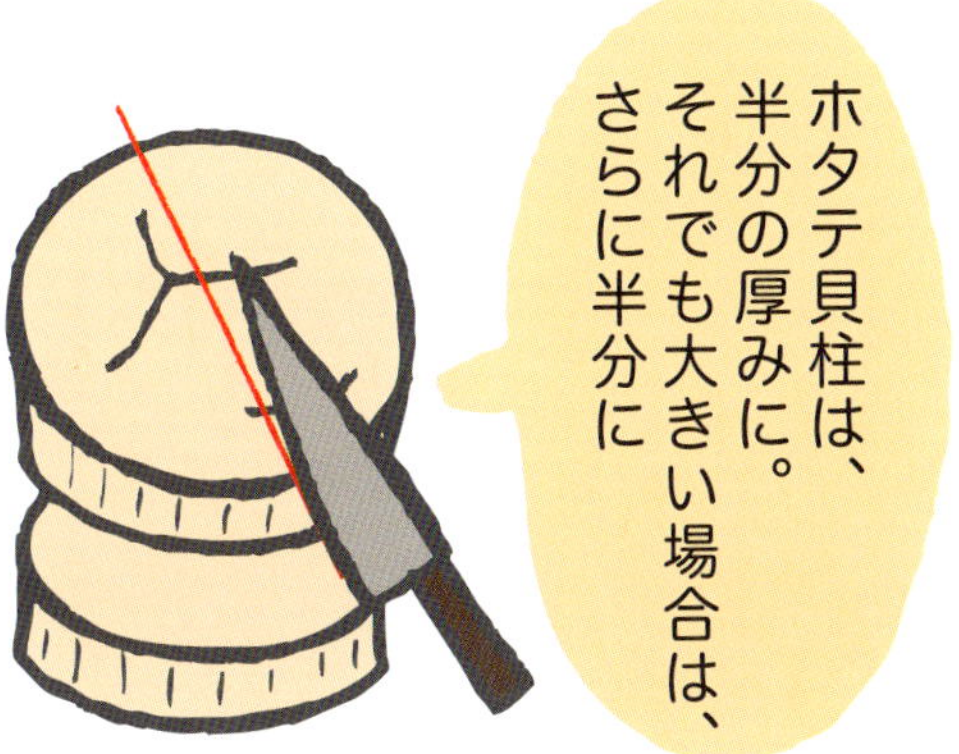
ホタテ貝柱は、半分の厚みに。それでも大きい場合は、さらに半分に

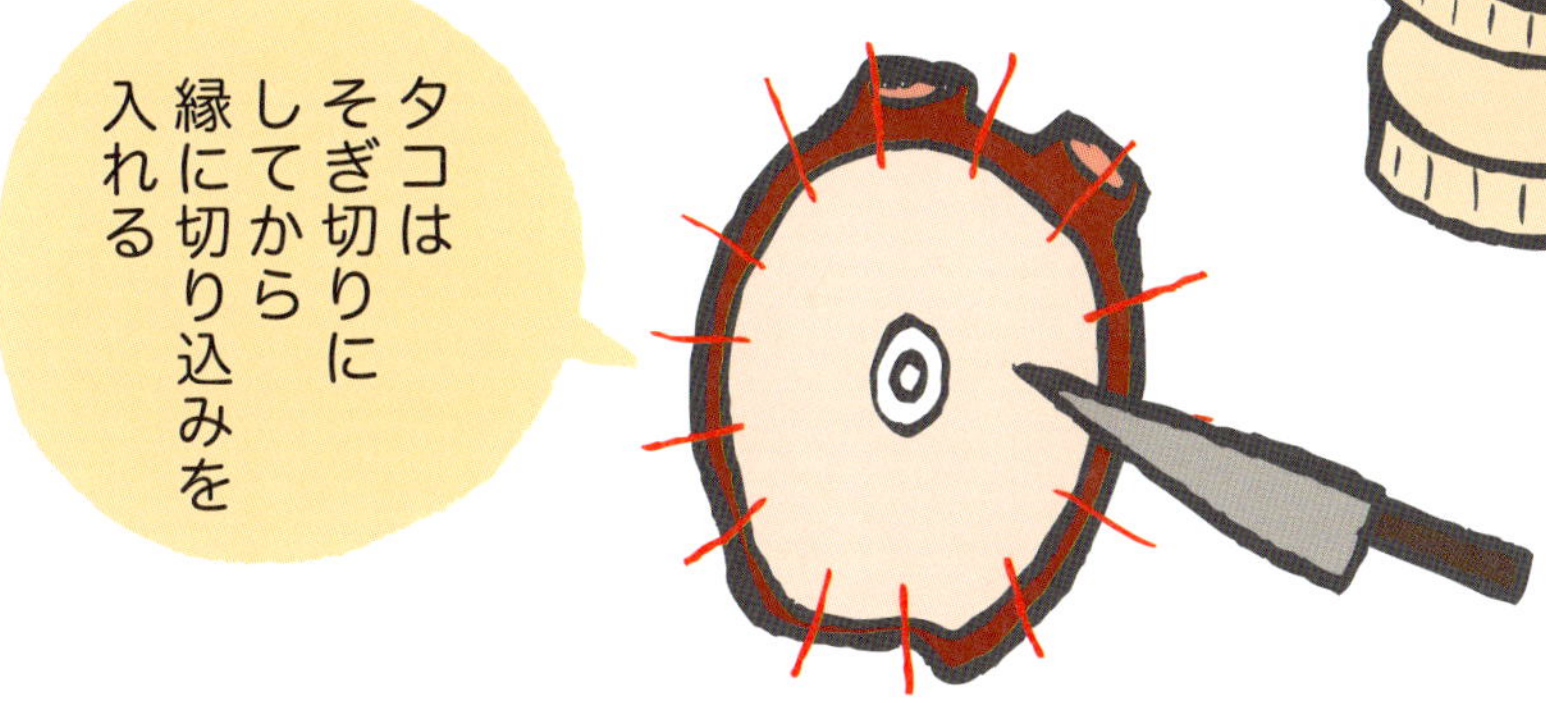
タコはそぎ切りにしてから縁に切り込みを入れる

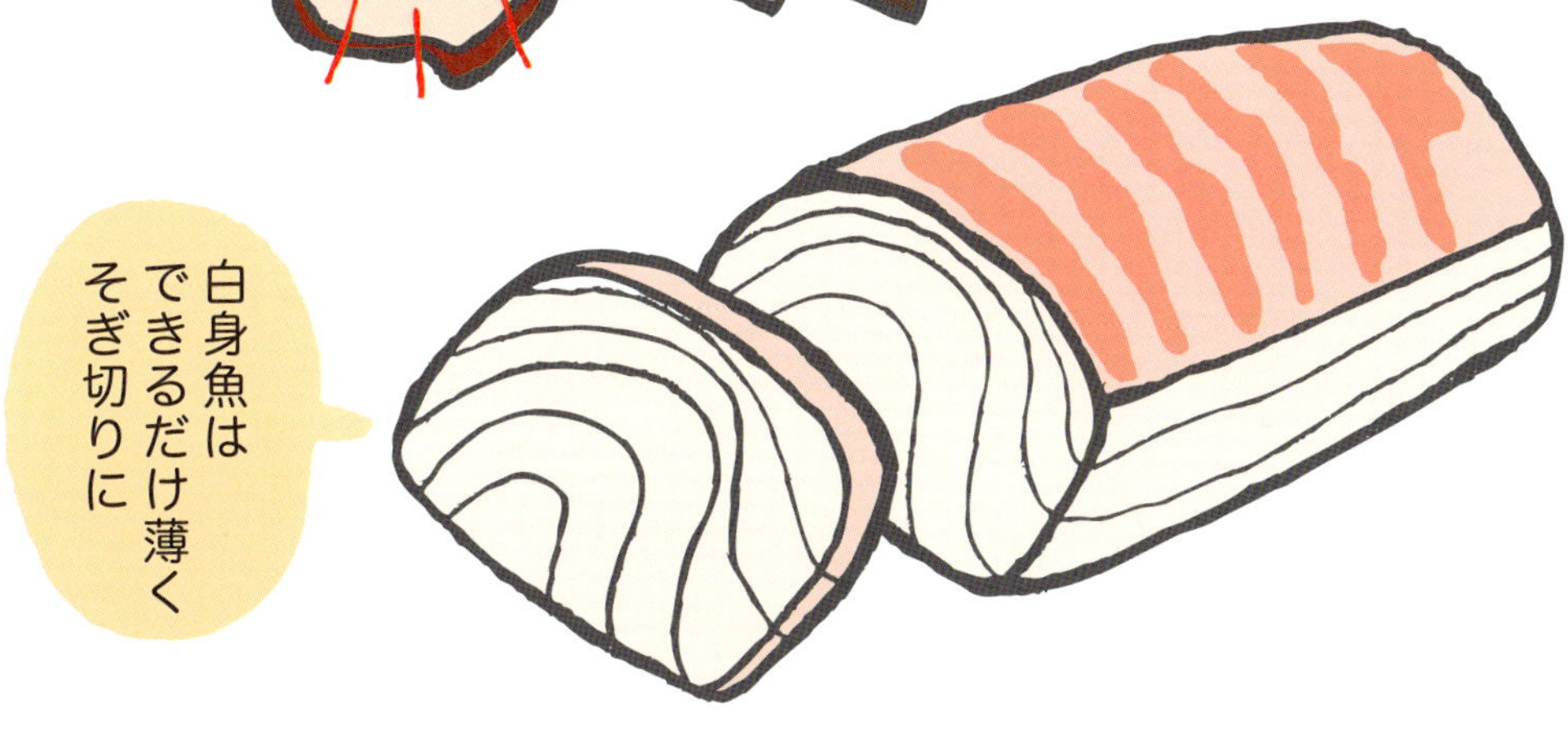
白身魚はできるだけ薄くそぎ切りに

主菜

天ぷら

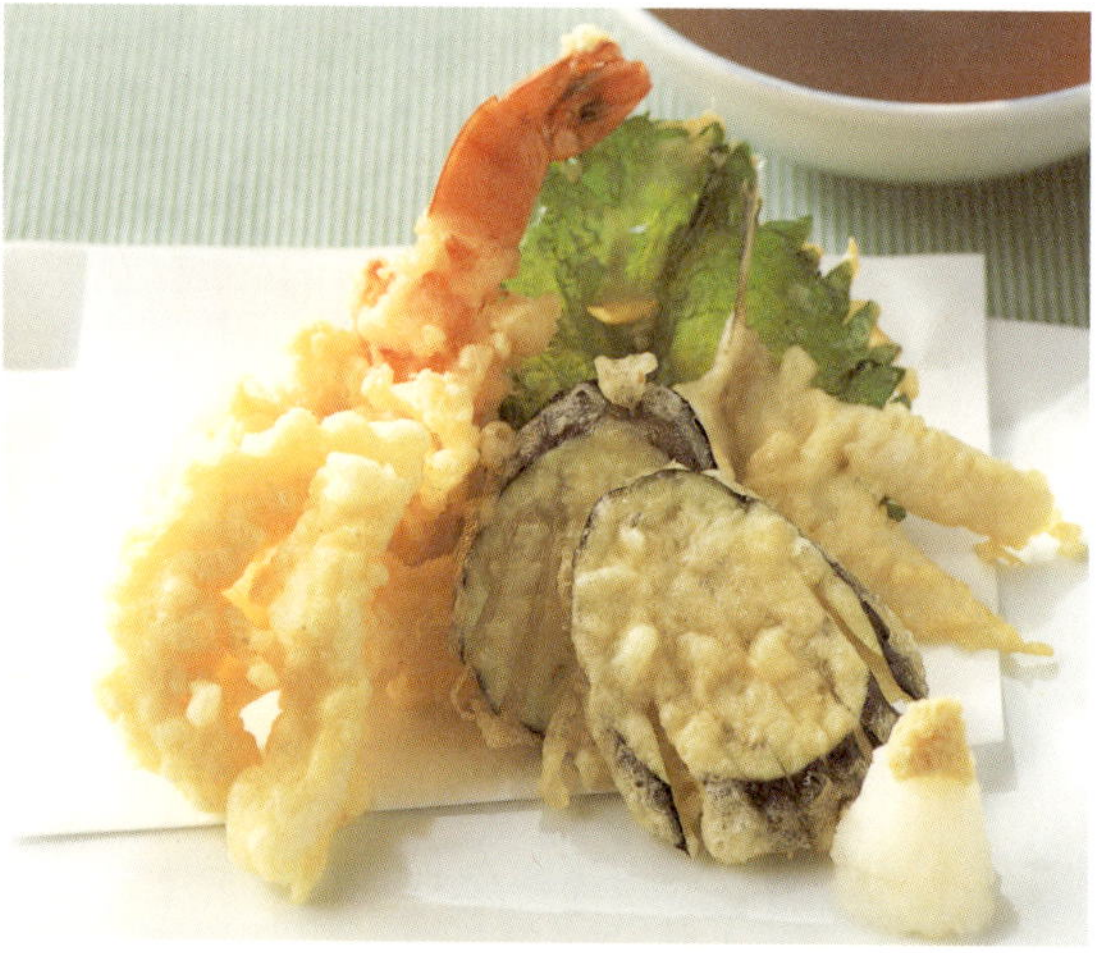

切り目を入れる

イカは、皮側に切り目を格子状に入れてスティック状に切って揚げ、斜め切りにして盛りつけると食べやすくなります。

エビは、背わたを除いて殻をむき、腹側から切り目を入れて身を開き、さらに節にそって切り目を入れて繊維を切ります。

衣をシットリさせる

飲み込みにくい人は、サクッとした衣が食べにくいことがあります。天つゆに浸して少しおいたり、天つゆでさっと煮たりしてみましょう。衣がシットリとなって食べやすくなります。

また、天つゆにとろみをつけてあんにしてかけてもよいでしょう。

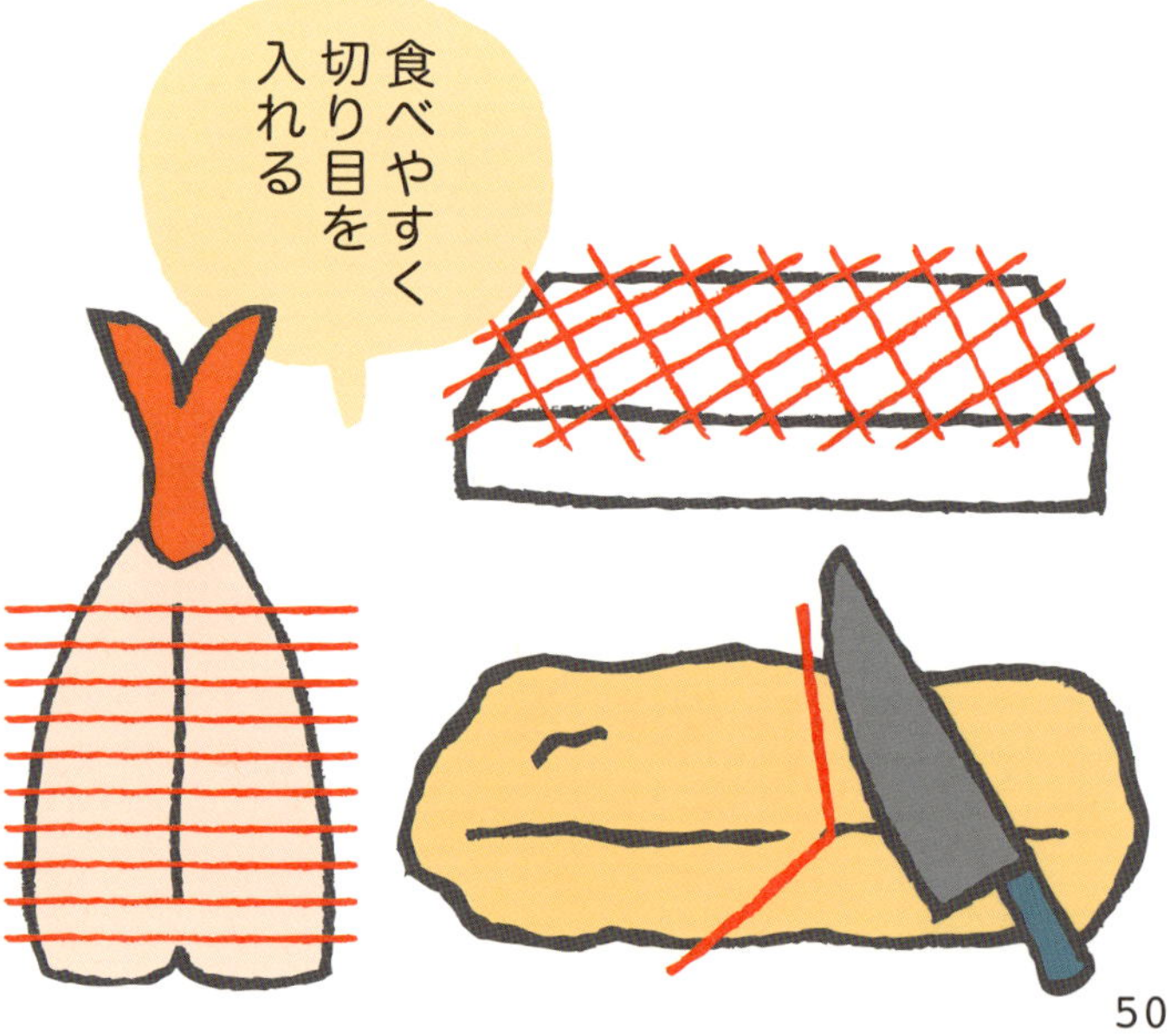
食べやすく
切り目を
入れる

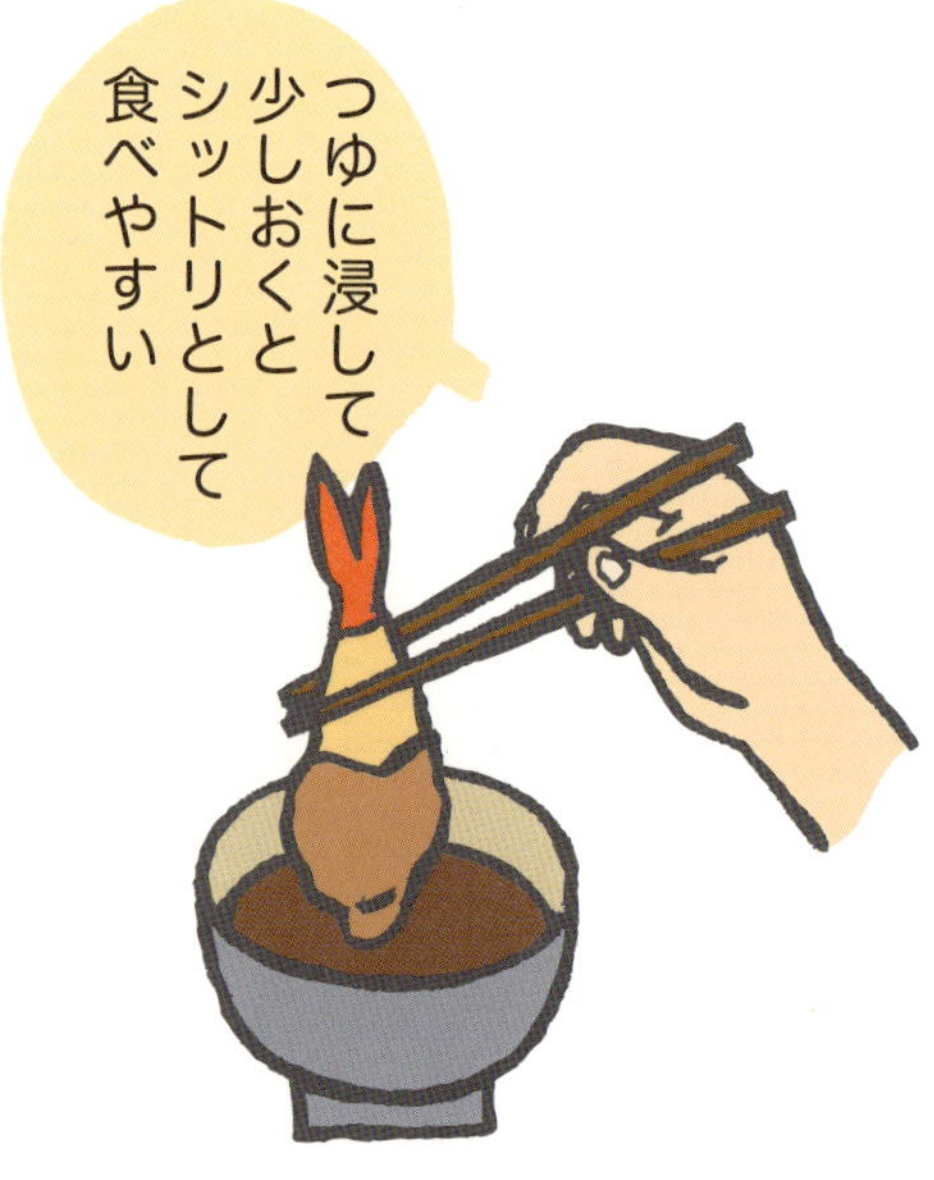
つゆに浸して
少しおくと
シットリとして
食べやすい

主菜

カキフライ

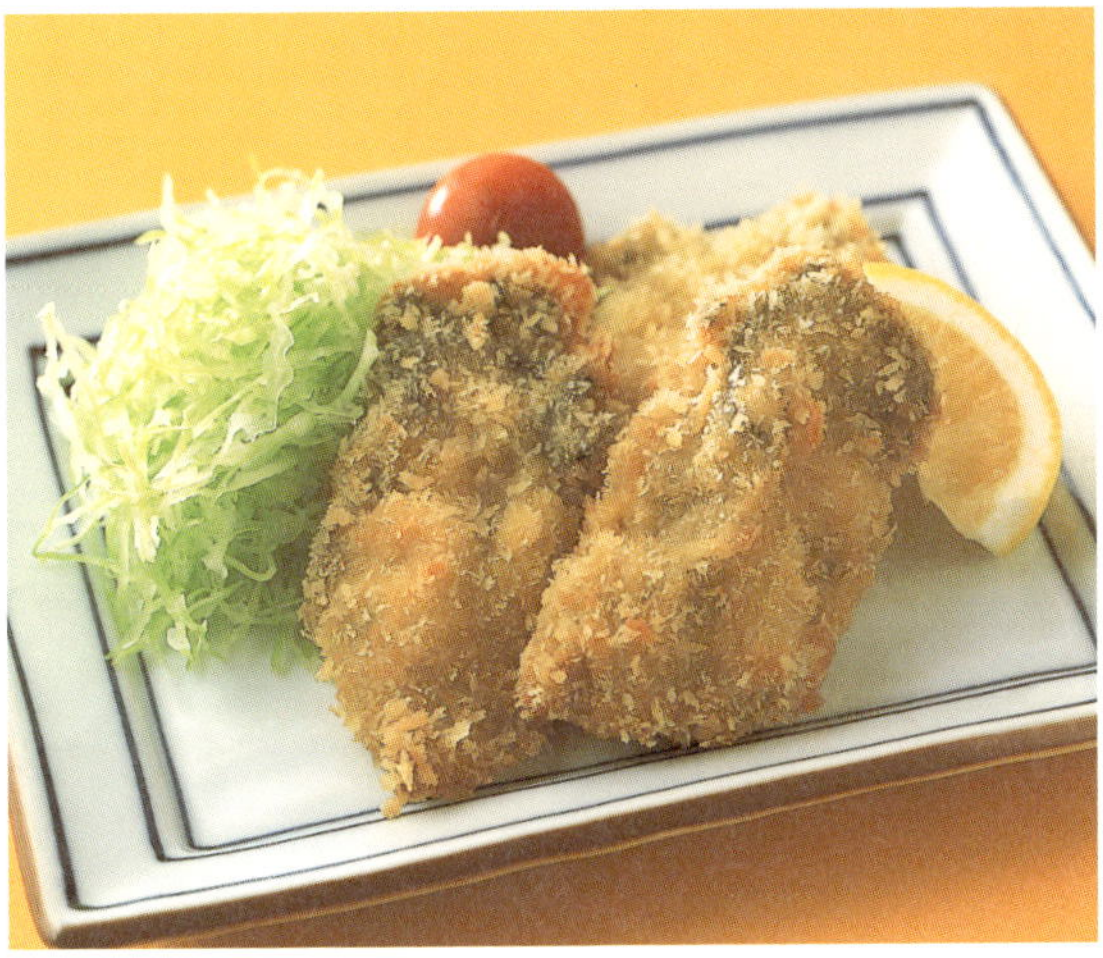

食べにくい部分をとり除く

カキはひだと貝柱がかたくて噛みにくいので、これらをとり除くと食べやすくなります。

衣をシットリさせる

飲み込みにくい人は、サクサクした衣が食べにくいことがあります。ソースをかけてしばらくおくと衣がシットリとなって食べやすくなります。

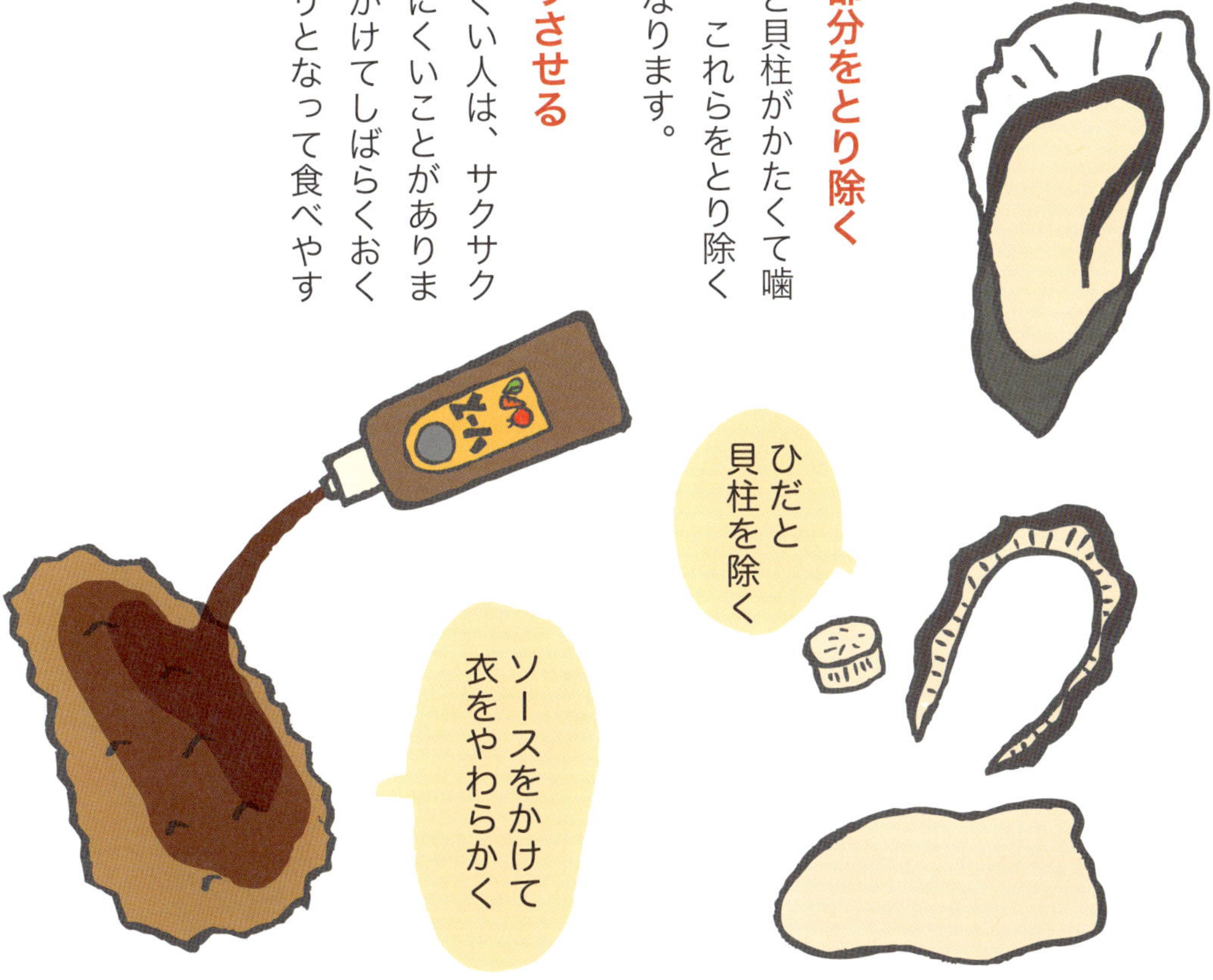
ひだと貝柱を除く
ソースをかけて衣をやわらかく

主菜 つみれ

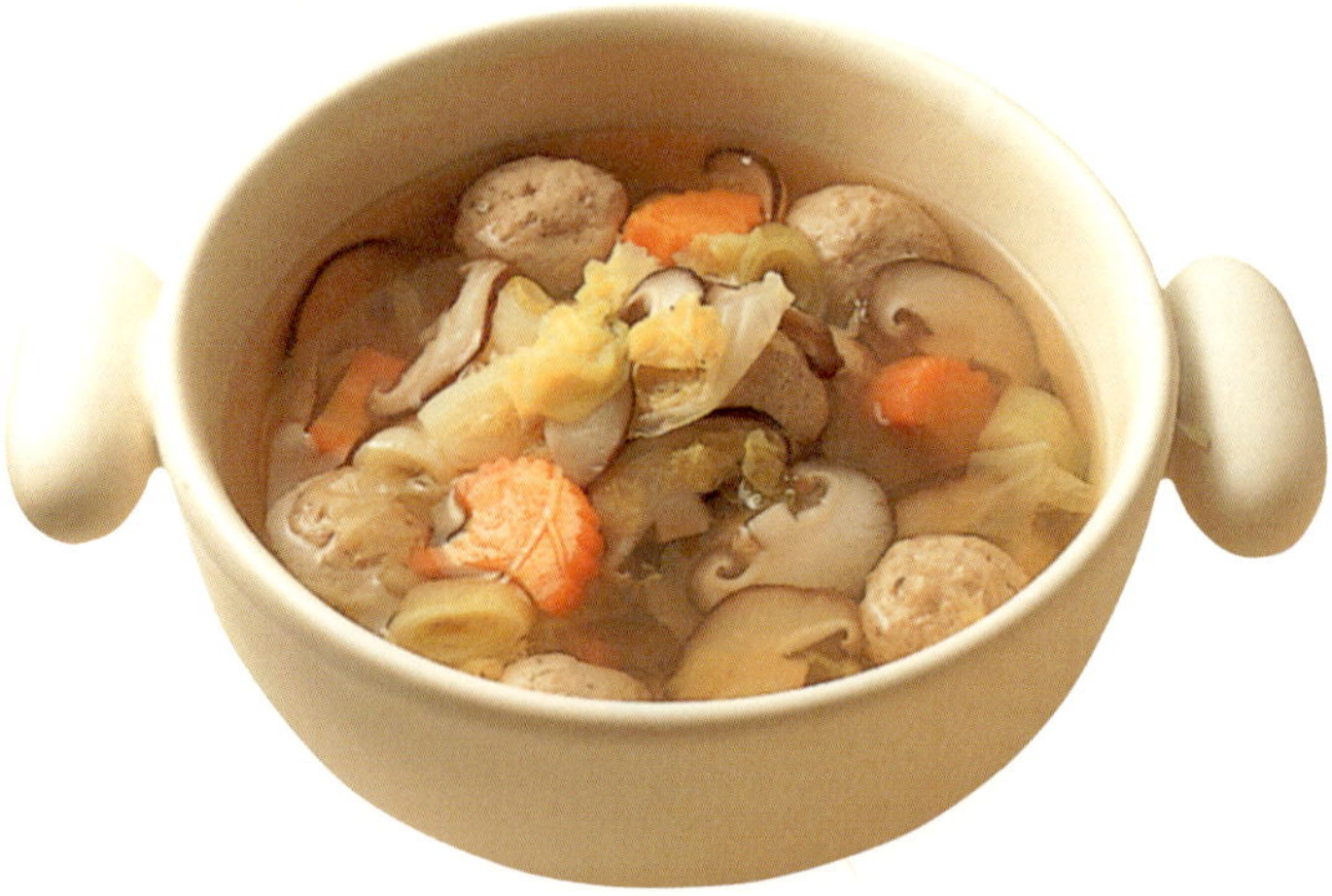

すり身にする

身がやわらかい魚介類はもちろん、加熱するとパサパサしたり身がしまったりする魚介類もすり身にすると食べやすくなります。

　骨や皮を除いて、すり鉢やフードプロセッサーなどですりつぶしてすり身にしましょう。さらに豆腐やおからを加えるとやわらかく仕上がります。

　すり身を使ってフライパンで焼いてハンバーグにしたり、汁物に入れてつみれにしたり、団子にしてなべ物の具にしたりしましょう。

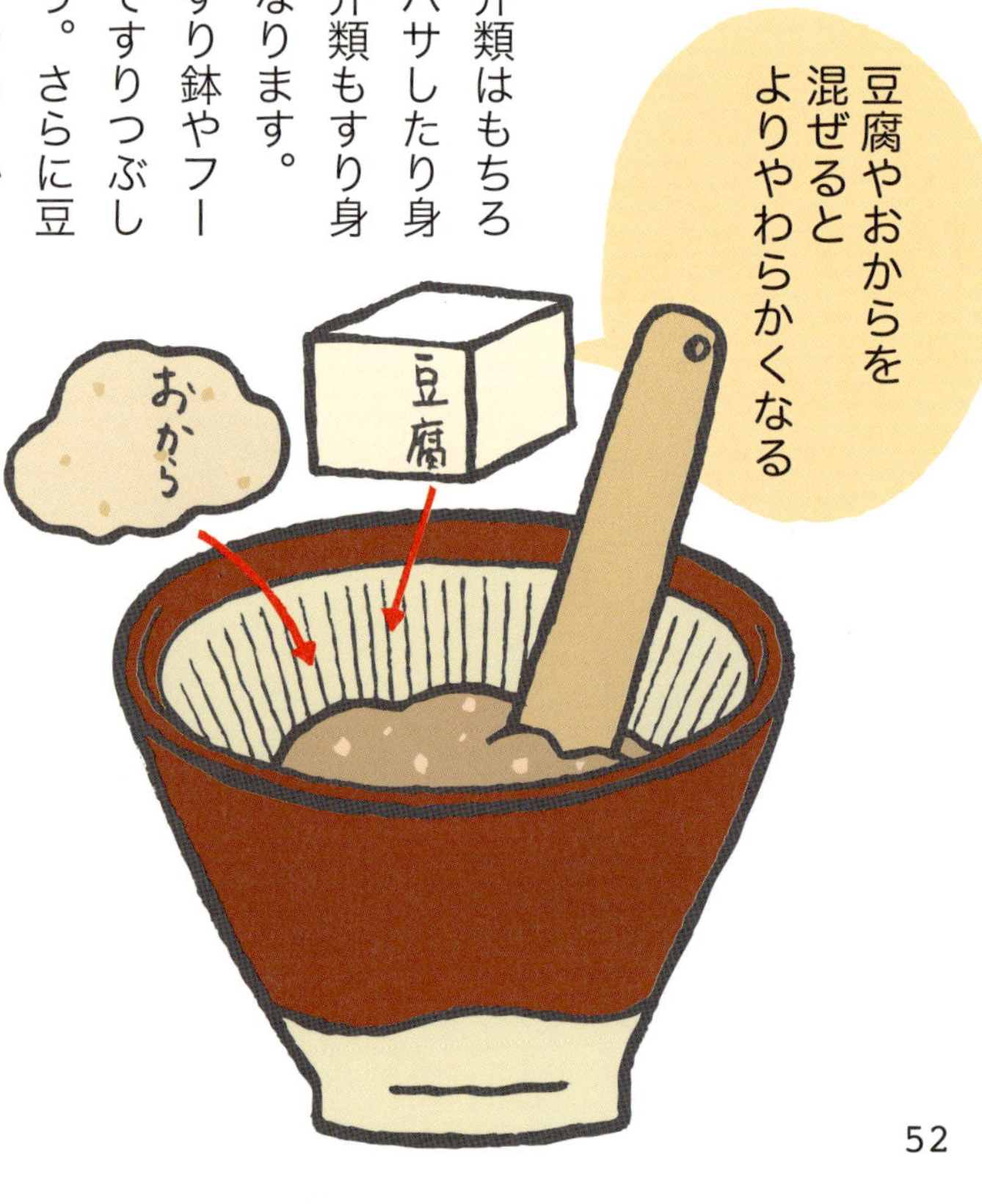
豆腐やおからを混ぜるとよりやわらかくなる
豆腐
おから

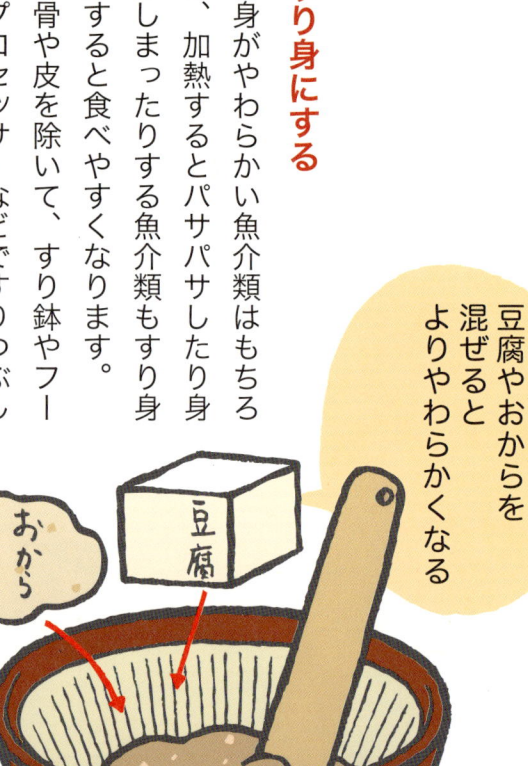

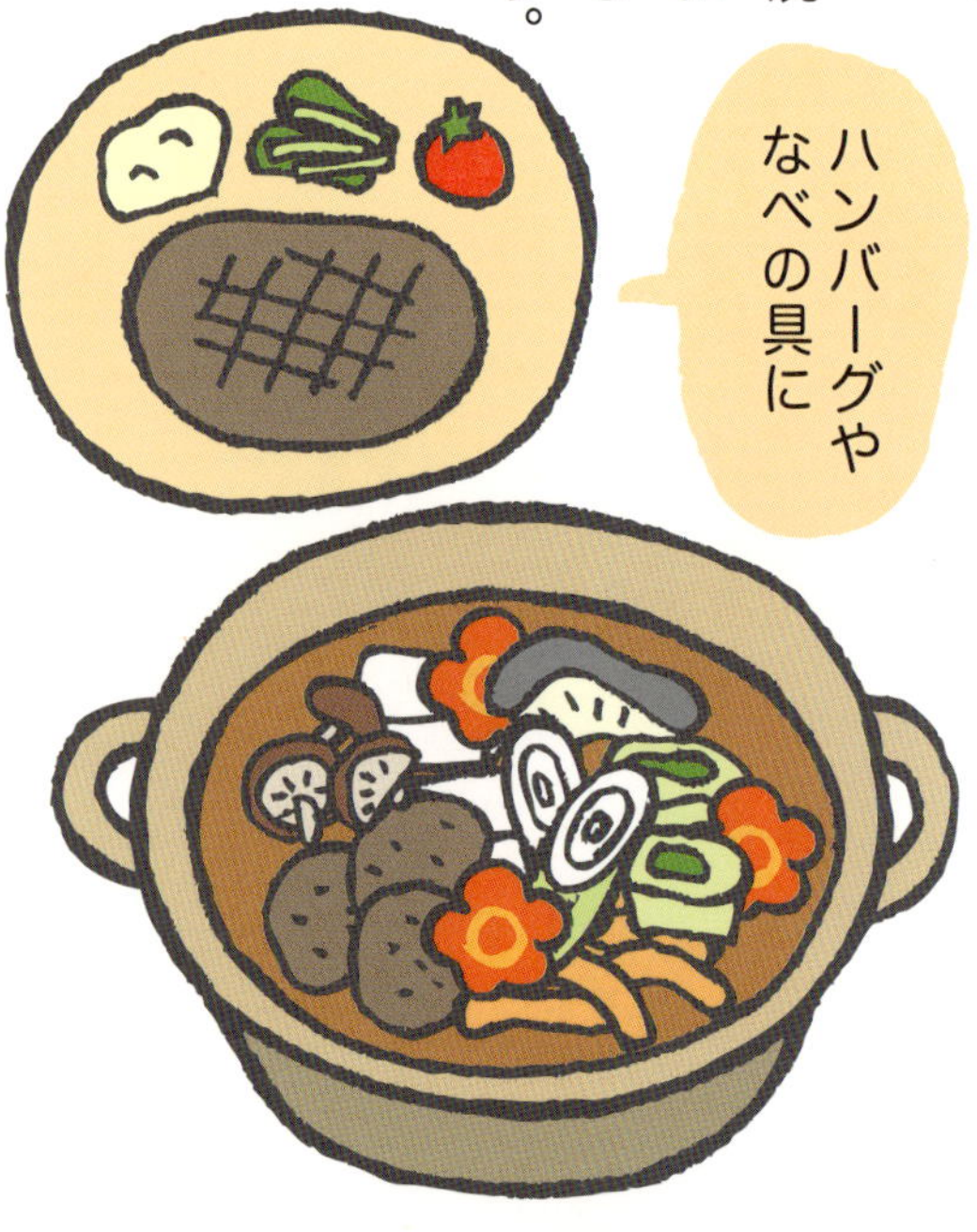
ハンバーグやなべの具に

主菜

かば焼き・なべ照り焼き

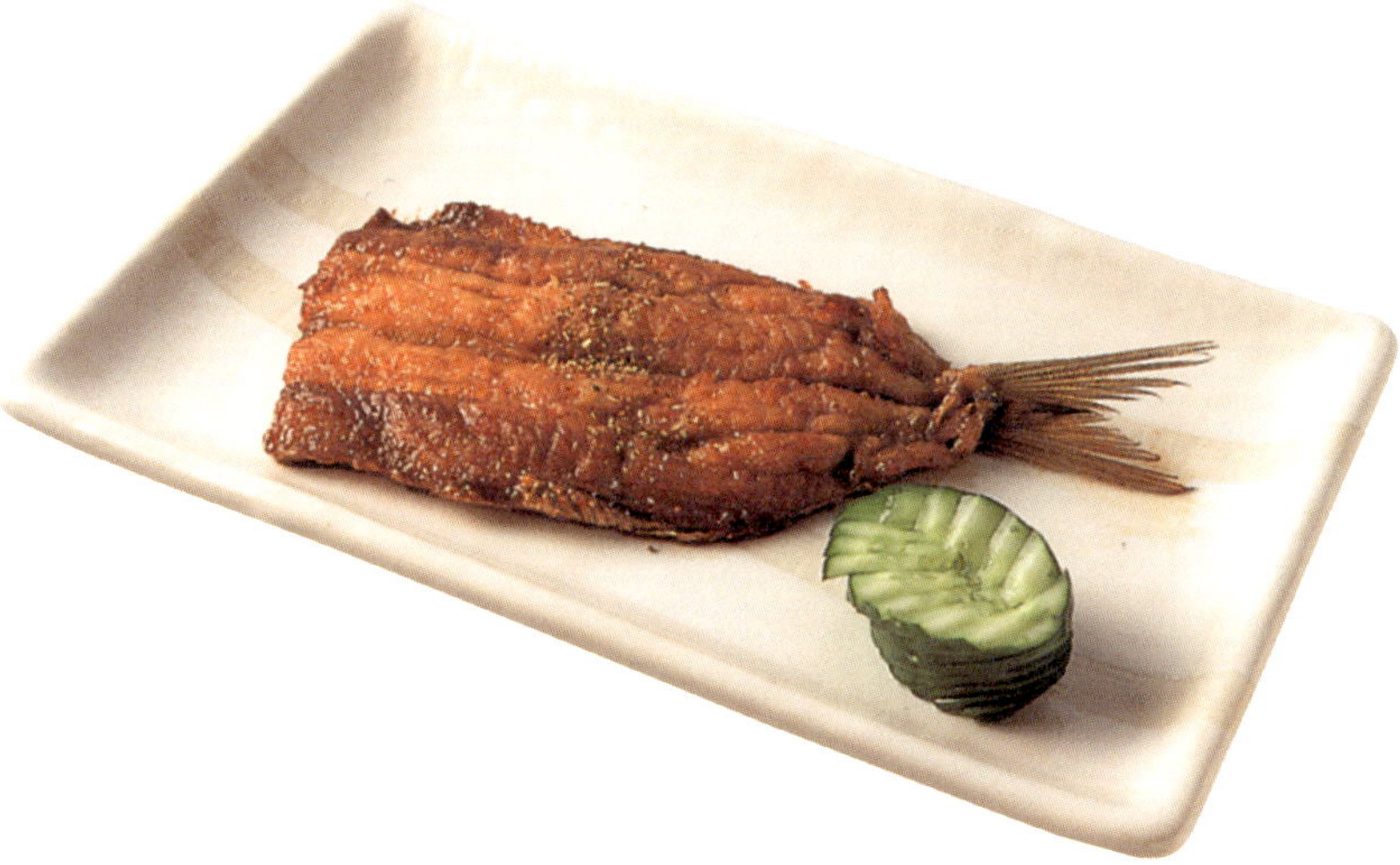

やわらかくて食べやすい

ウナギのかば焼きやイワシのなべ照り焼きは、たれが魚にからんでいるのでシットリとして食べやすい料理です。

さらにごはんにのせてどんぶり物にすると、魚とたれとごはんがからんでより食べやすくなります。

食べにくい部分をとり除く

ウナギは皮を除くとさらに食べやすくなります。イワシなどは、調理前、あるいは調理後に、小骨をていねいに除きましょう。

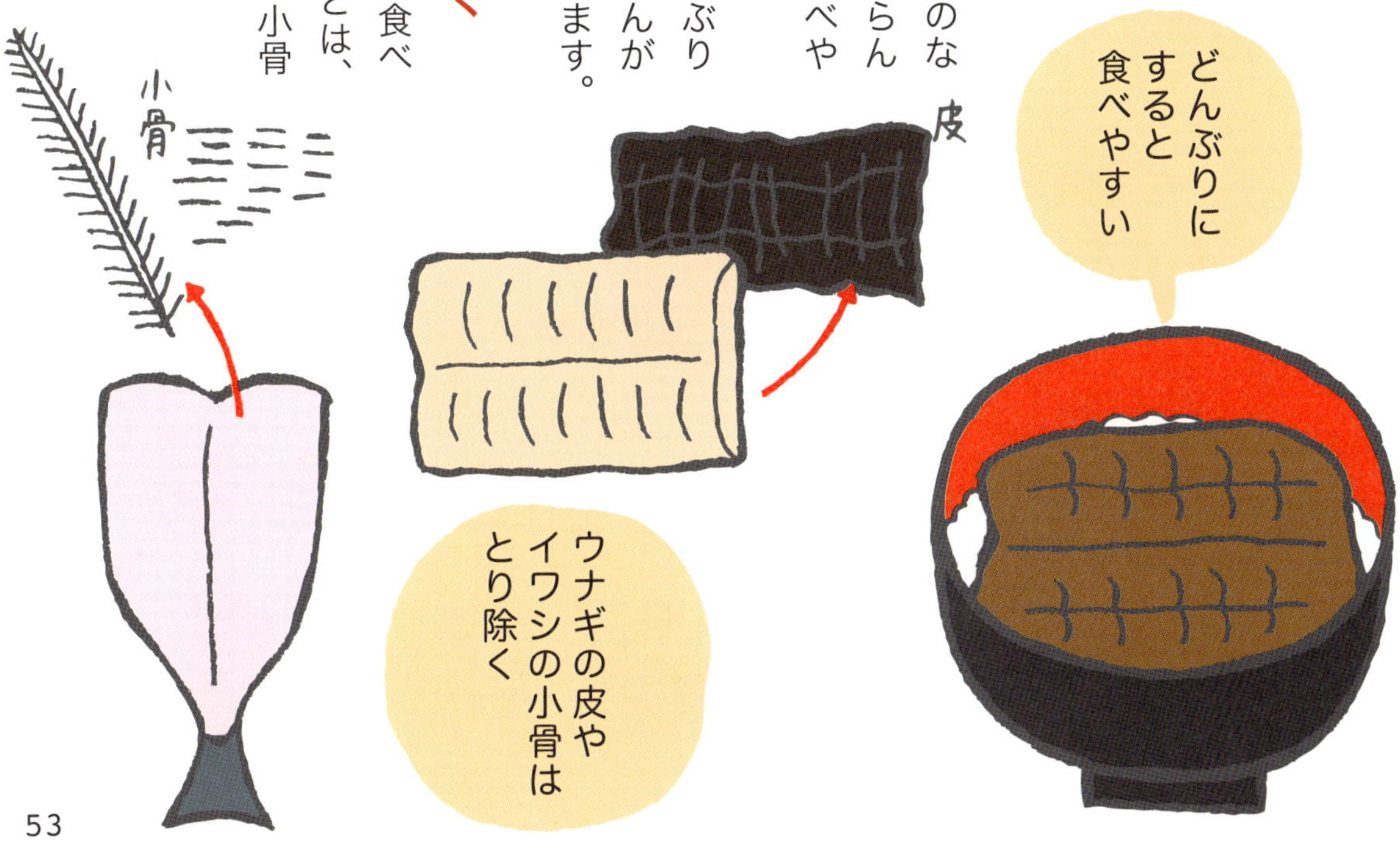

どんぶりにすると食べやすい
皮
小骨
ウナギの皮やイワシの小骨はとり除く

主菜

おでん

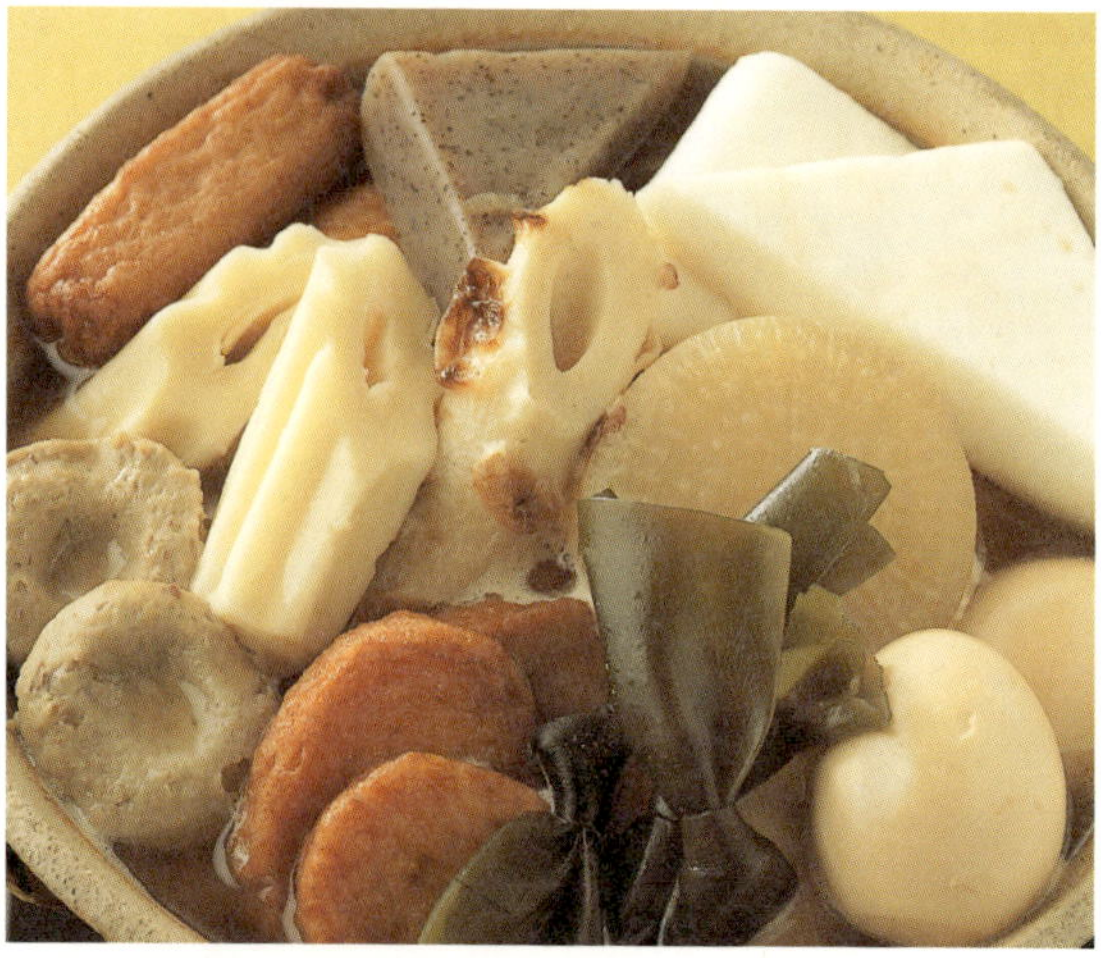

食べにくい具は避ける

食べにくい具は、ごぼう天、ちくわ、ちくわ麩、こんぶ、つみれなど。弾力があるので、噛みにくいためです。これらを食べたい場合は、家族が様子を見ながら食べられるかどうか判断しましょう。

食べやすくするくふう

そのほかの具の扱いは左ページのとおりです。大根やはんぺん（やわらかく煮る）、こんにゃく（縦横に深く切り目を入れる）、がんもどきやさつま揚げ（食べやすい大きさに切る）、卵（煮汁にからめながら食べる）、こんぶ（クタクタに煮ると食べられることもある）。

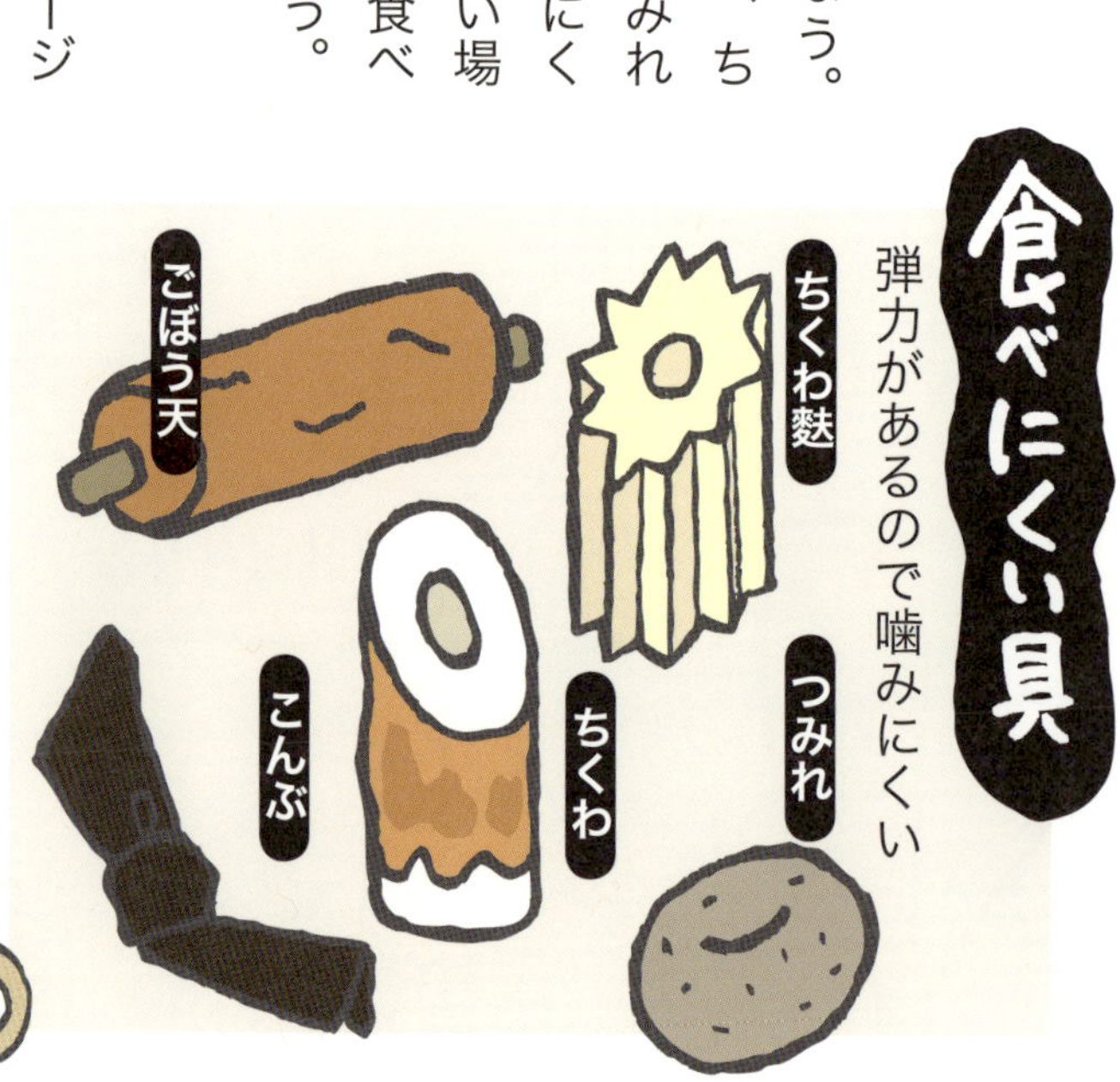
食べにくい具
弾力があるので噛みにくい
ちくわ麩
ごぼう天
つみれ
ちくわ
こんぶ

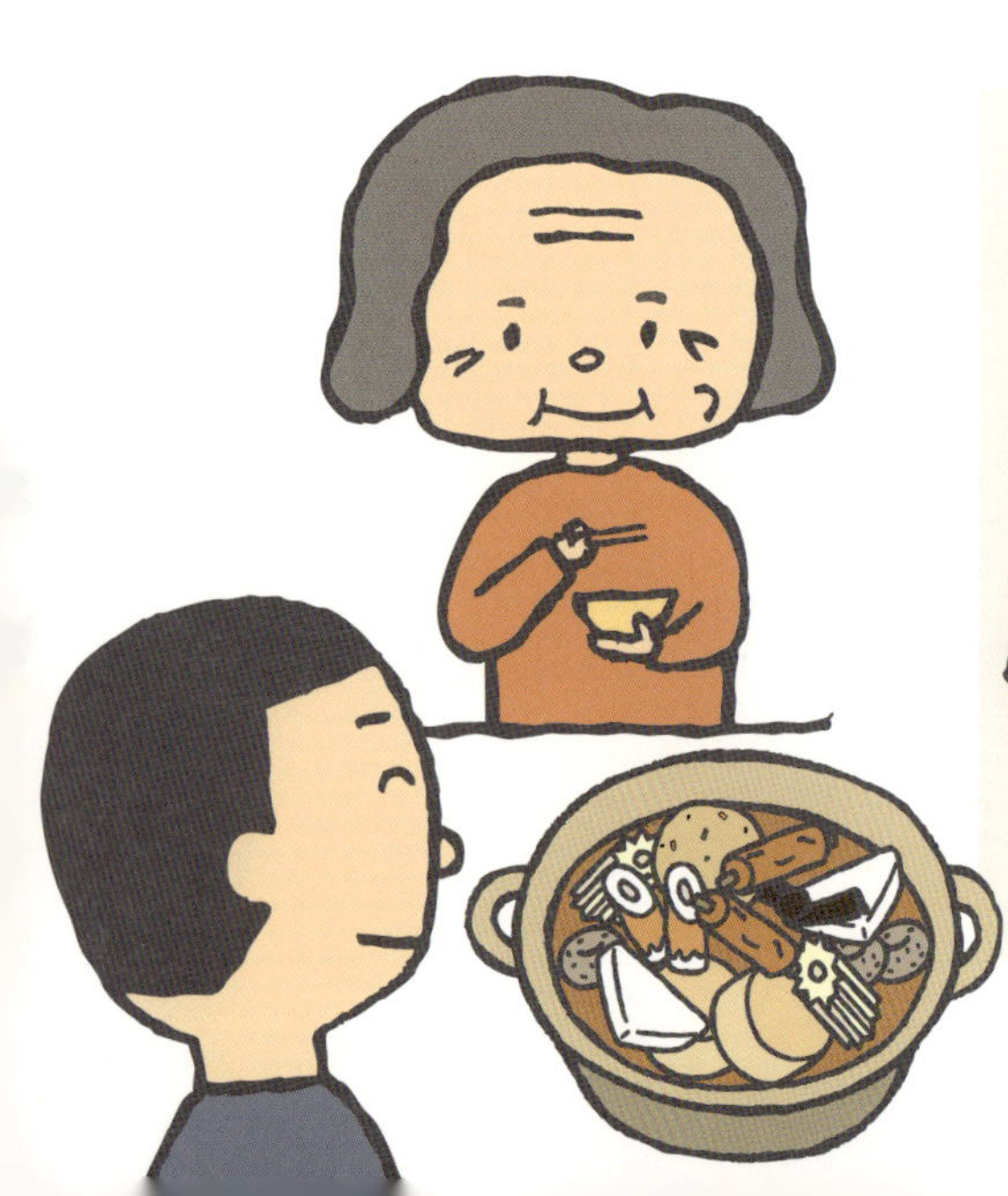

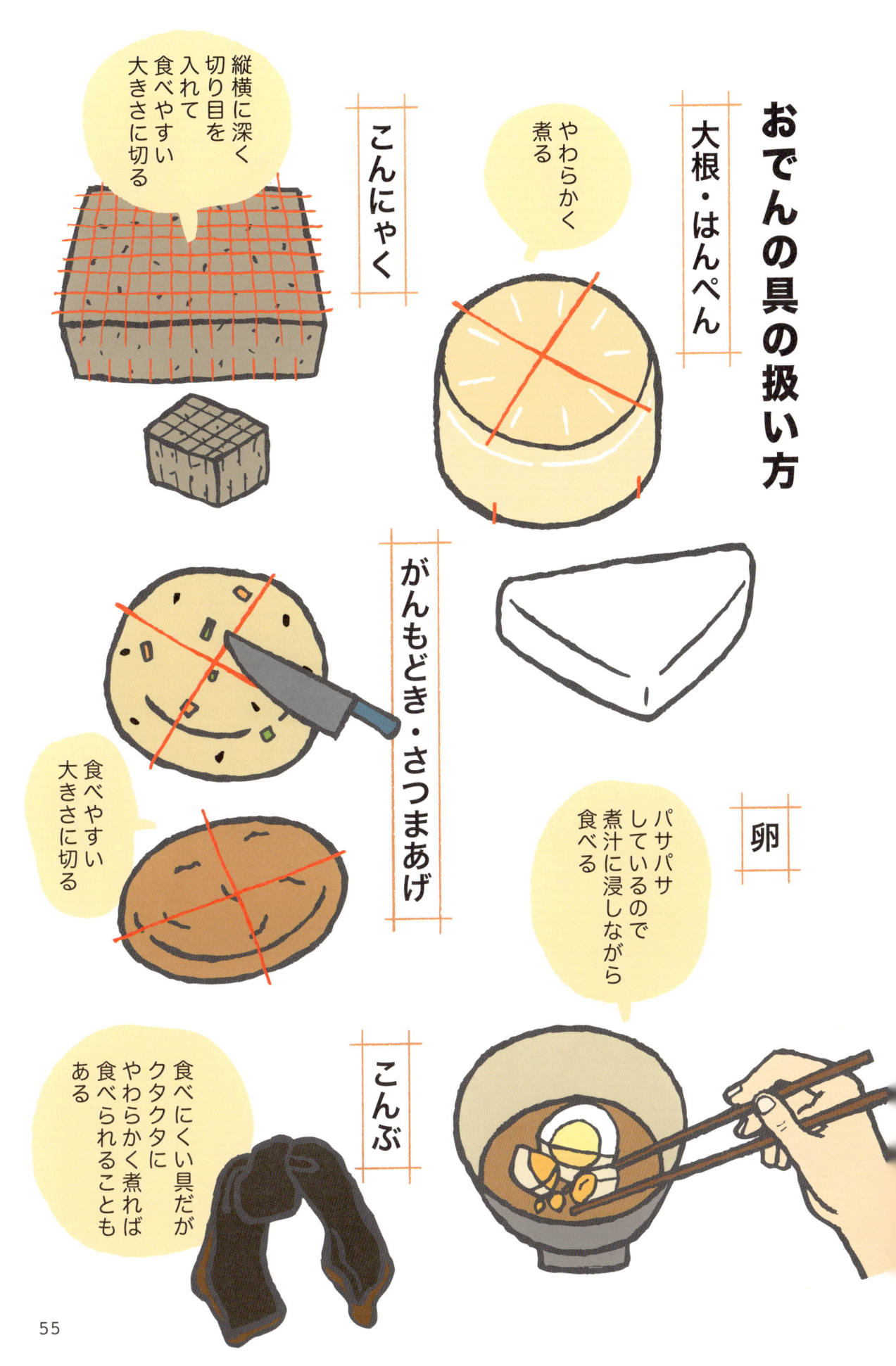

おでんの具の扱い方

大根・はんぺん

やわらかく煮る

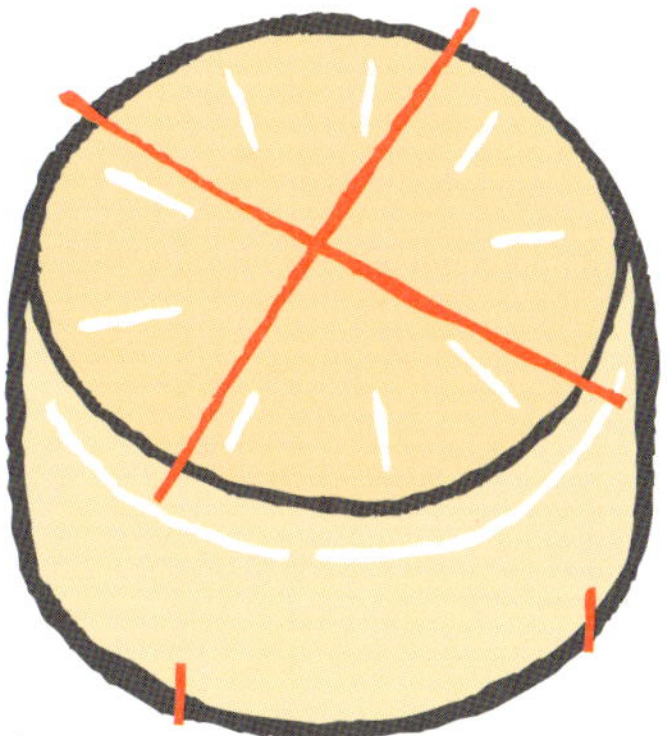

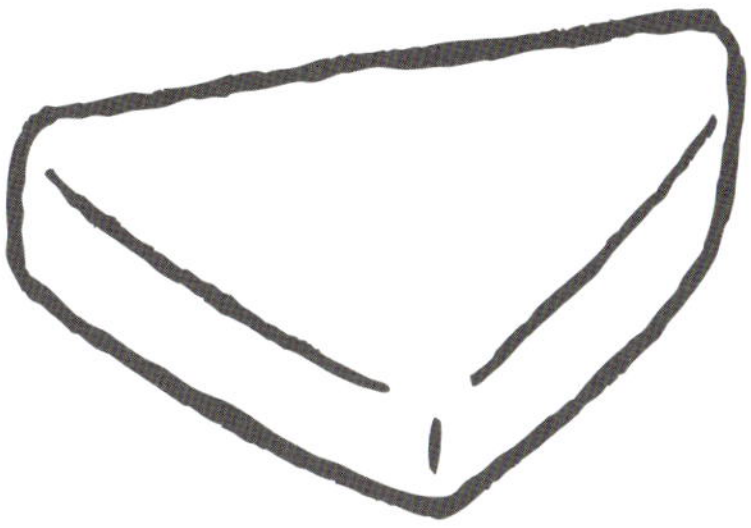

こんにゃく

縦横に深く切り目を入れて食べやすい大きさに切る

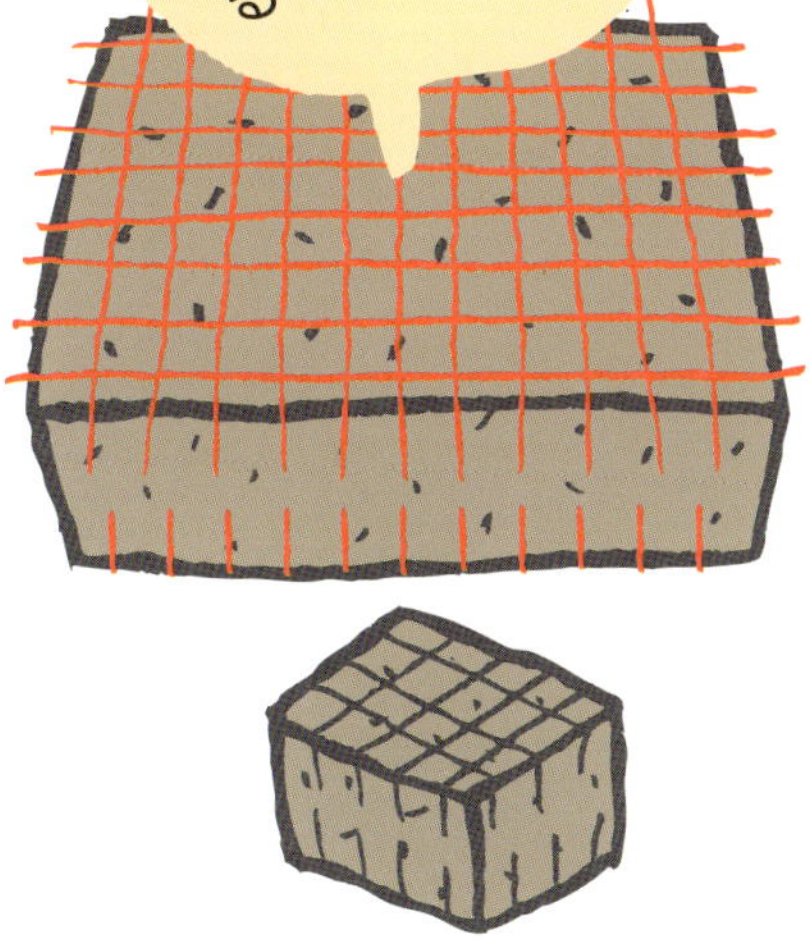

がんもどき・さつまあげ

食べやすい大きさに切る

卵

パサパサしているので煮汁に浸しながら食べる

こんぶ

食べにくい具だがクタクタにやわらかく煮れば食べられることもある

主菜

なべ物

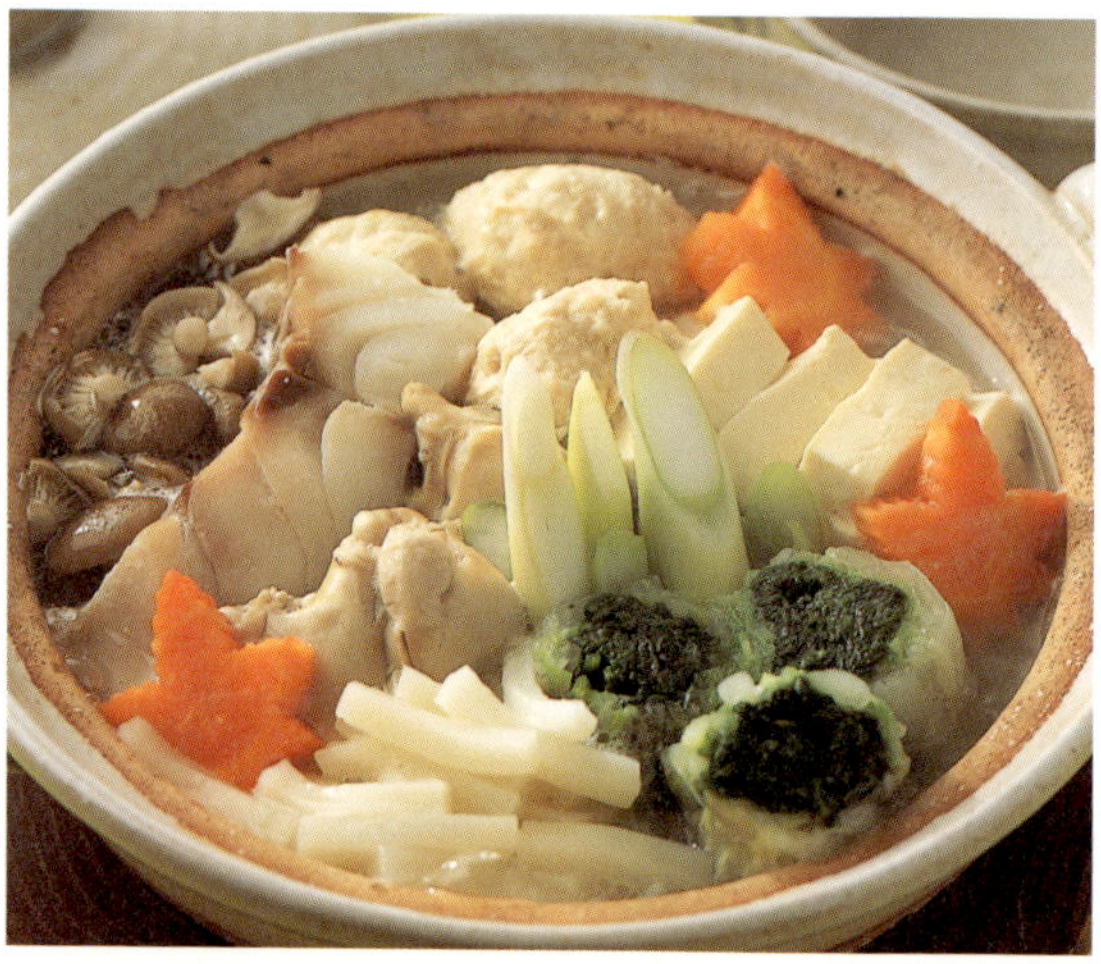

食べやすいように下ごしらえすれば、家族で楽しめる

なべ物は、それぞれの具を自分用に食べたいやわらかさまで煮ることで、家族と同じなべ料理を食べることができます。

また、食べやすいように下ごしらえをしておけば食べられる具も多いので、家族が安全に食べているかどうか見守ることで、みんなで楽しく食卓を囲めます。

なべ物の具の下ごしらえ

つくね団子

つくねの材料を粘りが出るまでよく練り混ぜて丸める。
材料に水分（豆腐や水）を加えるとやわらかく仕上がる

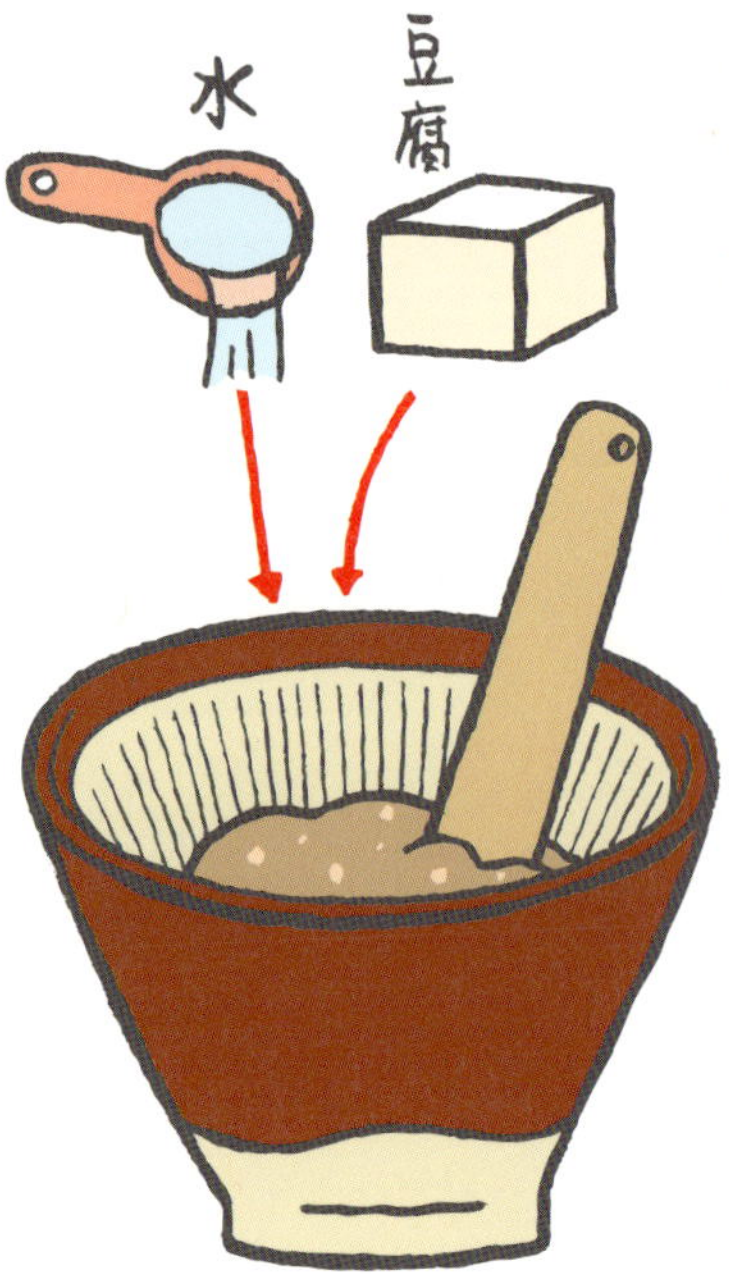

カキ

ひだと貝柱を除く

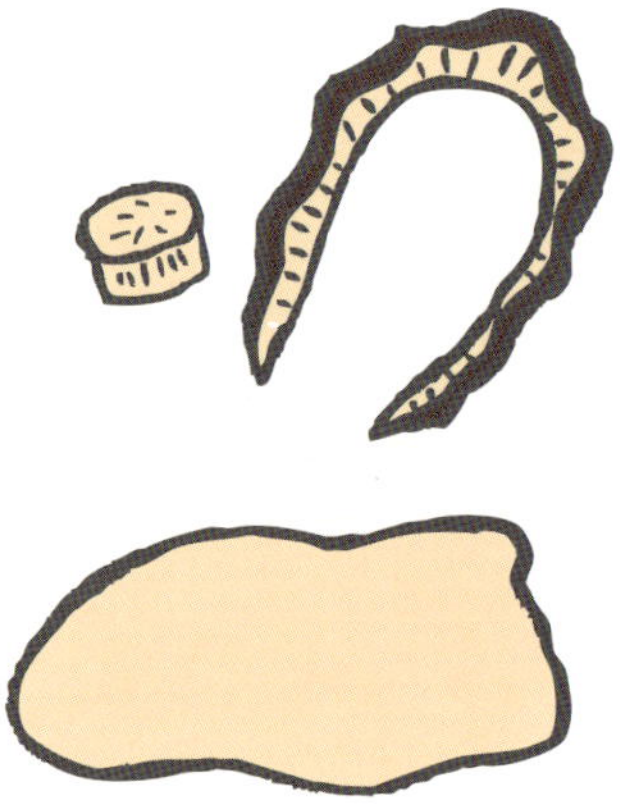

タラ

皮と骨を除き、一口大のそぎ切り

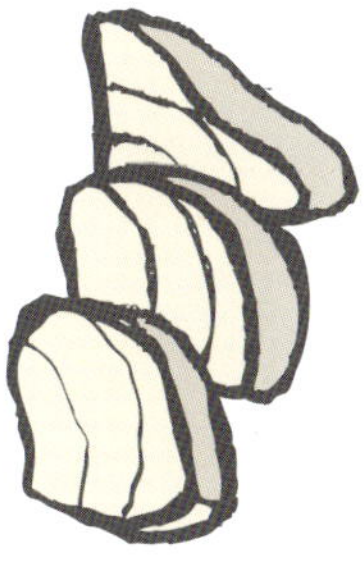

にんじん

8㎜厚さの輪切りか半月切り

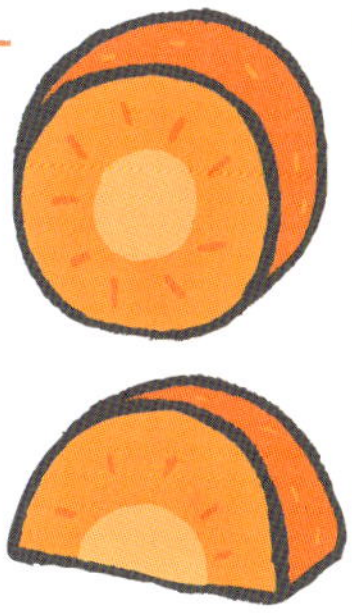

ねぎ

芯を使い、1㎝幅の斜めそぎ切り

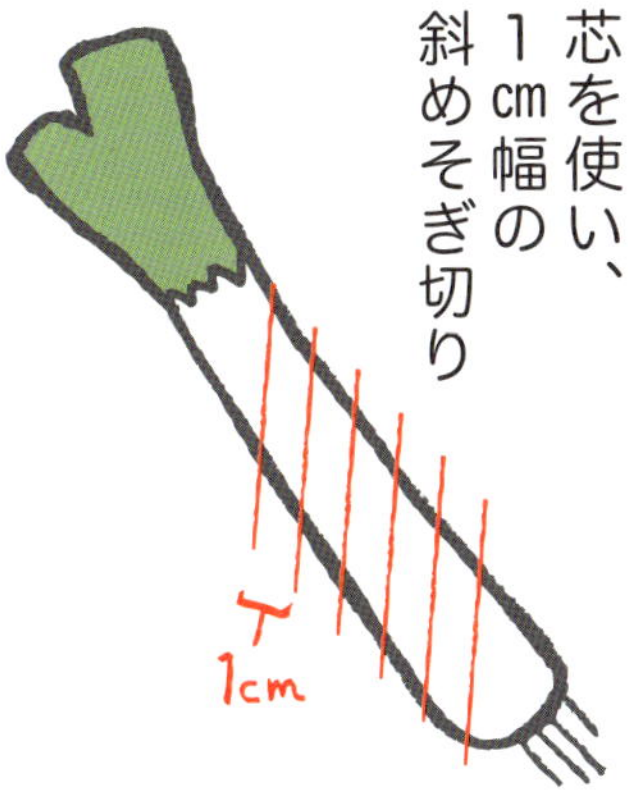

春菊・白菜

春菊はかたい茎を除き、白菜とともにやわらかくゆでる。春菊を芯にして白菜で巻いて厚みを作り、2㎝幅に切る

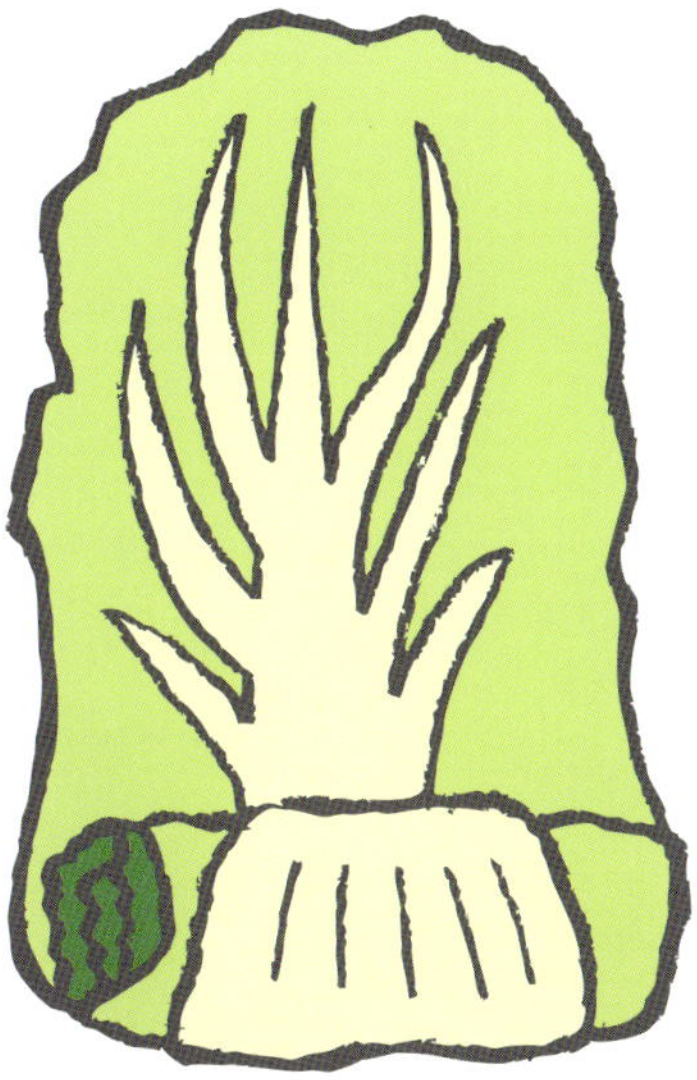

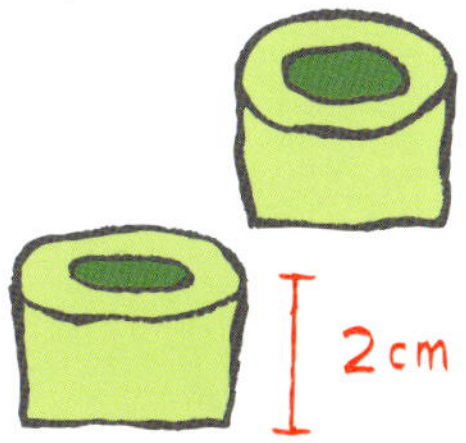

エリンギ

軸は5㎜くらいの幅に切る

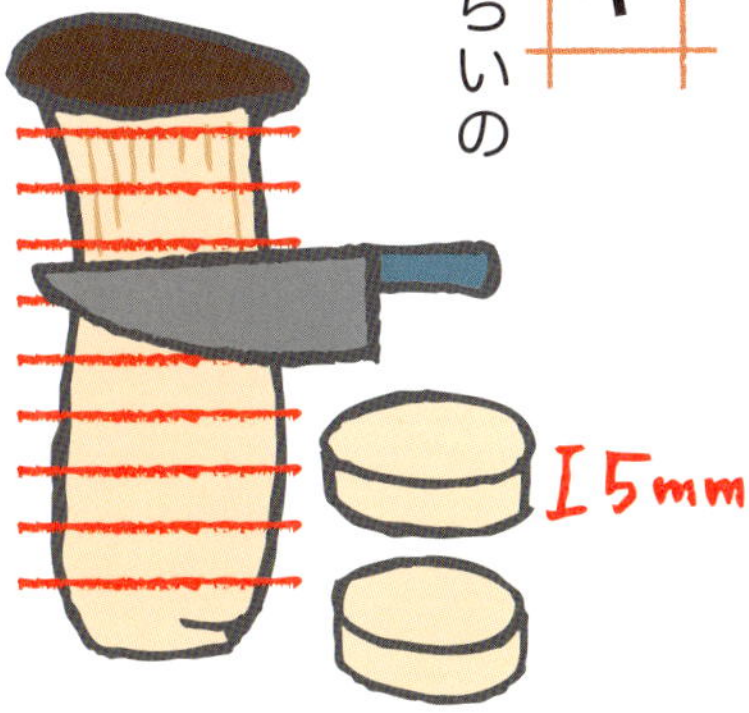

しいたけ

軸を除いて薄切り

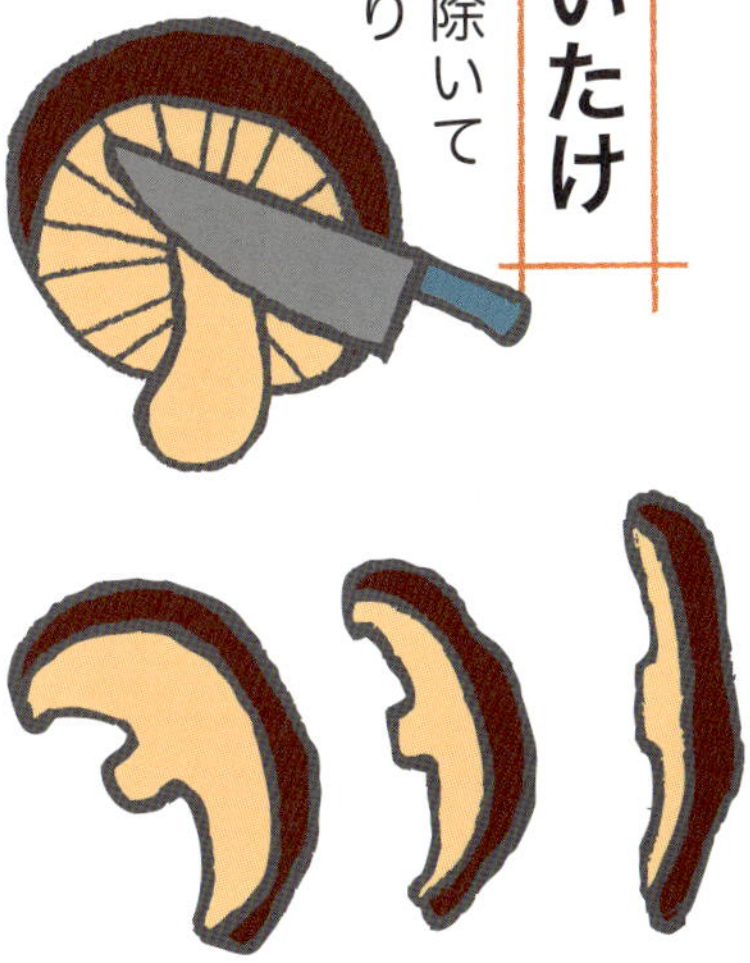

豆腐

3㎝幅1㎝角に切る

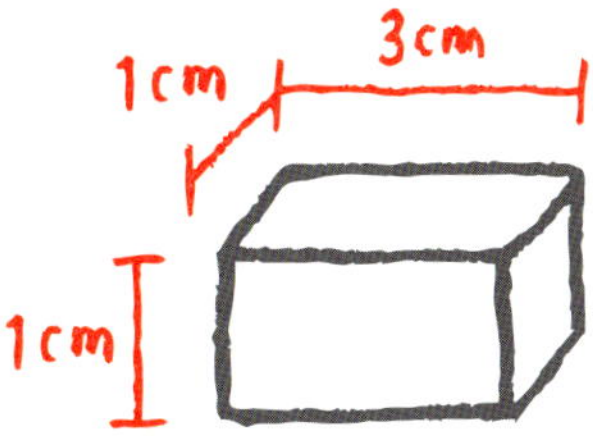

ゆでうどん

3~5㎝長さに切る

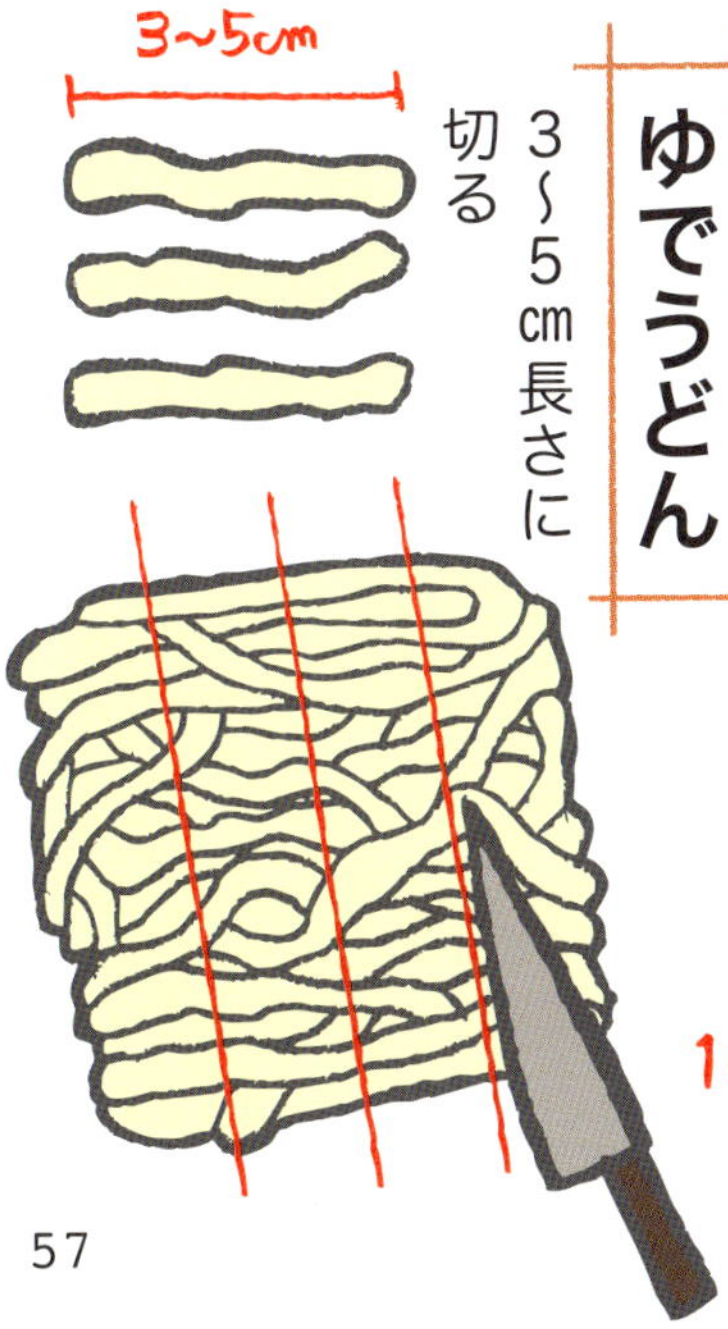

肉類の主菜

肉類は、良質のたんぱく質や脂質がとれるので少量で適度なエネルギーがとれます。

食べやすい肉類

牛肉はヒレやサーロインのやわらかな部位、豚肉はもも肉やロース肉、鶏肉はささ身や胸肉がやわらかくて噛みやすいのでおすすめです。

これらの部位を二度びきしたひき肉も食べやすいものです。

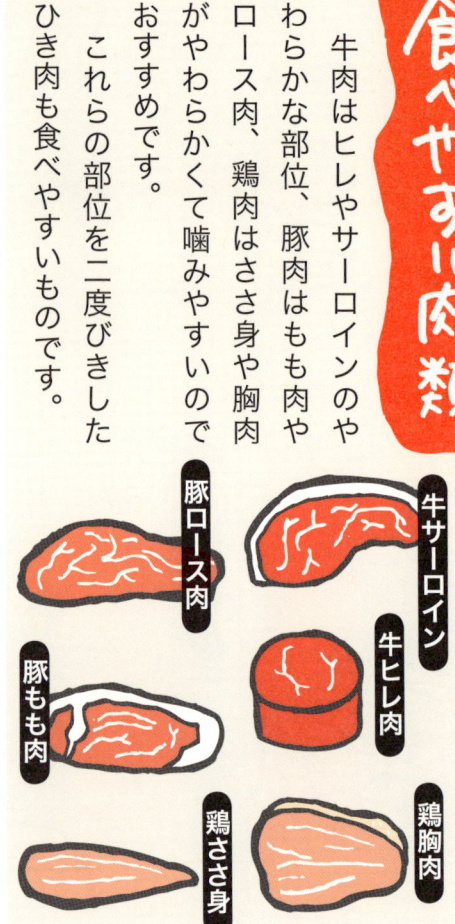

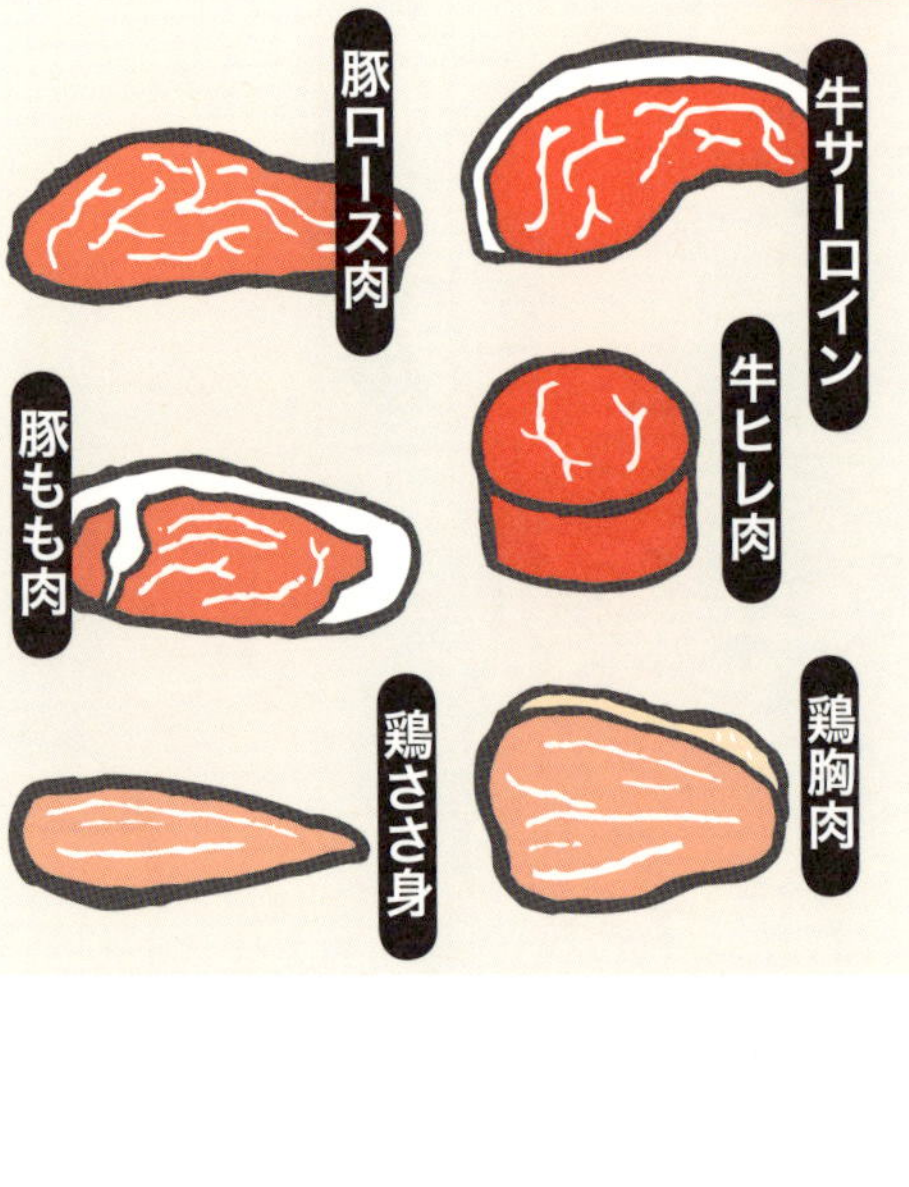
牛サーロイン
豚ロース肉
牛ヒレ肉
豚もも肉
鶏胸肉
鶏ささ身

主菜　すき焼き

厚みを作る

ペラッとした薄い肉は、噛み切りにくいときがあります。そういう人は少し厚みが出るように、肉を丸めたり、ひだを作るように重ねてから加熱すると、噛み切りやすくなるでしょう。

食べにくい具、食べやすい具

しらたき、えのきたけ、生麩などの噛み切りにくいものは避け、やわらかい食材を選んだり、切り方や下処理をして食べやすくなるようにくふうしましょう。

とき卵にからめながら食べる

すき焼きは、とき卵にからめながら食べるので、比較的飲み込みやすい料理です。

すき焼きの具の扱い方

牛肉

肉を端から
クルクル巻いて
厚みを持たせると
噛み切りやすい

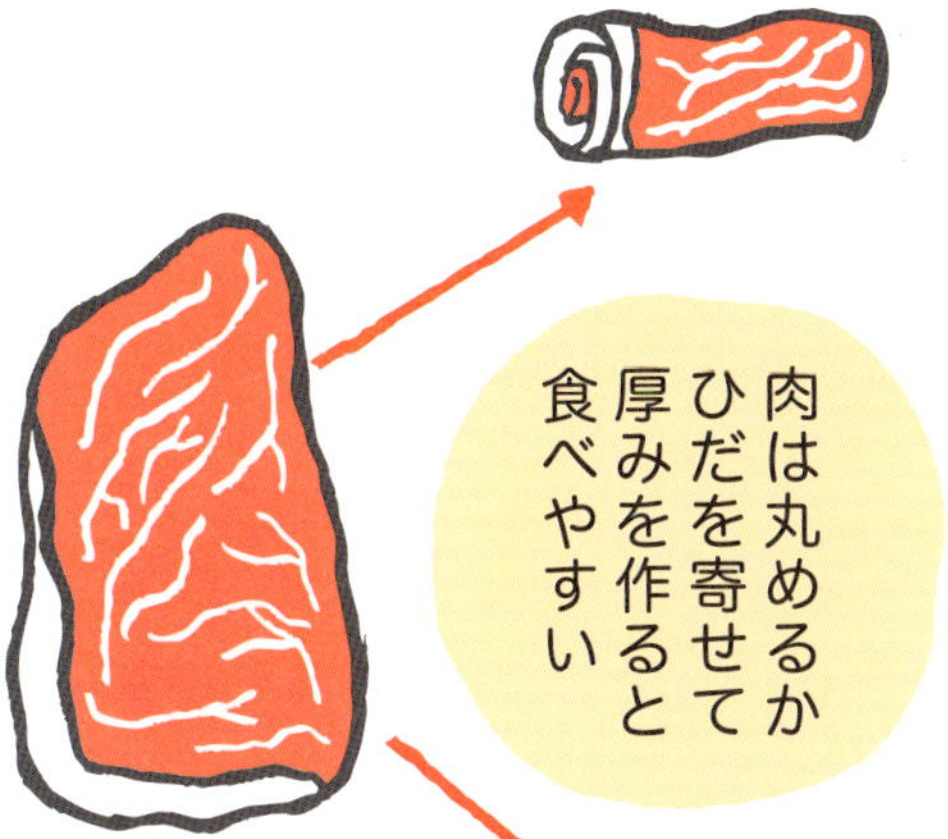
肉は丸めるか
ひだを寄せて
厚みを作ると
食べやすい

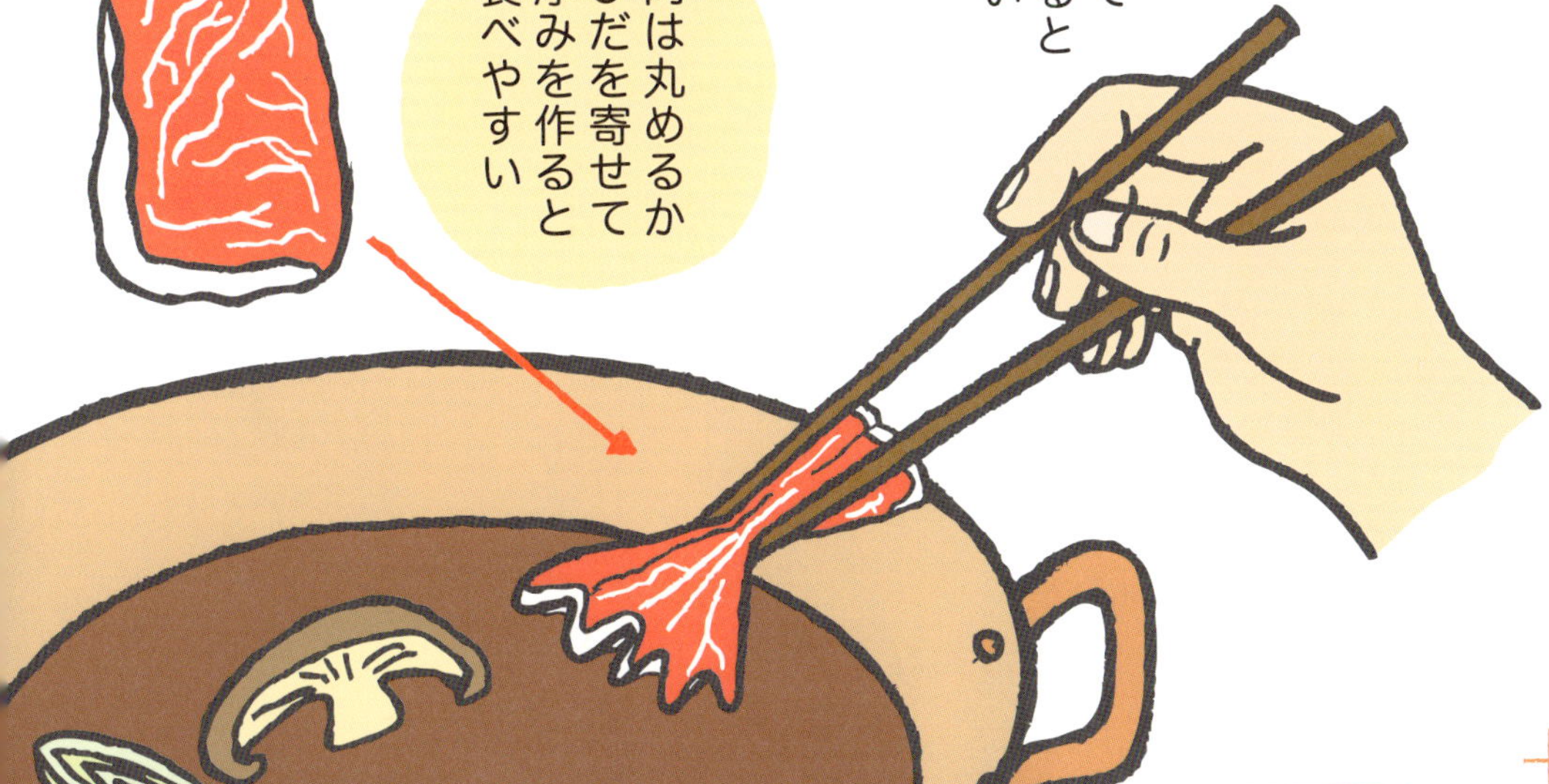

春菊

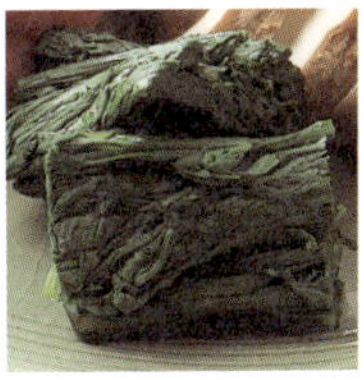

葉先だけを使い、
下ゆでしておく

焼き豆腐

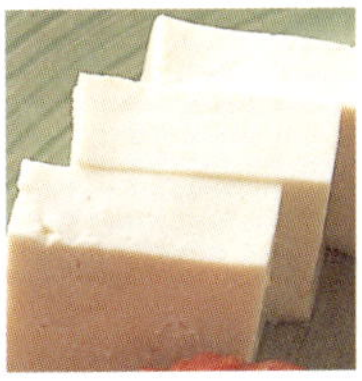

もめん豆腐のほうが
食べやすい

ねぎ

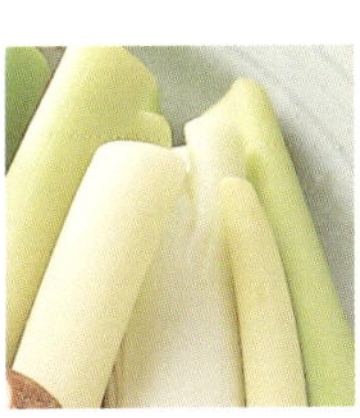

芯のやわらかい
部分だけを使う

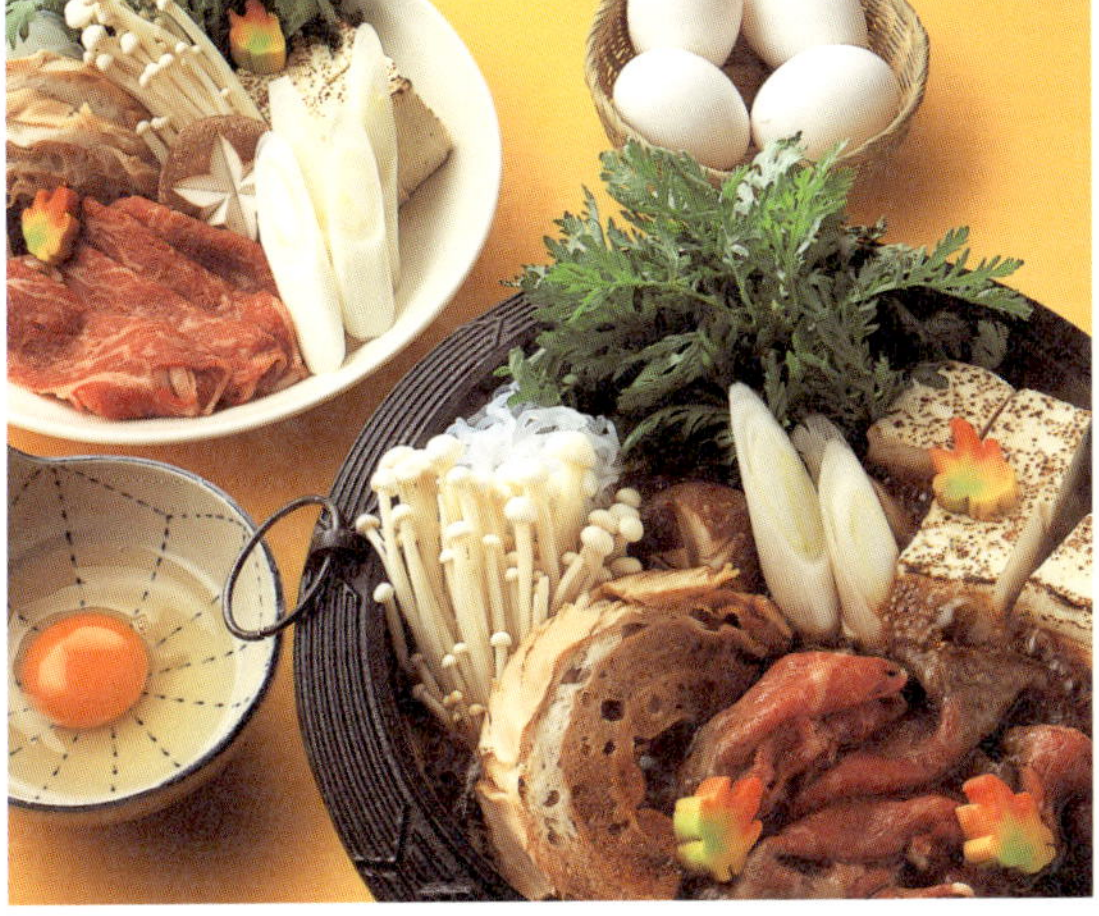

主菜

豚カツ・フライ

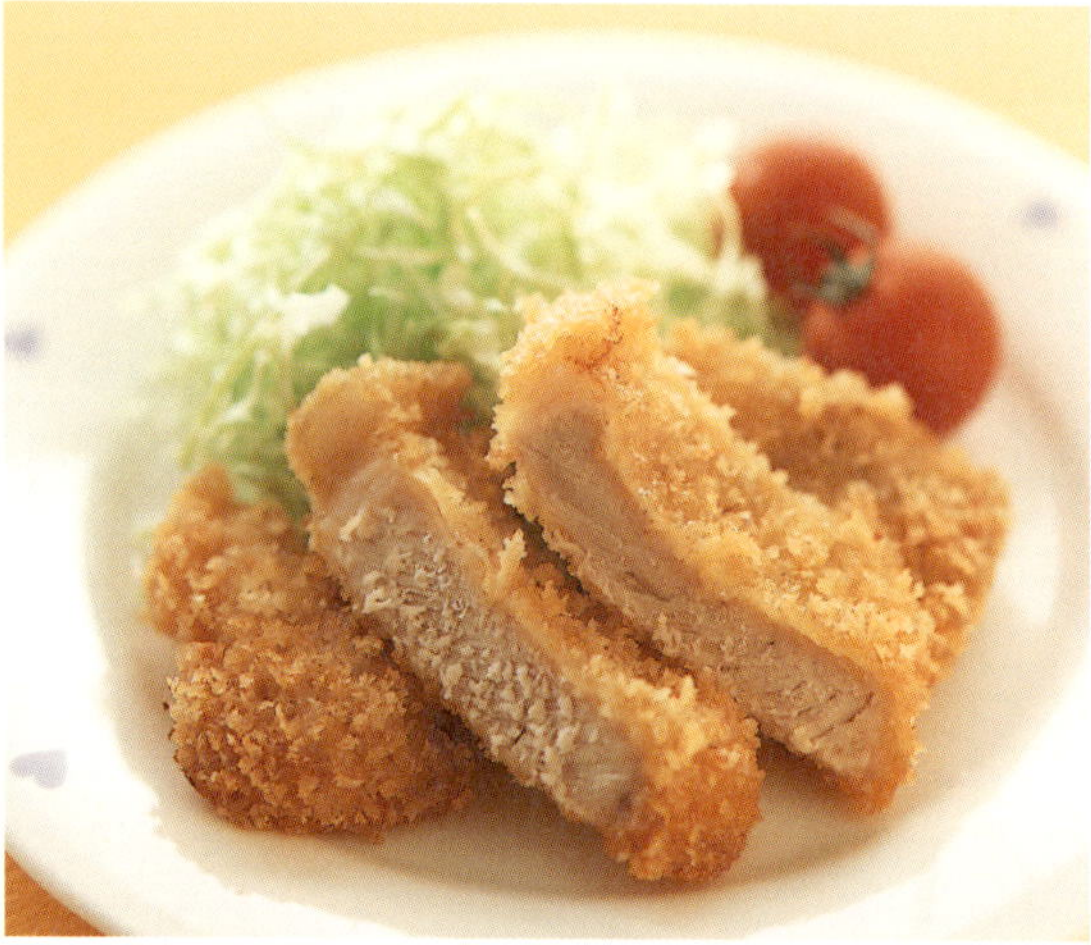

筋を切る

肉には筋があり、加熱すると縮んでかたくなるので、噛み切りにくくなります。

筋は、赤身と脂身との間にあります。調理をする前に、筋を断ち切るように包丁で数か所切り目を入れておきましょう。

薄切り肉を重ねる

豚カツに使う豚肉は、通常1㎝厚さ程度のものですが、高齢者には噛み切りにくく食べにくいものです。

そういう場合は、薄切り肉を何枚か重ねて、一枚肉のような形になるように整形し、豚カツにすると食べやすくなります。

衣を食べやすくする方法

また、フライは衣がサクサクしてかたくて食べにくいという人は、ソースをかけてしばらくおくとやわらかくなるので食べやすくなるでしょう。

筋を切る

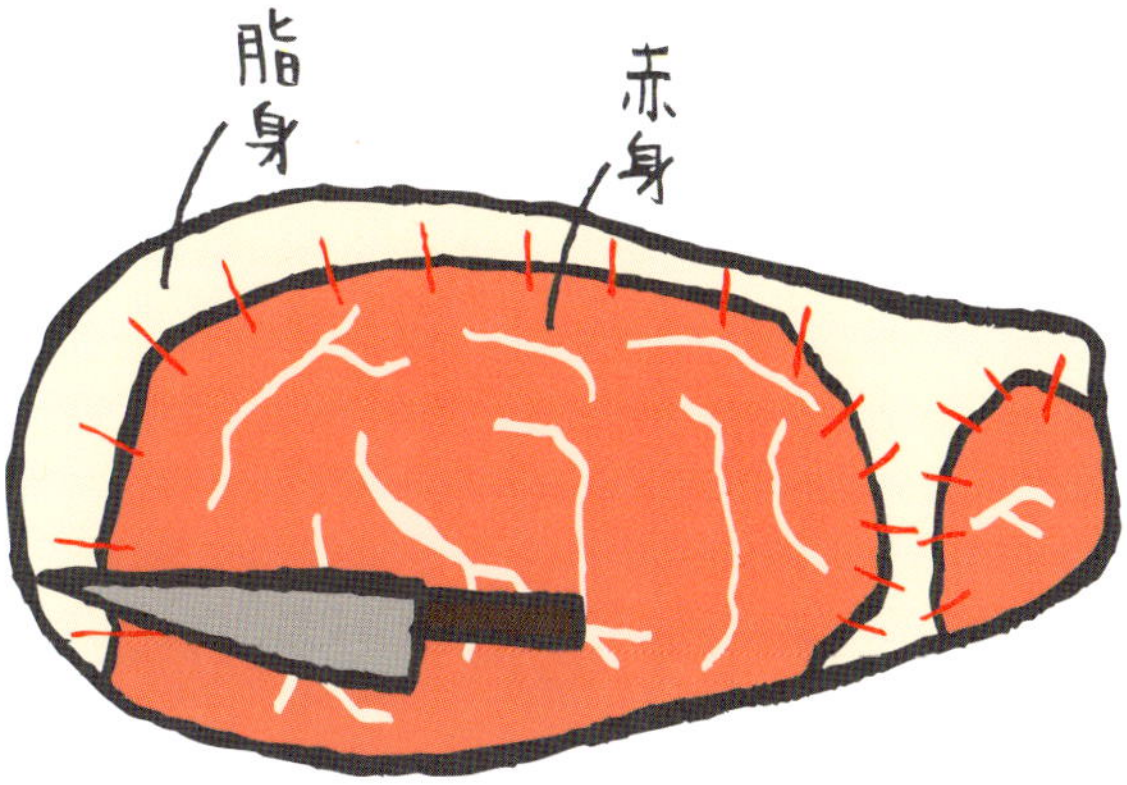

赤身と脂身の間の筋を切る

薄切り肉を重ねる

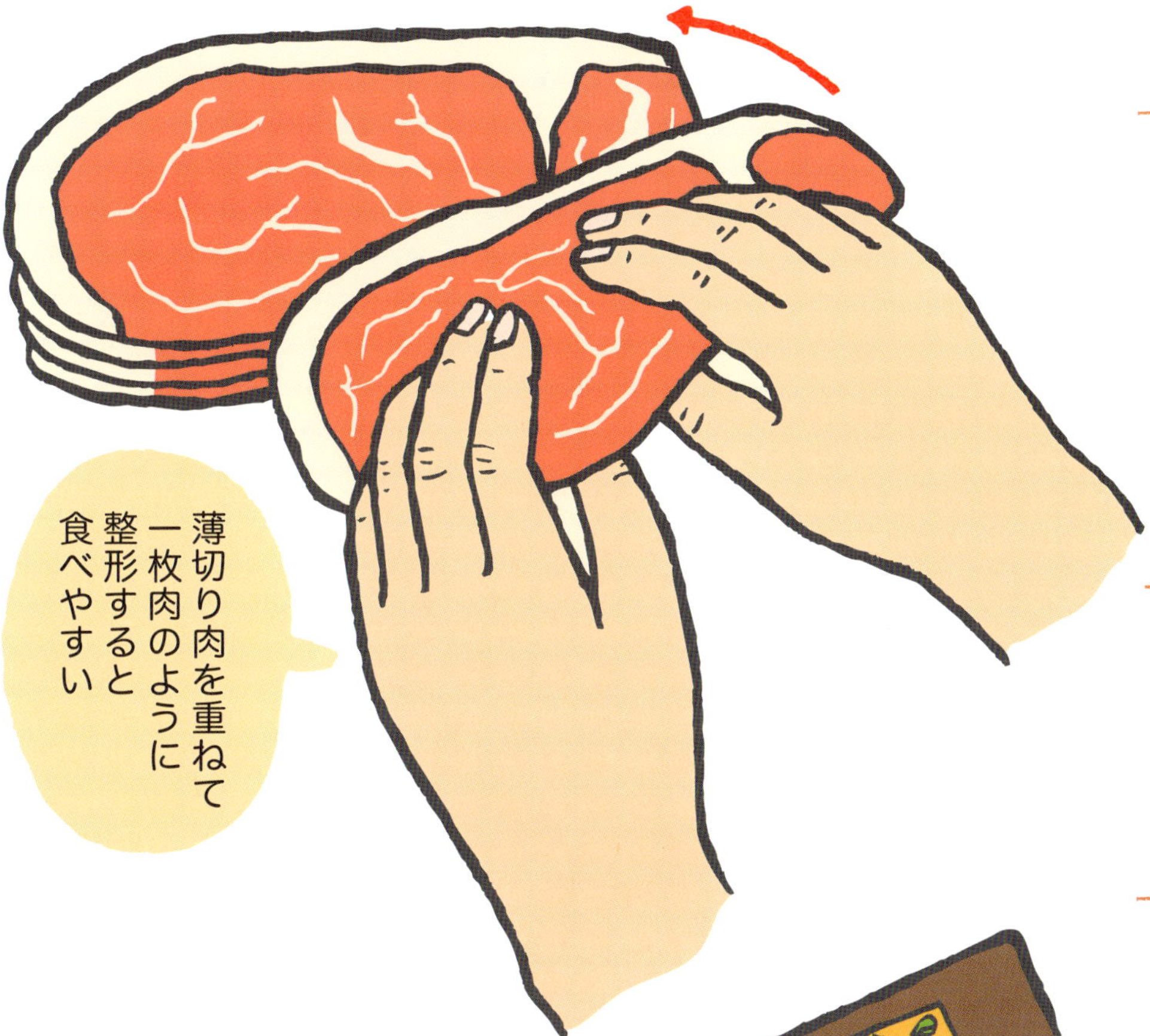

薄切り肉を重ねて一枚肉のように整形すると食べやすい

衣をシットリ

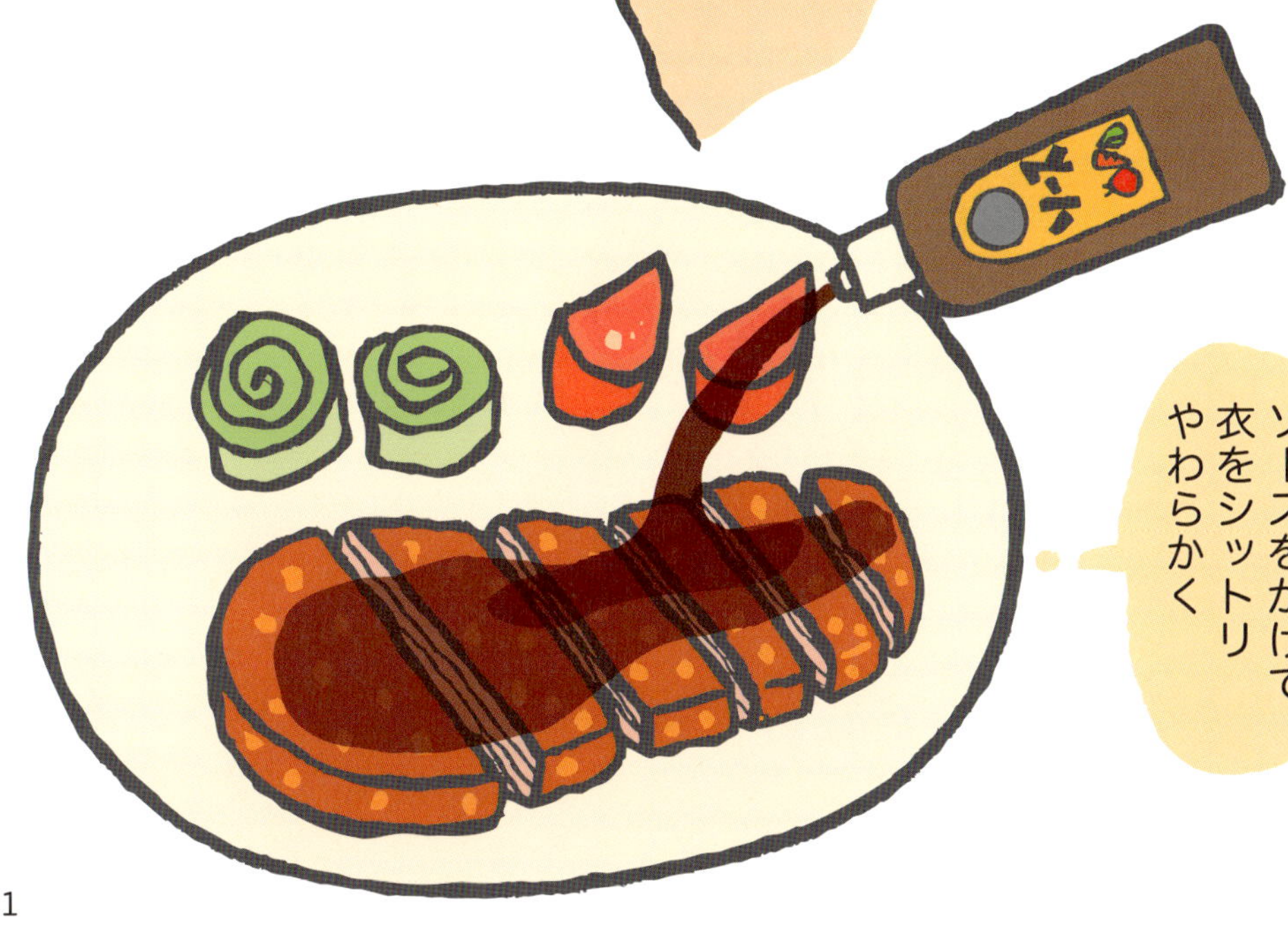

ソースをかけて衣をシットリやわらかく

主菜

焼き肉・ステーキ・ソテー

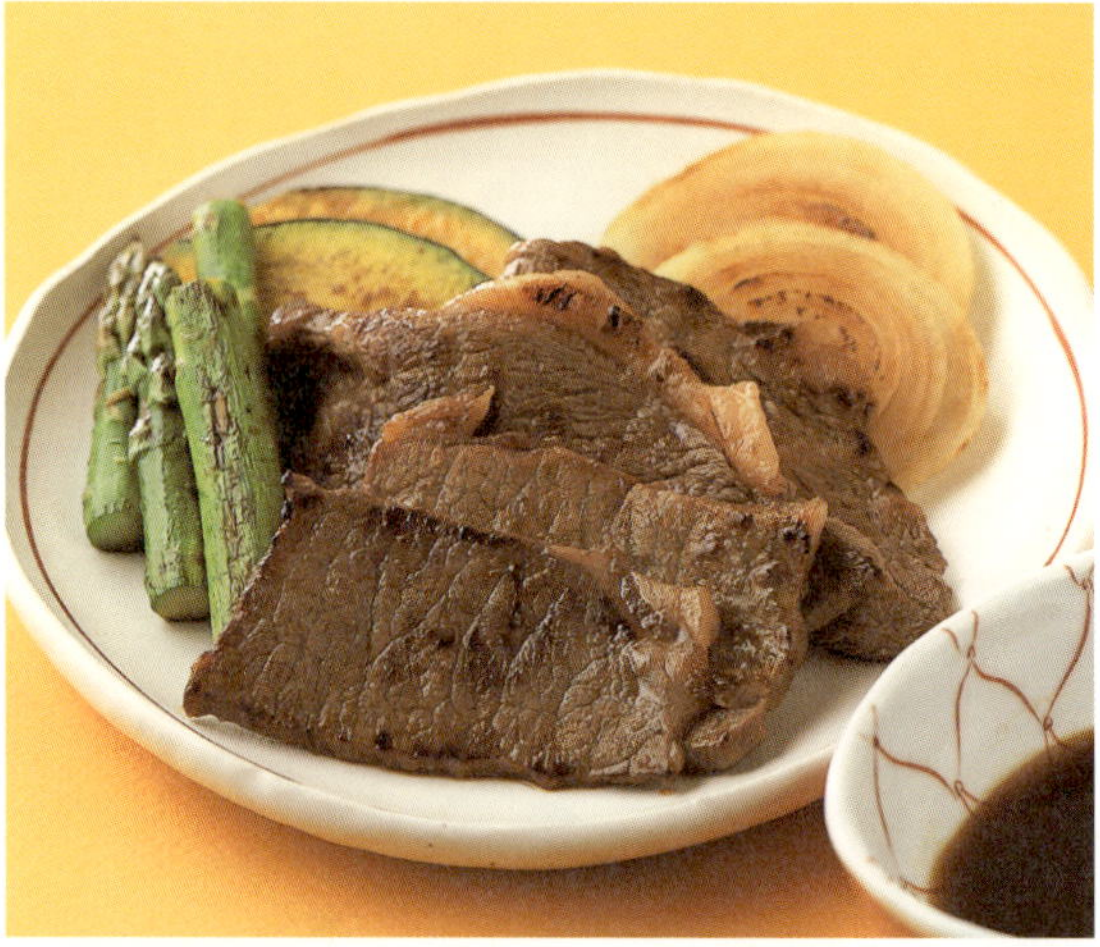

やわらかい部位を選ぶ

身がやわらかい肉の部位は、牛や豚のヒレ肉やもも肉、鶏ささ身などです。

適度に脂身のあるカルビ、サーロインなどの部位は、加熱してもかたくなりにくく、噛み切りやすいでしょう。

筋を切る

肉には筋があり、加熱すると縮んでかたくなるので噛み切りにくくなります。

筋は、赤身肉と脂身との間にあります。調理をする前に、筋を断ち切るように包丁で数か所切り目を入れておきましょう。

切り目を入れたり薄切りにしたりして繊維を断ち切る

肉をさらに噛み切りやすくするには、筋を切った肉の表面にさらに縦横に切り目を入れるとよいでしょう。

ステーキやソテーなどは、焼き上がったものを繊維を断ち切るように3～5㎜厚さの斜め切りにして盛りつけると食べやすくなります。

加熱しすぎない

肉は焼きすぎるとかたくなってしまいますので、サッと焼く程度にしましょう。

たれにとろみをつける

飲み込みにくい人は、たれやソースにとろみをつけたり、おろし大根を混ぜたりすると、肉とからんで食べやすくなります。

筋を切る・切り目を入れる

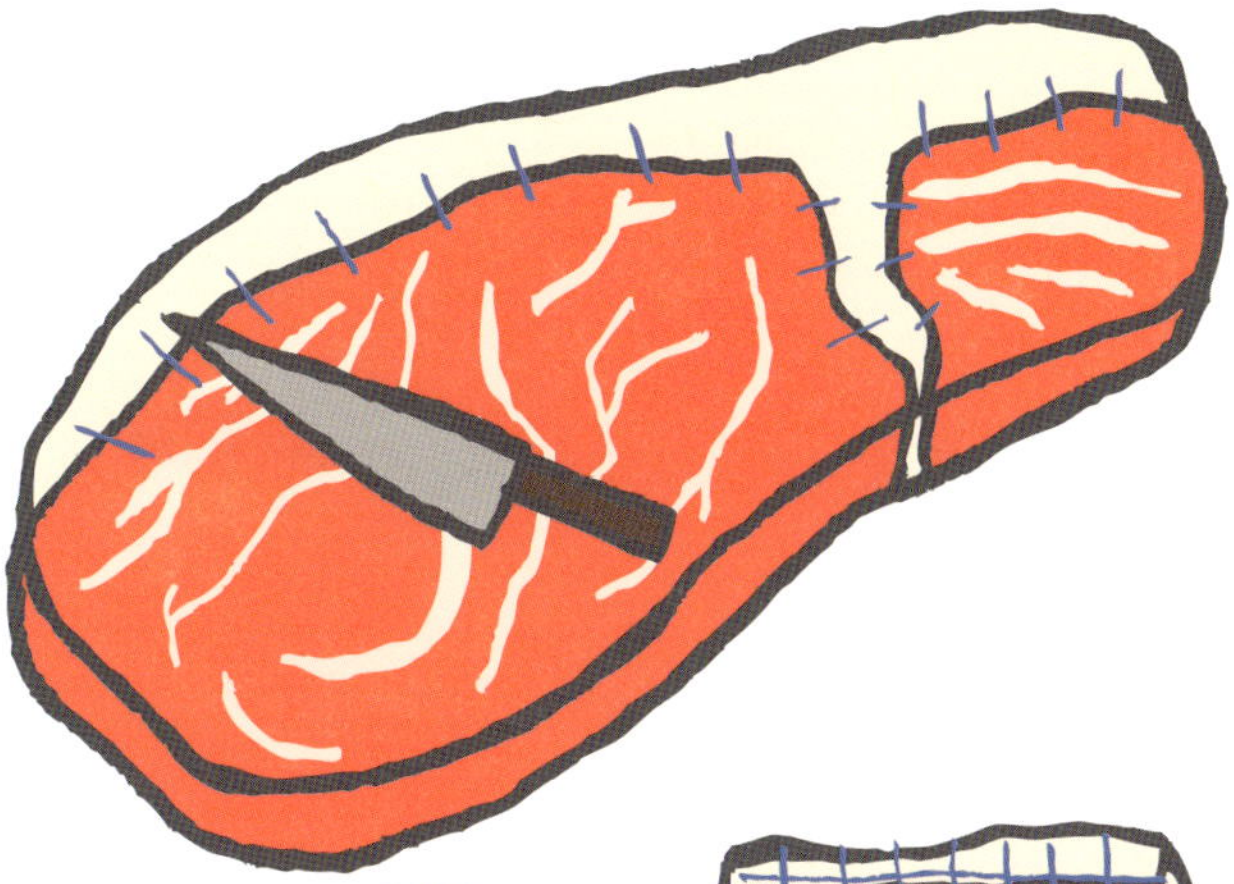

赤身と脂身の間の筋を切る。さらに縦横に切り目を入れると食べやすい

焼き方

焼きすぎないようにサッと焼く

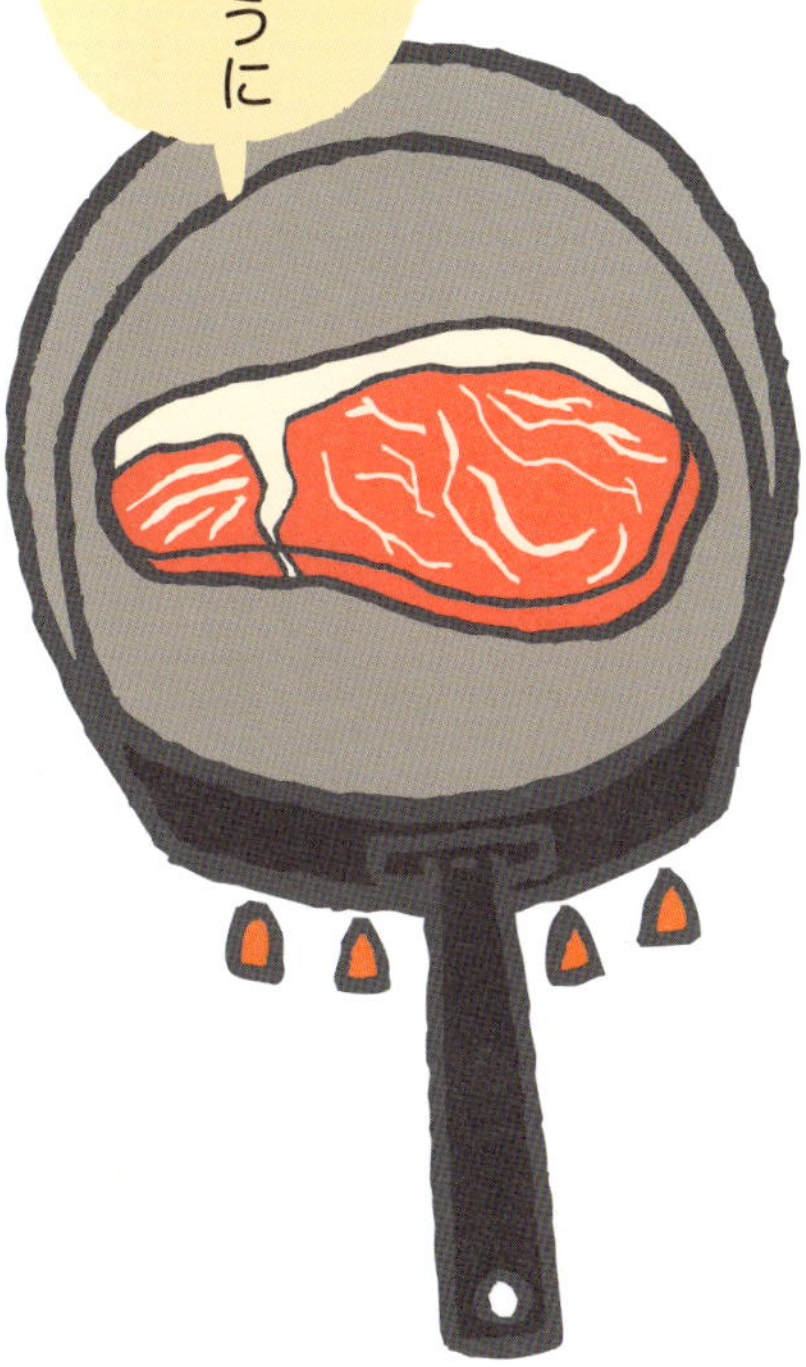

切り方

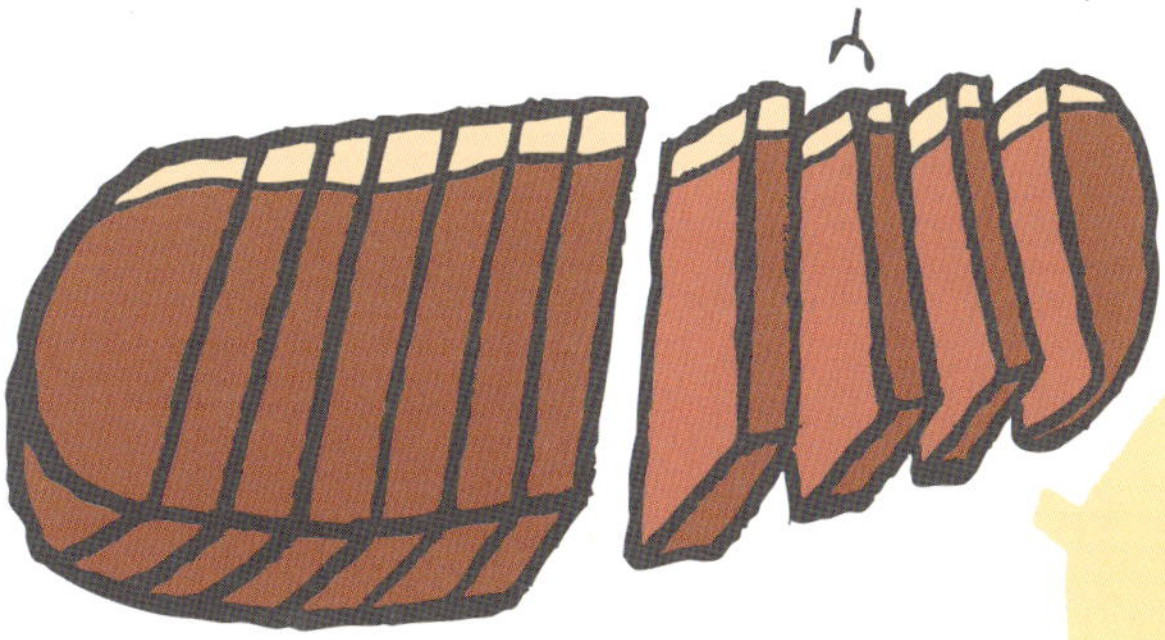

繊維を断ち切るように斜め切りにする

たれ

たれにとろみをつけたりおろし大根を混ぜたりする

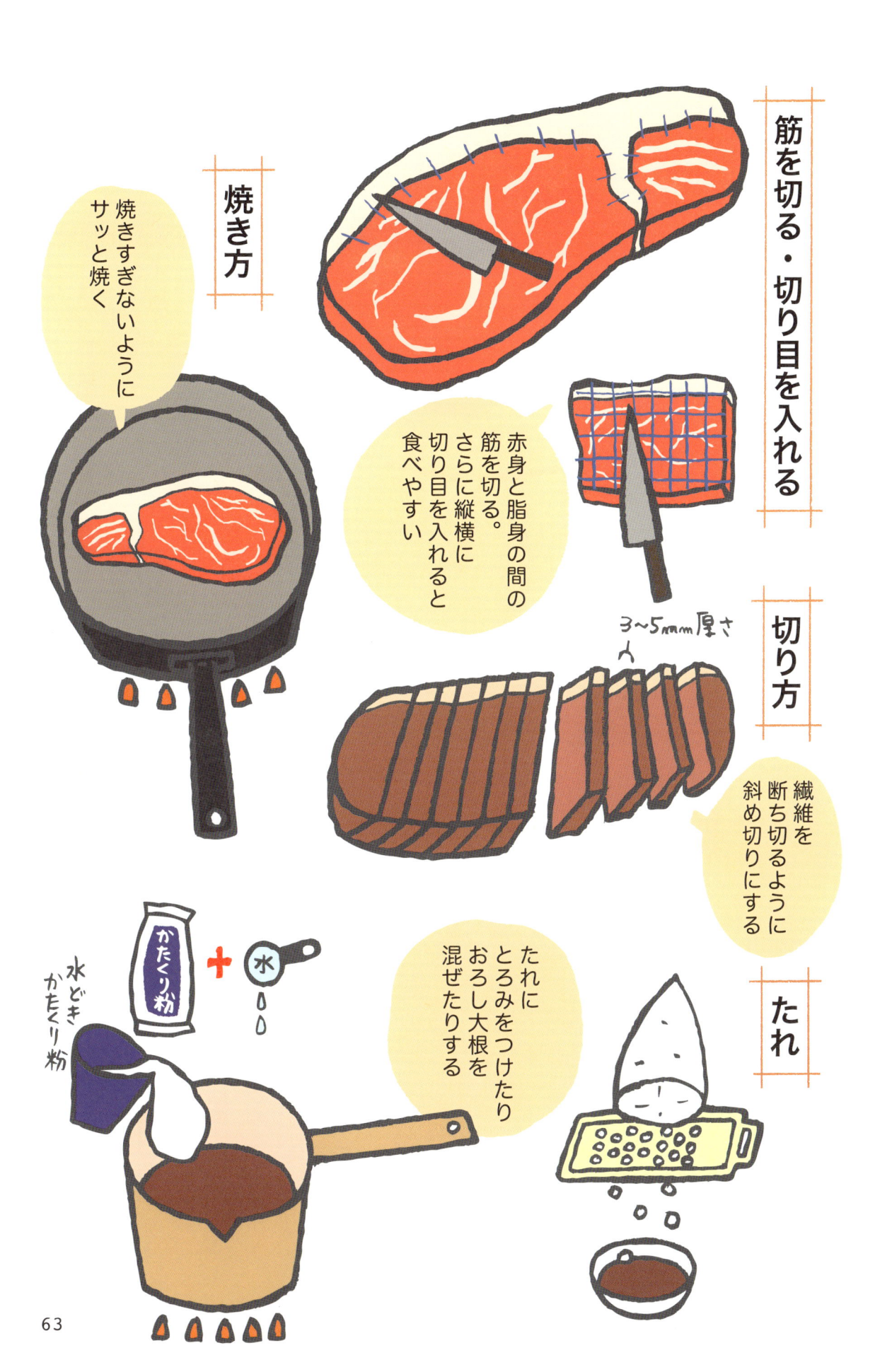

主菜

ハンバーグ・肉団子

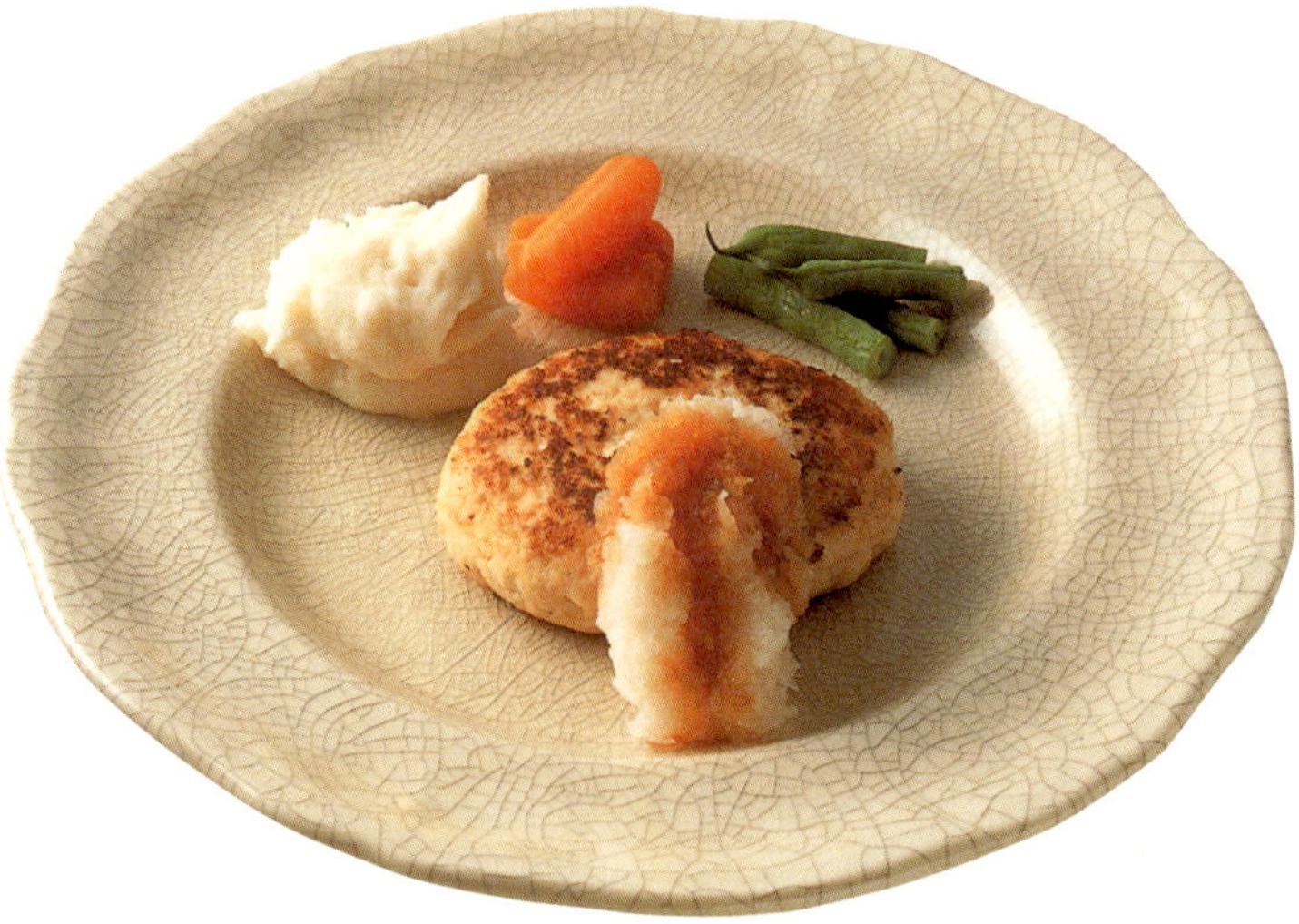

食べやすい部位のひき肉を選ぶ

できれば牛や豚のもも肉や鶏のささ身など、やわらかい部位のひき肉を選びましょう。

ひき肉は食べやすいと思われがちですが、調理すると意外とポロポロとして噛みにくかったり、うっかり誤嚥したりする場合があるので気をつけましょう。

ひき肉を二度びきする

市販のひき肉をさらに二度びきすると細かくなるのでポロポロしなくなり、誤嚥の危険性が少なくなります。

店や売り場の人に頼んで二度びきしてもらうか、自分ですり鉢やフードプロセッサーですりつぶすとよいでしょう。

おからや豆腐を加えてさらにやわらかく

二度びきした肉に、おからや豆腐を加えてねばりが出るまでよく混ぜると、よりやわらかく仕上がります。

二度びき

ひき肉は
店で二度びきしてもらうか、
すり鉢や
フードプロセッサーで
二度びきするとよい

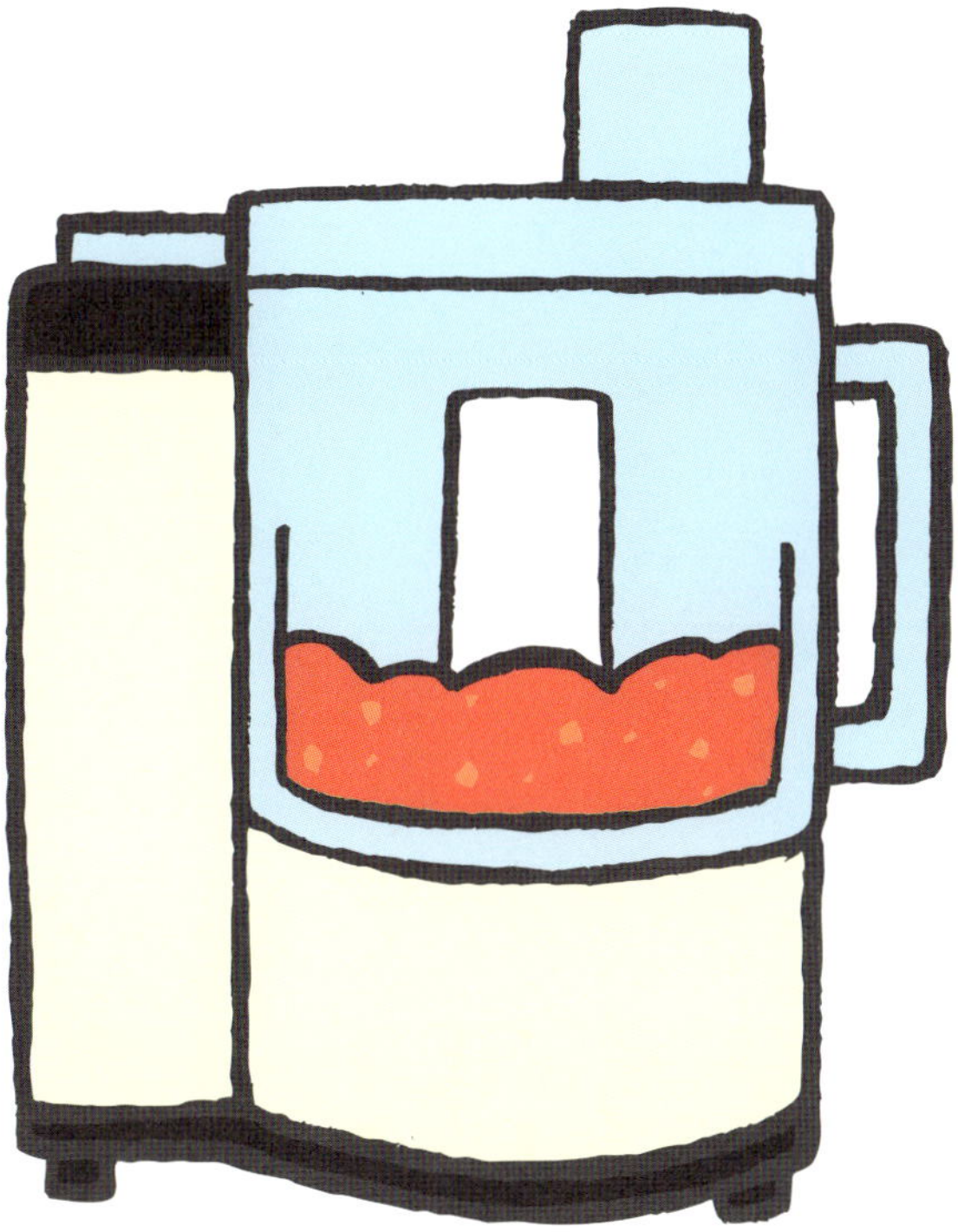

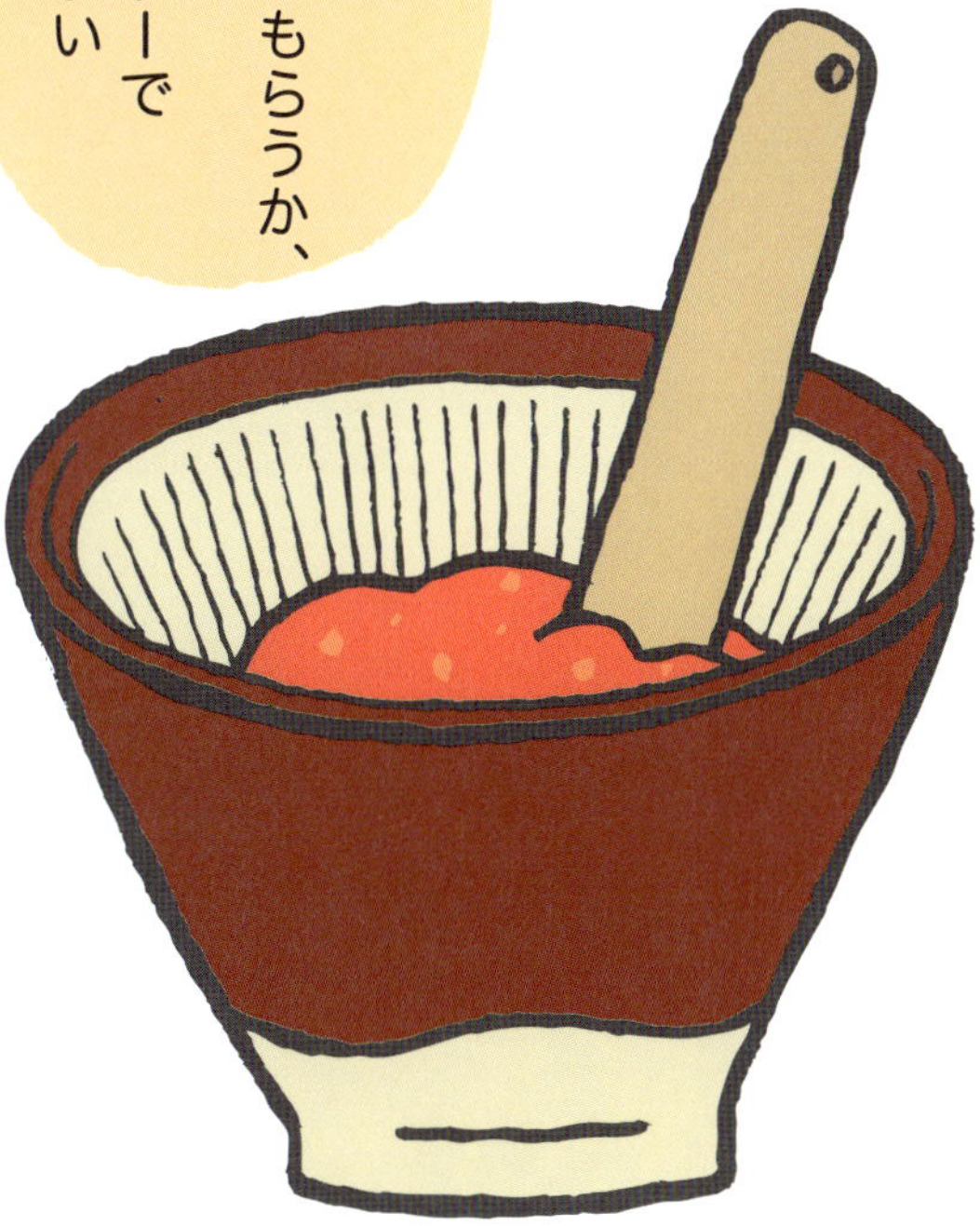

豆腐などを混ぜる

豆腐やおからを
混ぜると
よりやわらかくなる

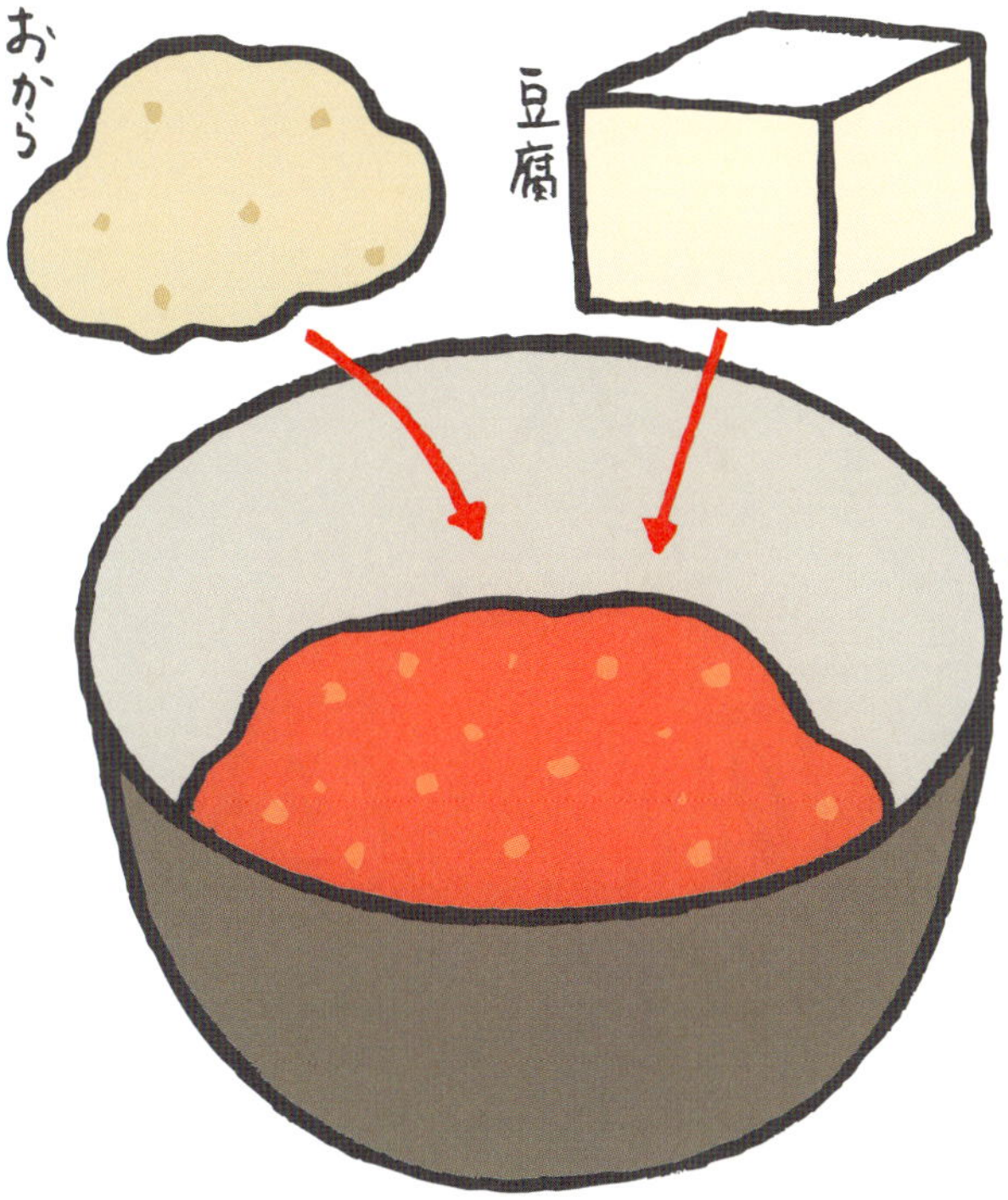

主菜

しょうが焼き

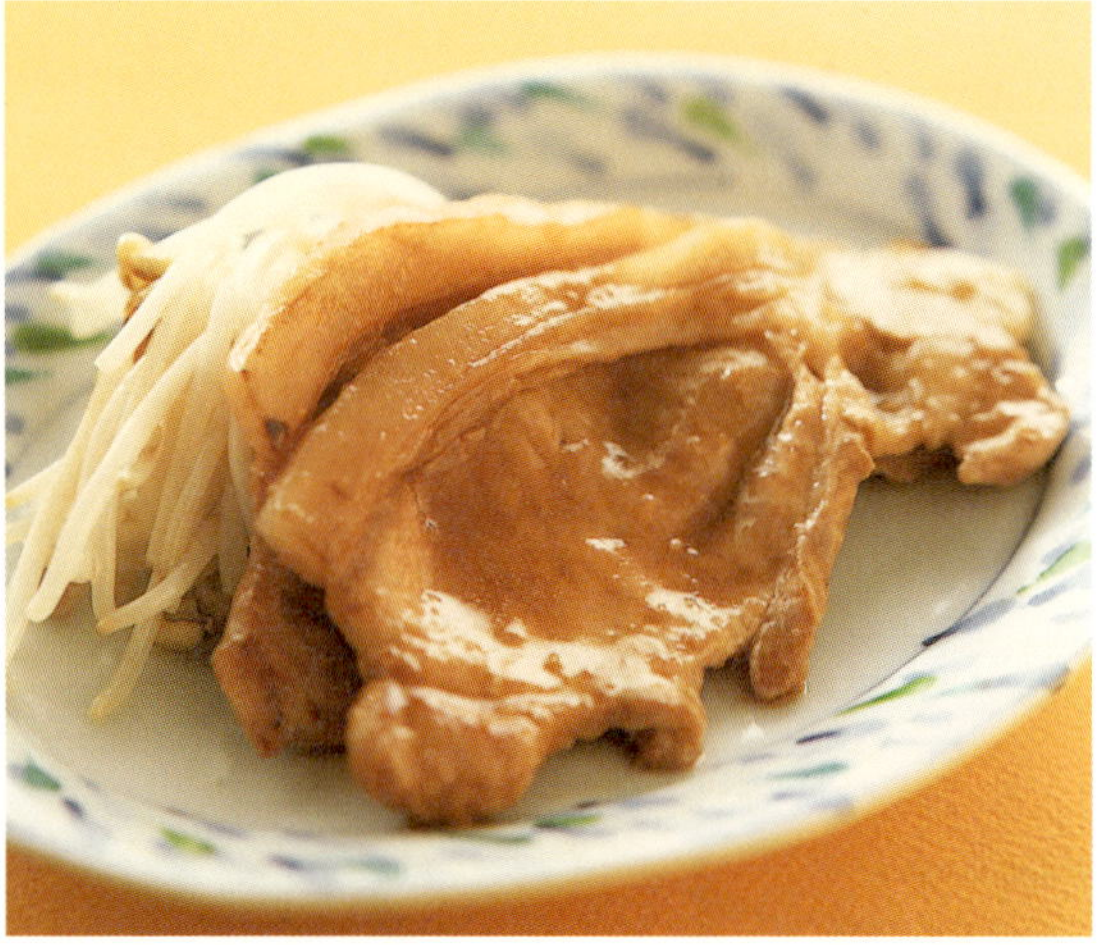

肉をやわらかくする

にんにく、しょうが、パイナップル、キウイフルーツなどには、たんぱく質分解酵素が含まれているので、このうちいずれかを加えた漬け汁に肉を漬け込むとやわらかくなります。

たんぱく質分解酵素は加熱すると効力がなくなりますので、生のまますりおろして漬け汁に加えましょう。

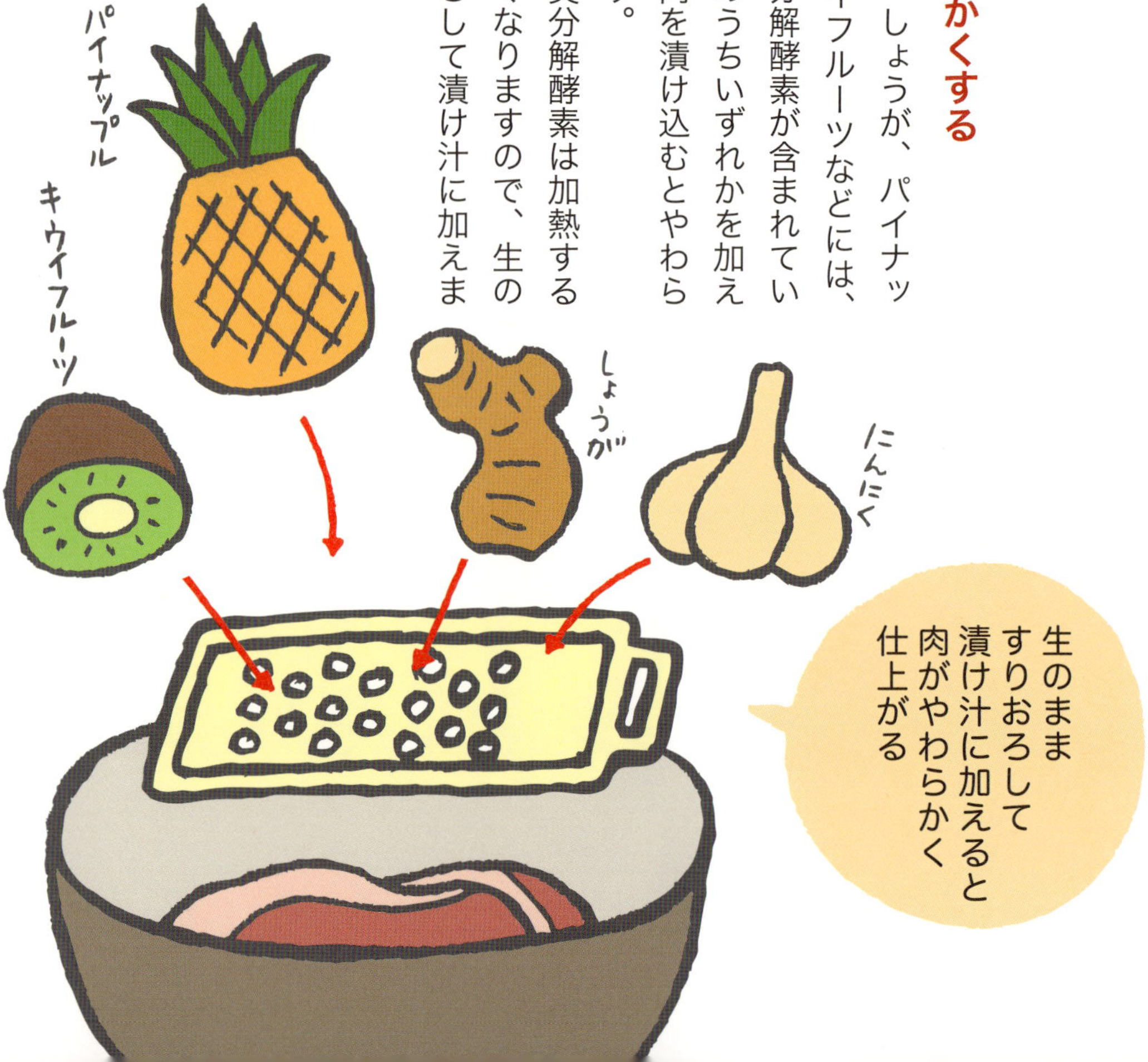
パイナップル
キウイフルーツ
しょうが
にんにく
生のまま
すりおろして
漬け汁に加えると
肉がやわらかく
仕上がる

主菜

鶏肉のから揚げ

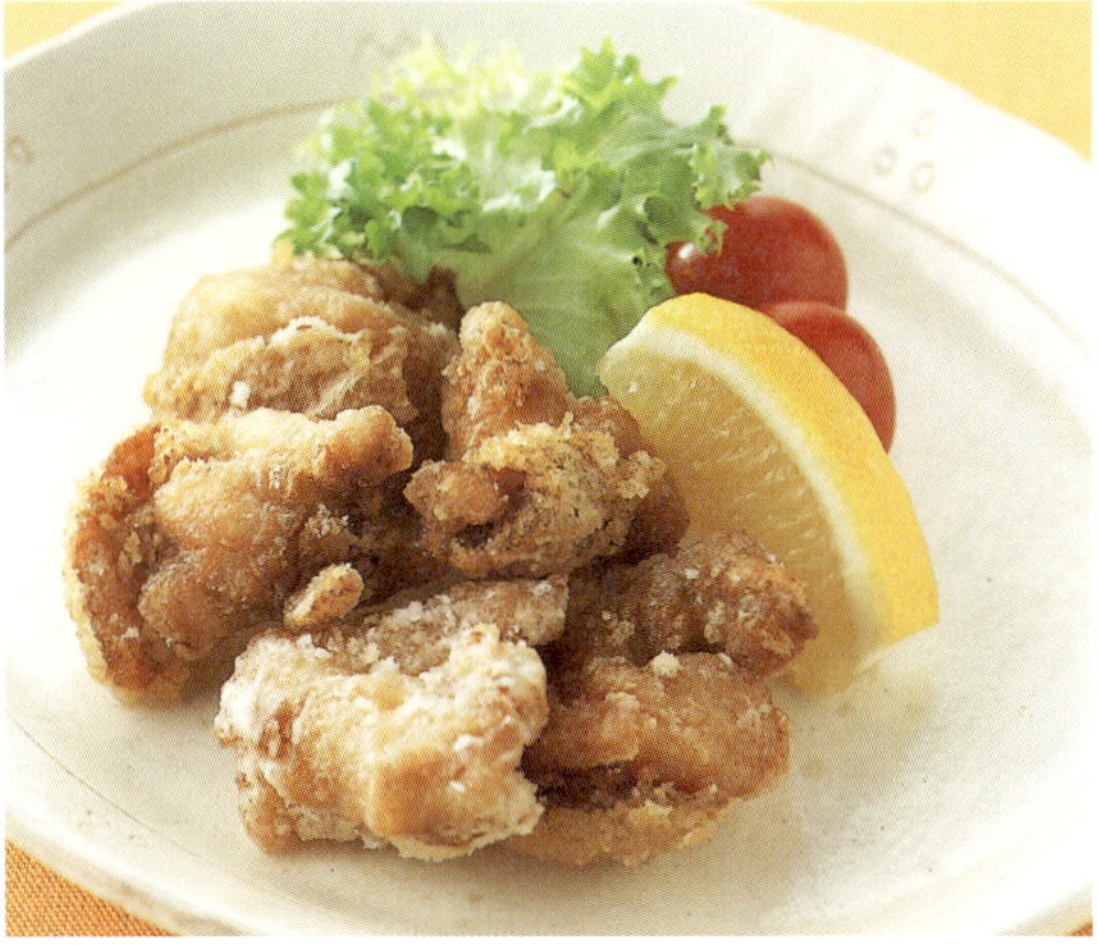

切り目を入れる

鶏肉は食べやすい大きさに切って、さらに縦横に切り目を入れて噛みやすくしましょう。白い筋はかたいのでとり除いたり、切ったりしましょう。

皮を除くとより噛みやすくなります。

揚げたらすぐにたれに浸す

鶏肉にかたくり粉をまぶして揚げ、揚げたてをすぐにたれに浸すと、かたくり粉がとけてとろみがつきます。噛みやすくなりますし、飲み込みやすくもなります。

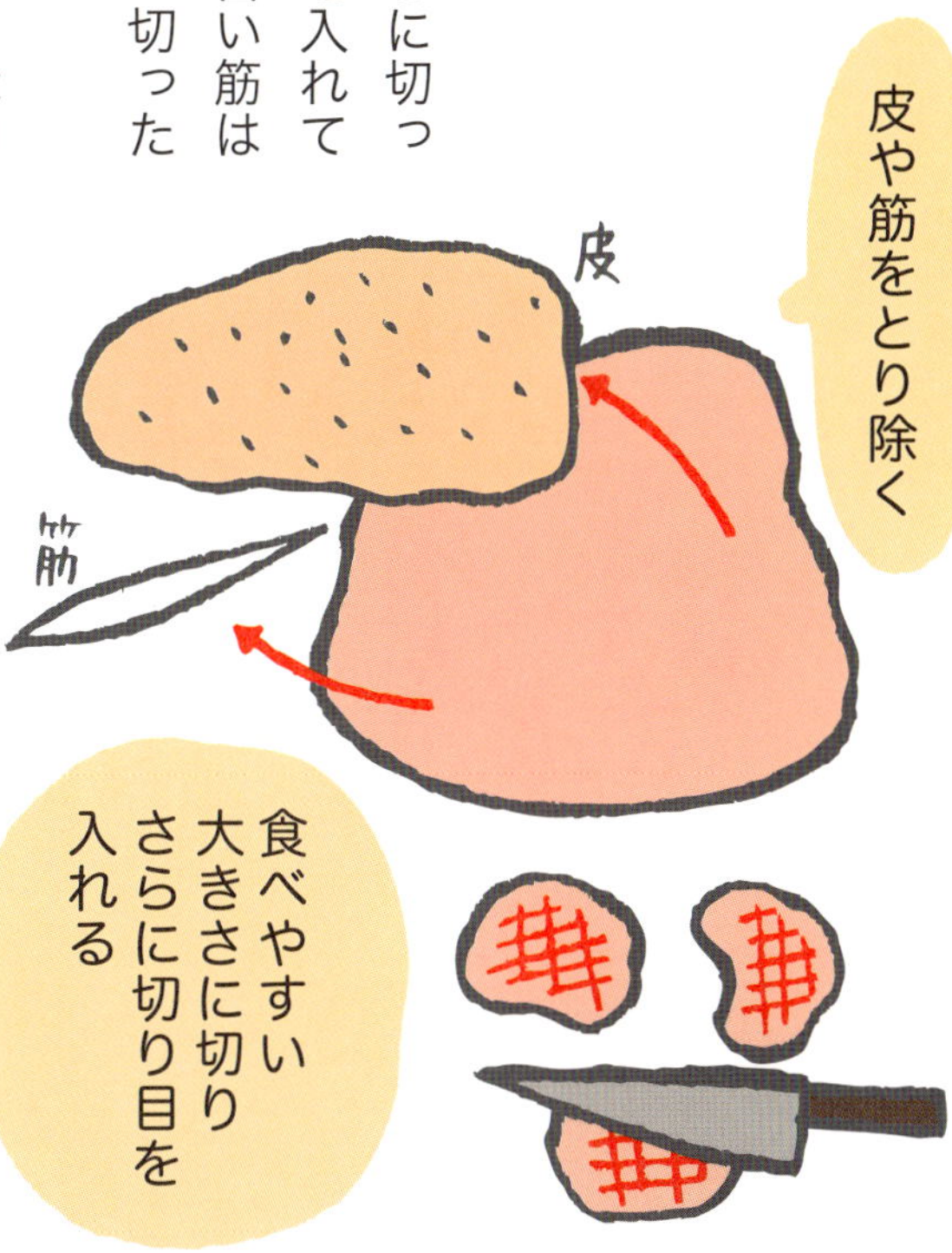
皮や筋をとり除く
皮
筋
食べやすい大きさに切りさらに切り目を入れる

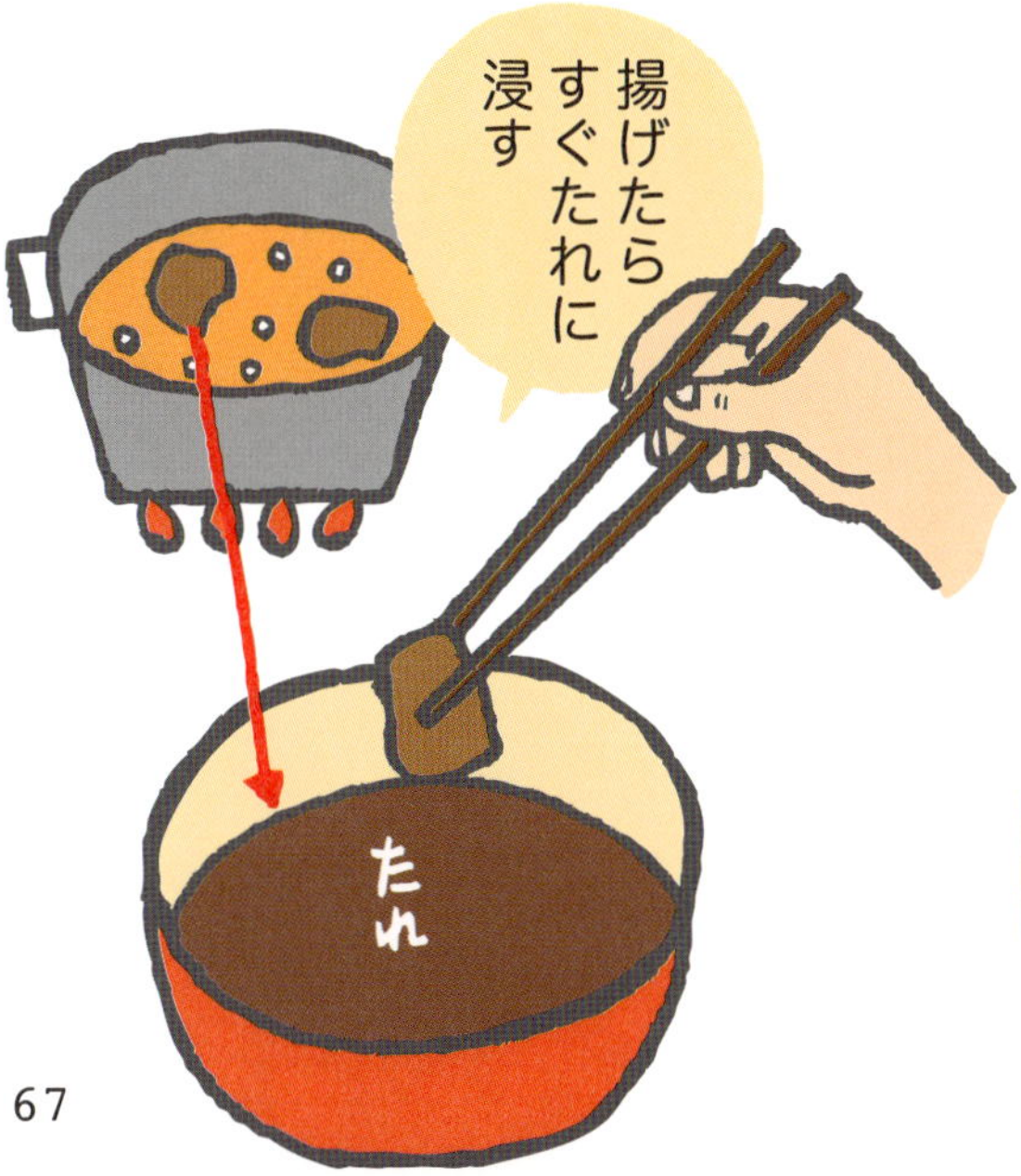
揚げたらすぐたれに浸す
たれ

大豆・大豆製品の主菜

大豆・大豆製品は、サッパリとした味わいなので高齢者が好む食品です。しかも、肉や魚同様に良質のたんぱく質が豊富です。ゆで大豆や納豆などは食物繊維も多く含むのでおおいに活用したい食品です。

主菜

冷ややっこ・湯豆腐

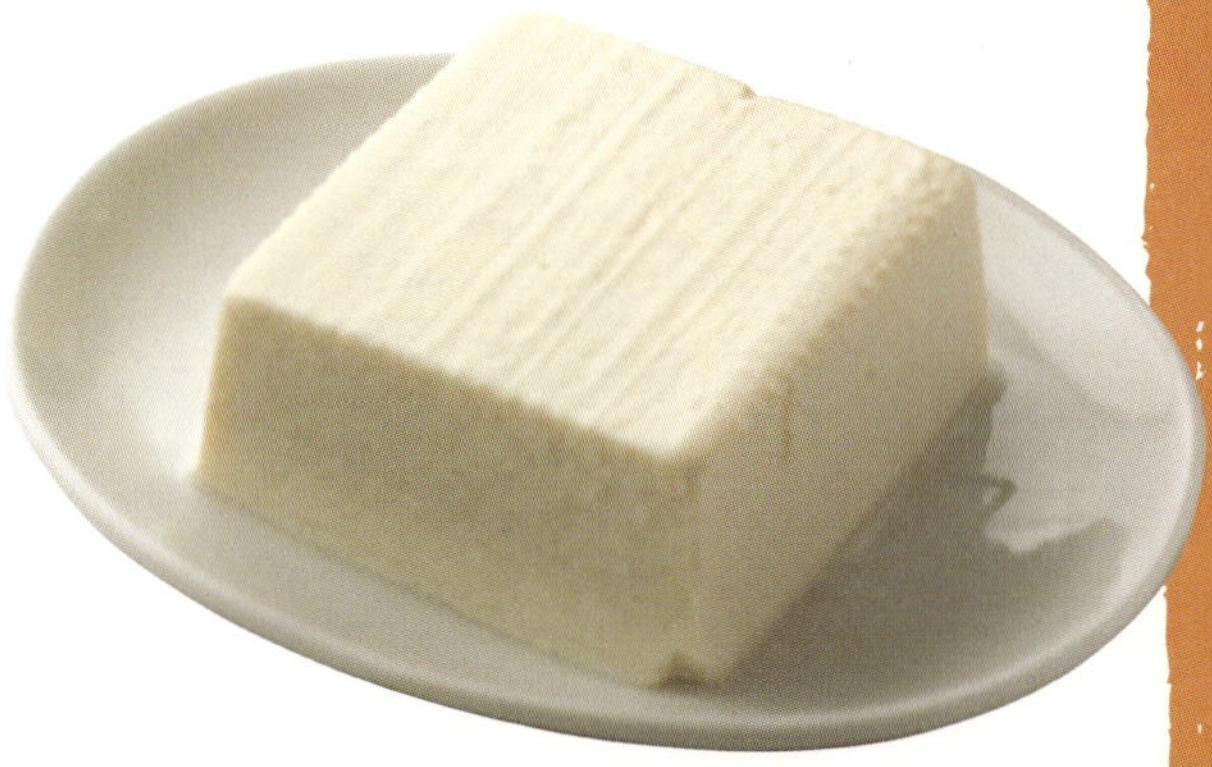

豆腐は意外と誤嚥しやすい

豆腐は、噛んだときに豆腐のかたまりがくずれて、ハラリとかけらができることがあります。それに気づかないまま、のどの奥に入ってしまうと、むせて誤嚥する原因になります。

飲み込みにくい人は、おぼろ豆腐や寄せ豆腐のようなかけらになりにくい豆腐を選びましょう。

くずしながら食べる

豆腐を誤嚥しないように食べるには、器の中でくずしてから食べるとよいでしょう。

あんをかける

冷ややっこなどには、しょうゆの代わりに、あんをかけると、とろみがついて食べやすくなります。

誤嚥を防ぐには

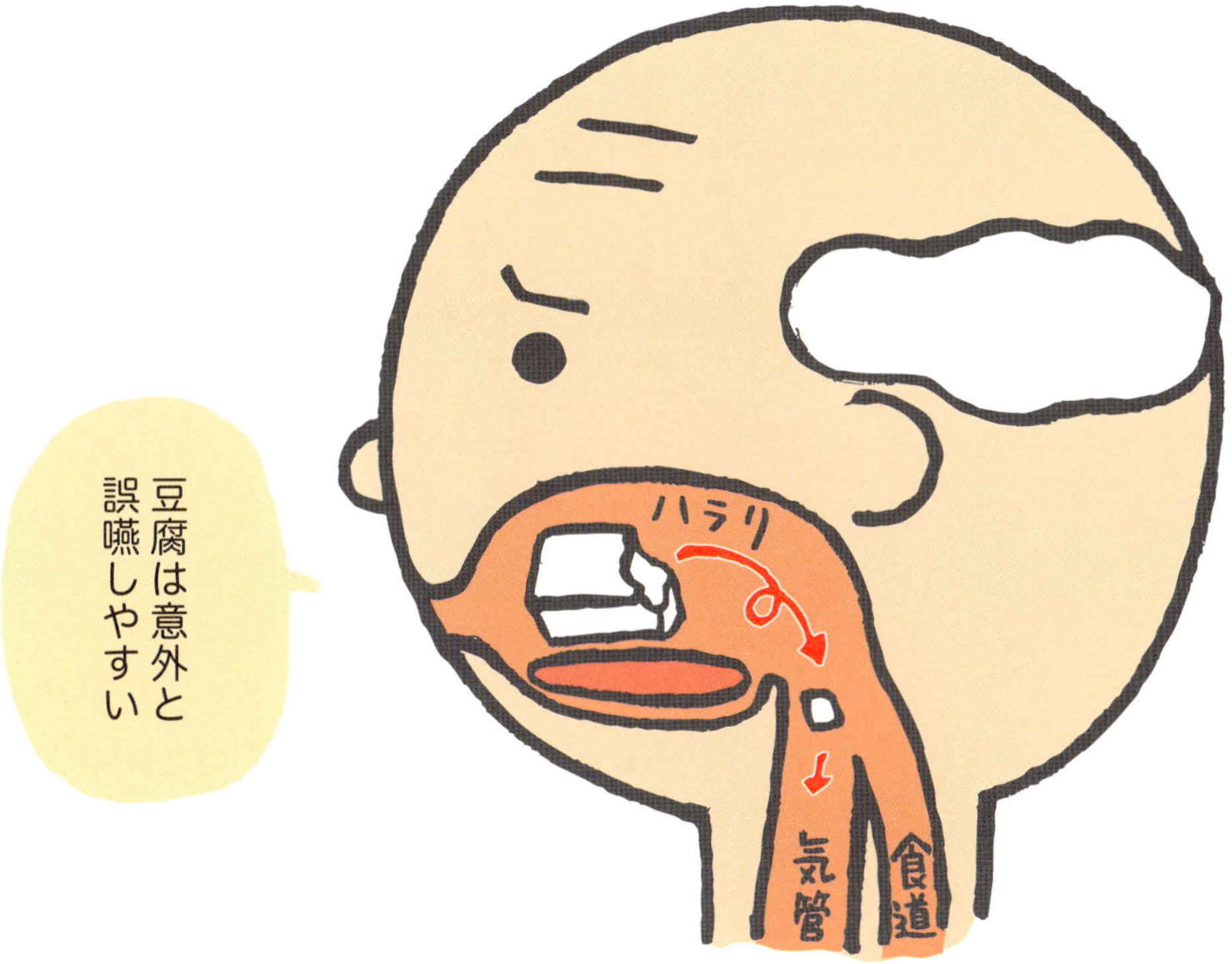
豆腐は意外と誤嚥しやすい
ハラリ
気管
食道

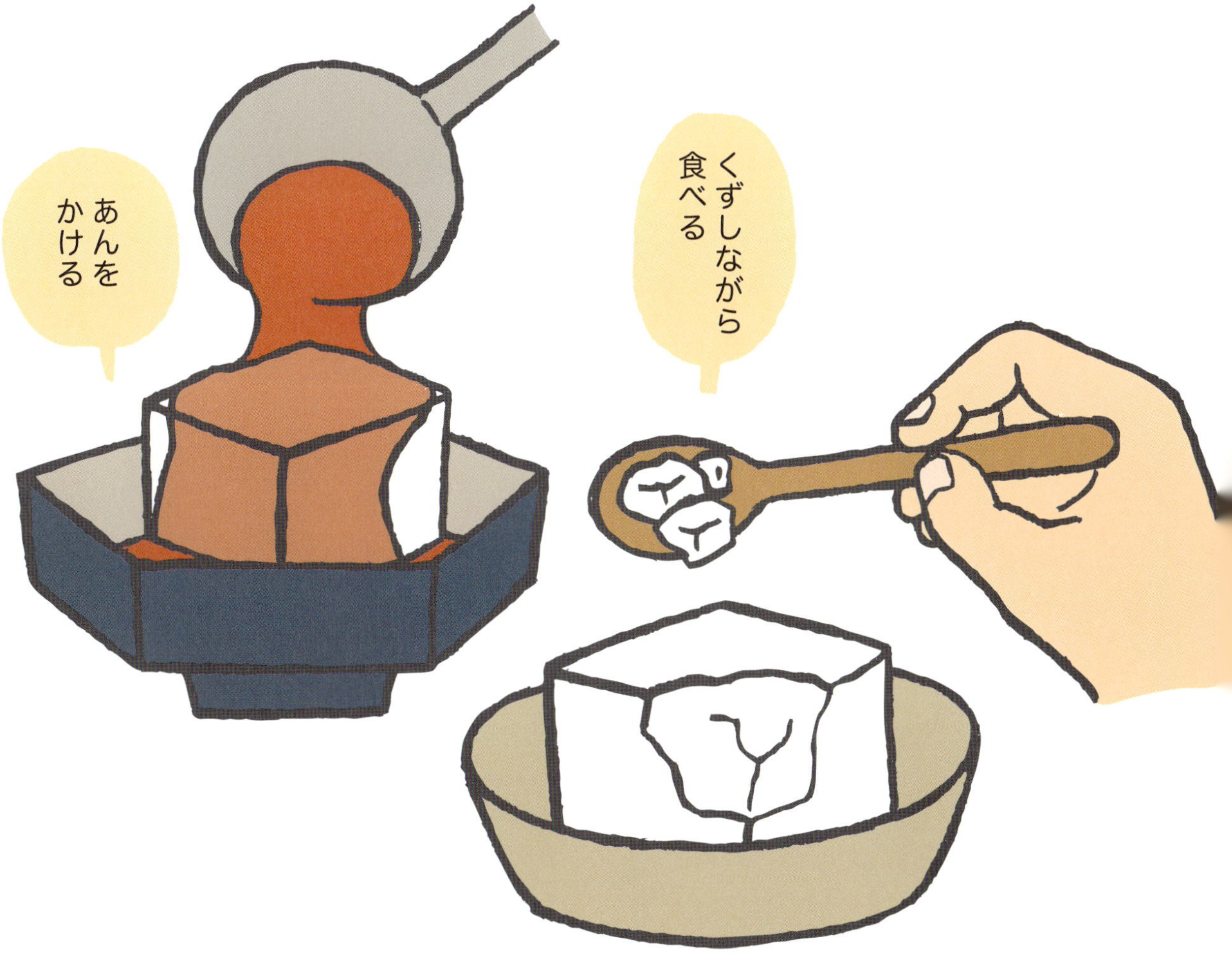
あんをかける
くずしながら食べる

主菜

納豆

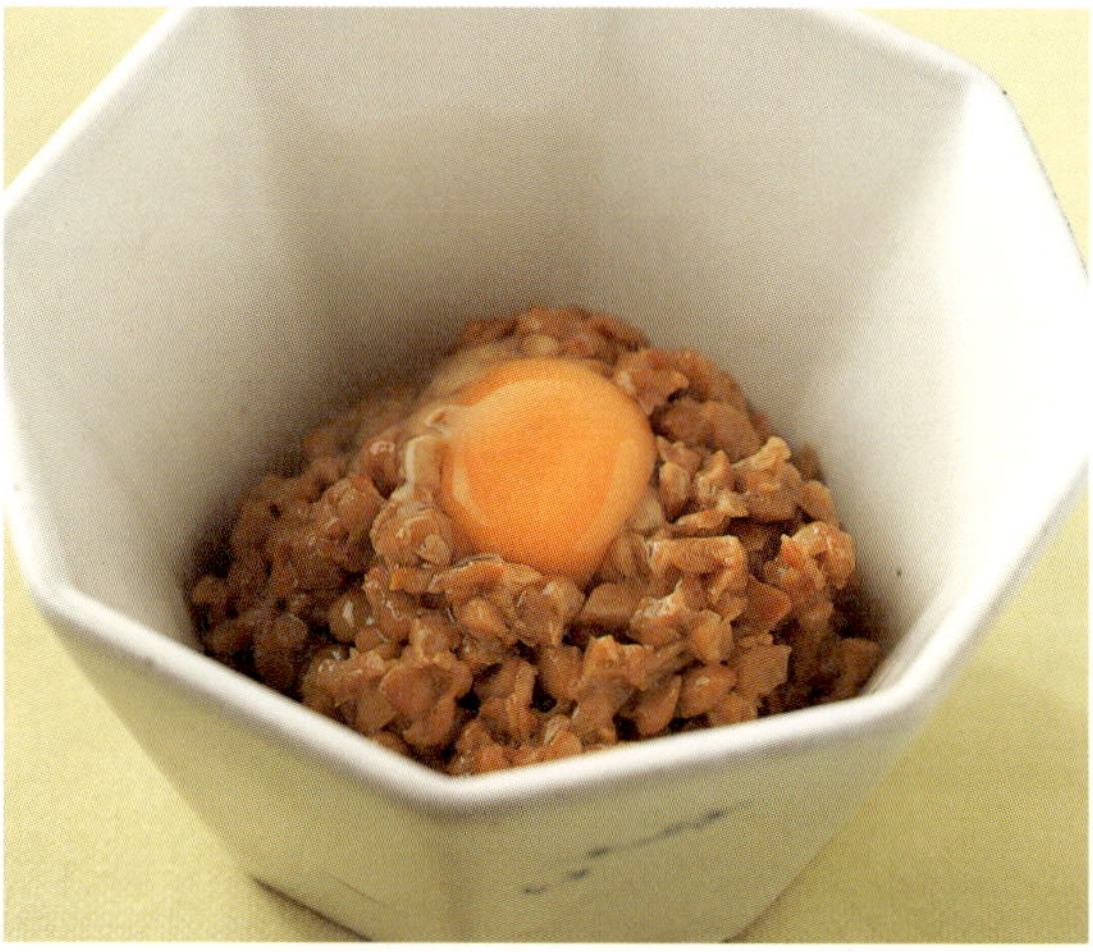

ひき割り納豆が食べやすい

納豆は、丸大豆のままだと一粒一粒が噛みにくいもの。刻むと食べやすくなります。

市販のひき割り納豆でも、もちろんかまいません。

粘りを出し、卵や山芋を加えるとさらに食べやすい

よく混ぜて粘りを出しましょう。さらに生のうずら卵を加えるとなめらかさが増してより食べやすくなります。

また、山芋をすりおろして混ぜるとさらに飲み込みやすくなるのでおすすめです。

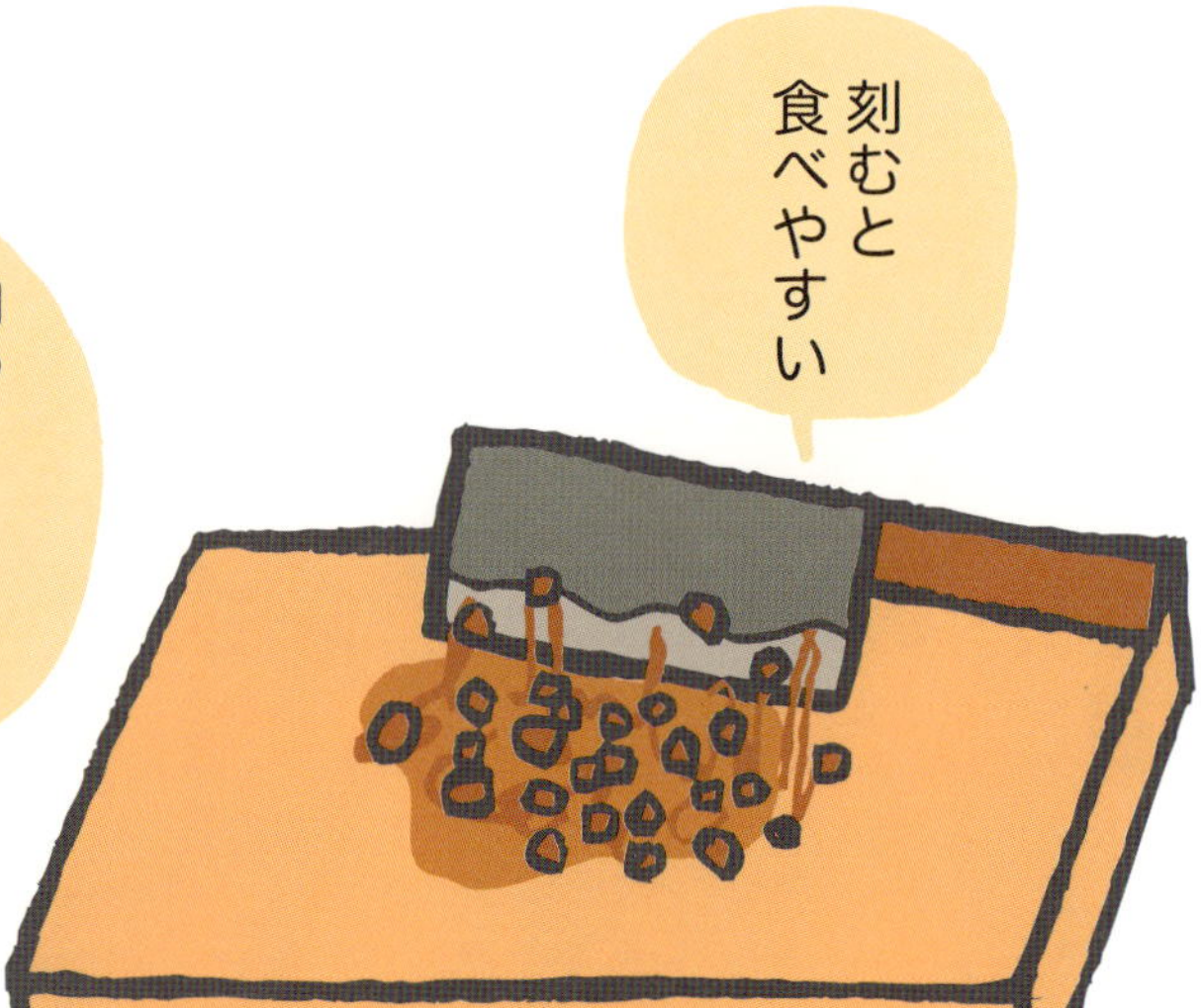
刻むと食べやすい

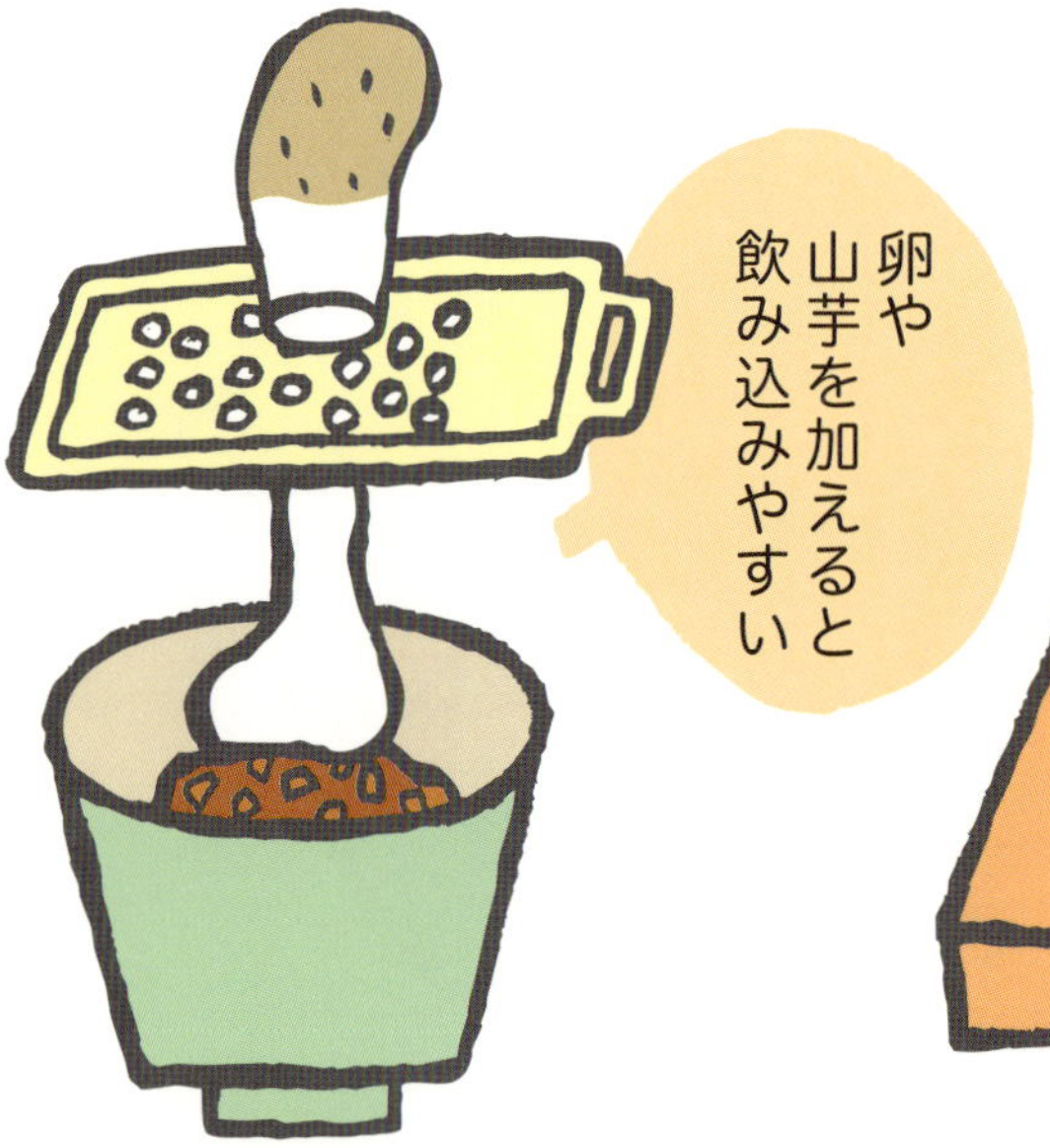
卵や山芋を加えると飲み込みやすい

主菜

いり豆腐

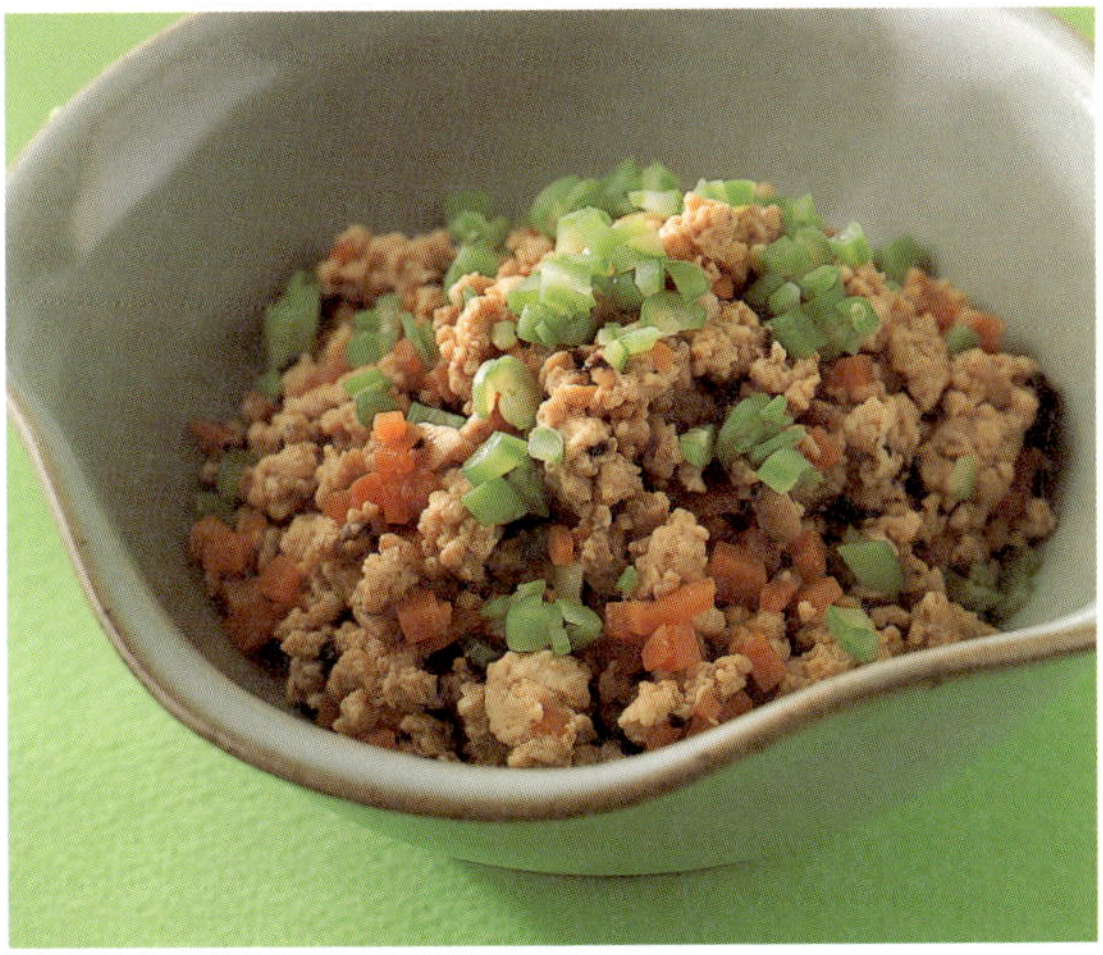

具をみじん切りにする

具の材料はすべて5～8㎜角のみじん切りにしていためましょう。ただし、豆腐は細かくしすぎないように、小指の先ほど（1～1.5㎝角）の大きさになるようにくずしながらいためます。

具をやわらかく煮る

具をいためたあと、だしを多めに加えて具がやわらかくなるまで煮ましょう。彩りのさやいんげんは、やわらかくゆでてみじん切りにすると噛みやすくなります。

卵でとじたり、とろみをつけたりするとさらに食べやすい

煮上がったらとき卵でとじたり、水どきかたくり粉でとろみをつけたりすると、具がまとまるので誤嚥しにくくなります。

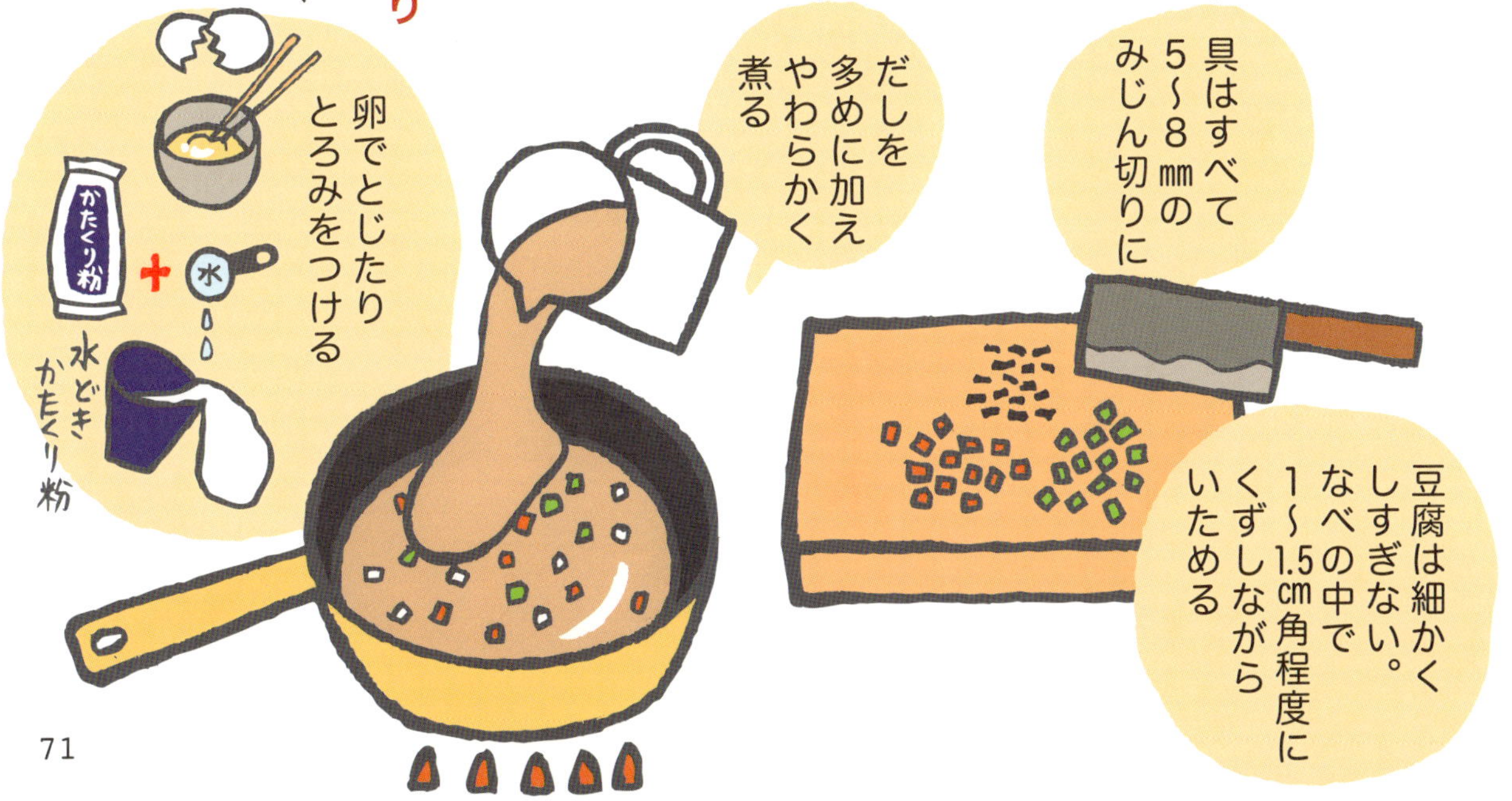

具はすべて5～8㎜のみじん切りに
豆腐は細かくしすぎない。なべの中で1～1.5㎝角程度にくずしながらいためる
だしを多めに加えやわらかく煮る
卵でとじたりとろみをつける
かたくり粉
水
水どきかたくり粉

卵の主菜

卵は良質のたんぱく質が豊富で、栄養価も高い食品なので、一日1個は食べたい食品です。

調理法しだいで、食べやすい料理として活躍します。

中でも、かたゆでした卵黄はパサパサしてむせやすいので、半熟に仕上げるのがコツです。

卵料理食べやすいランキング

1位 スフレオムレツ

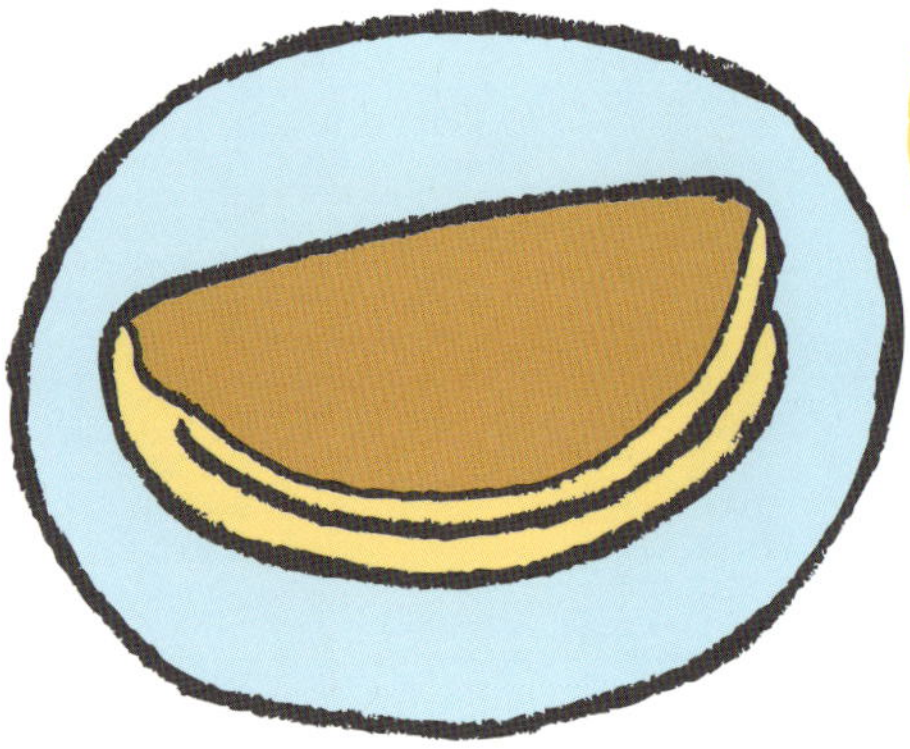

ふんわりとやわらかく、トロリとした食感が食べやすい。
卵白を泡立てて卵黄とサックリ合わせて塩とこしょうで調味してオムレツの形に焼く。

2位 スクランブルエッグ

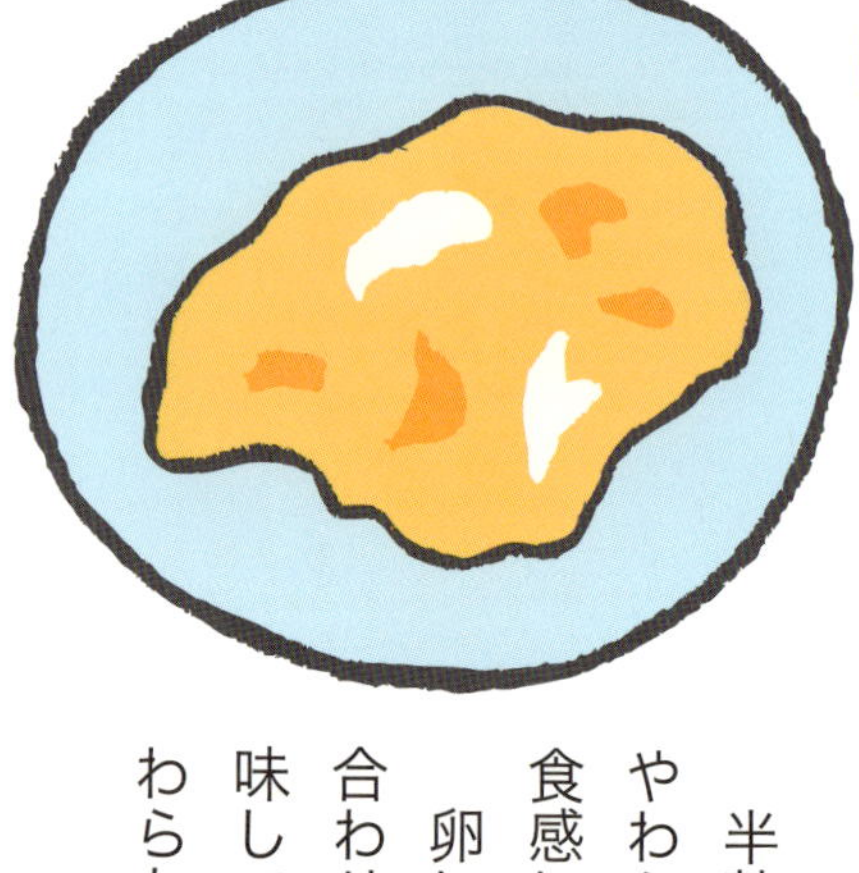

半熟状に仕上げることで、やわらかく、トロリとした食感になり、食べやすい。
卵に牛乳や生クリームを合わせ、塩とこしょうで調味して、かき混ぜながらやわらかい半熟状に焼く。

3位 温泉卵

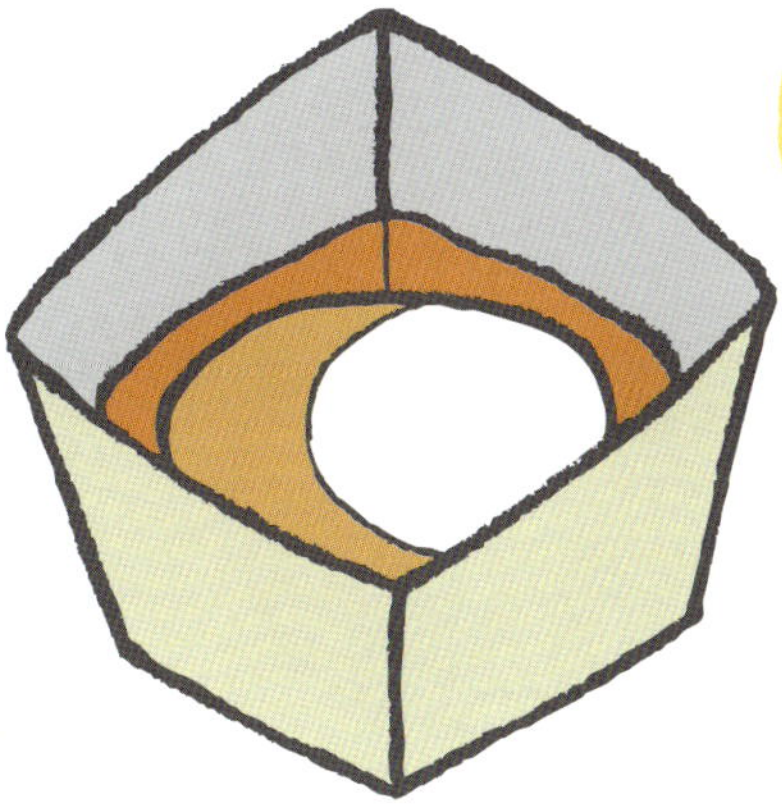

トロトロした卵白とトロリとした半熟の卵黄が食べやすい。

カップめんの容器に熱湯を入れ、卵を20～25分つけておく。

4位 だし巻き卵

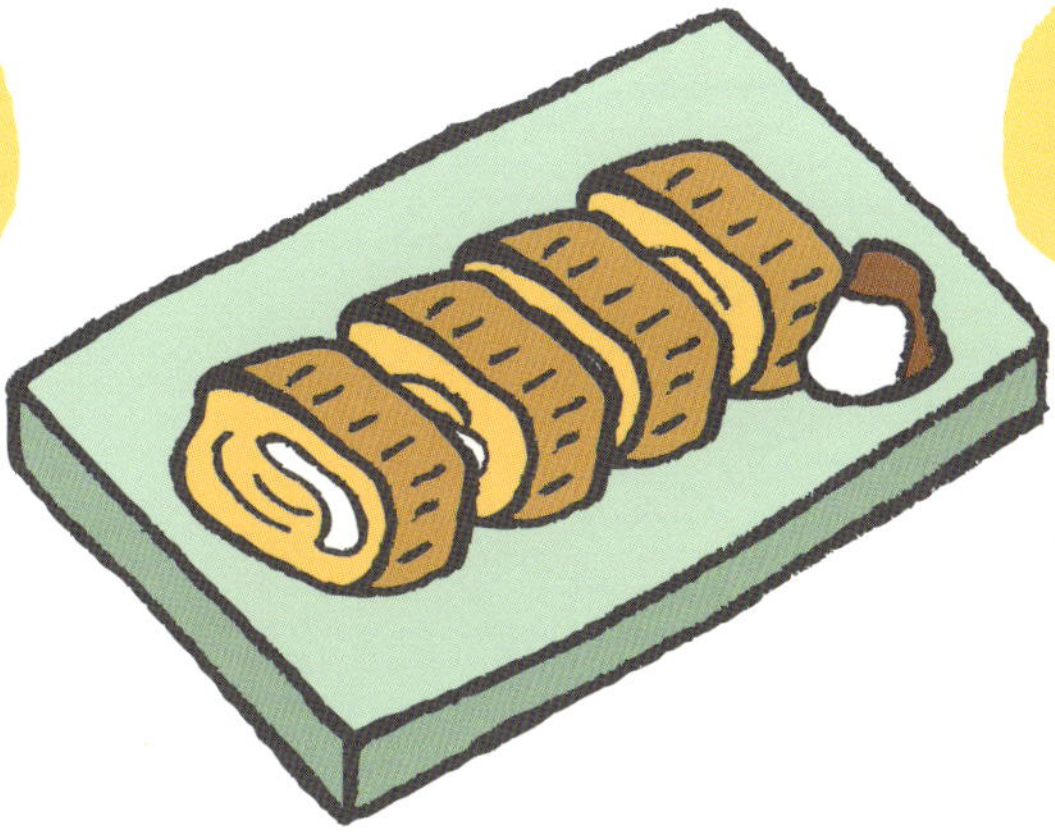

卵に多めのだしを加えてやわらかく仕上げると食べやすい。

卵にだしを加え混ぜて焼く（卵1個に対し、だし大さじ1～$1\frac{1}{2}$）。

5位 具なし茶わん蒸し

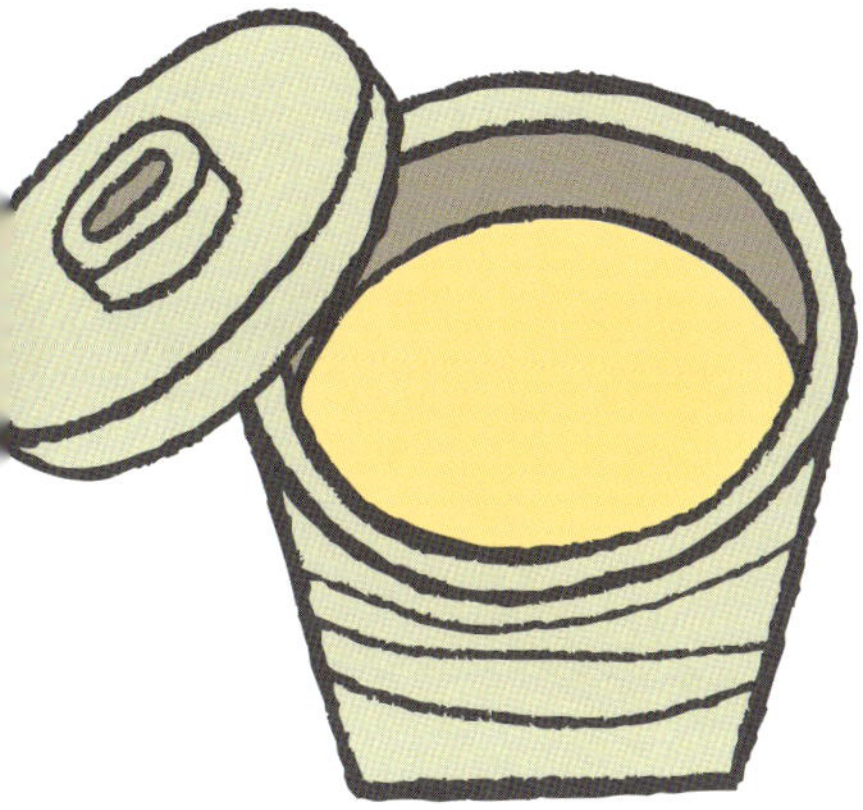

やわらかい口当たりなので、万人に食べやすい。

卵に多めのだしを加え混ぜて塩やしょうゆで調味して蒸しかためる（卵1個に対し、だし$\frac{3}{4}$カップ［150㎖］～1カップ［200㎖］）。

6位 目玉焼き

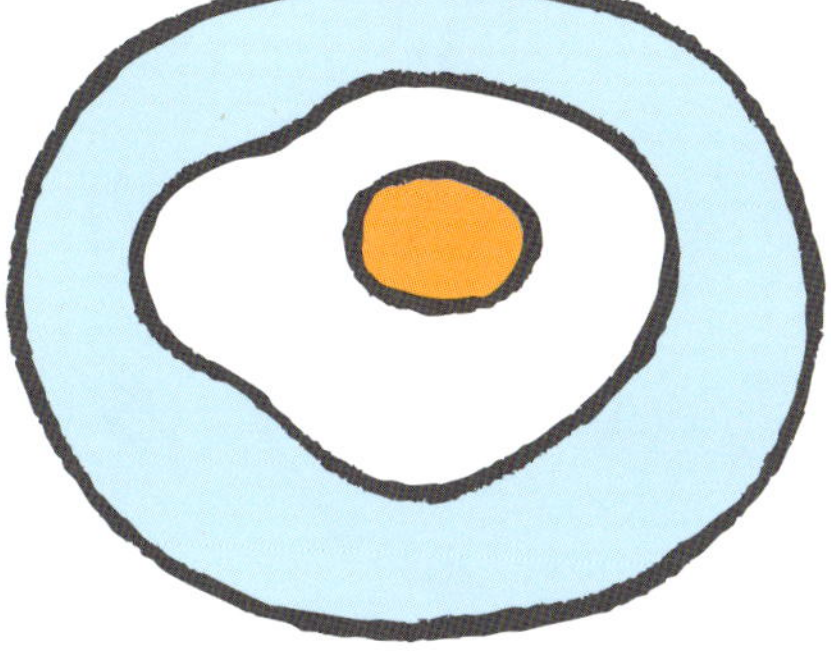

半熟のトロリとした卵黄を卵白にからめて食べると食べやすい。

卵黄が半熟になるように焼いて仕上げる。

7位

落とし卵（ポーチドエッグ）

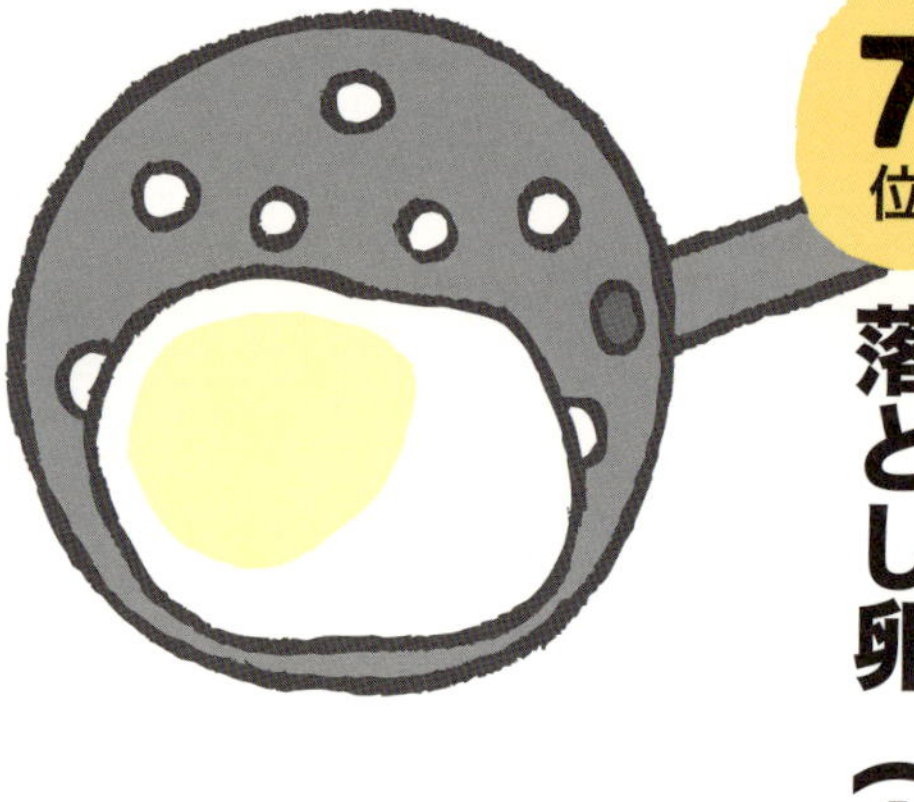

卵白も卵黄もフルフルした食感で食べやすい。

小なべに水、酢、塩を入れて煮立て、卵を静かに割り入れて、菜箸で散った卵白を中央にまとめ、卵黄が半熟になったら穴あき玉じゃくしですくいあげる。

8位

カスタードプディング

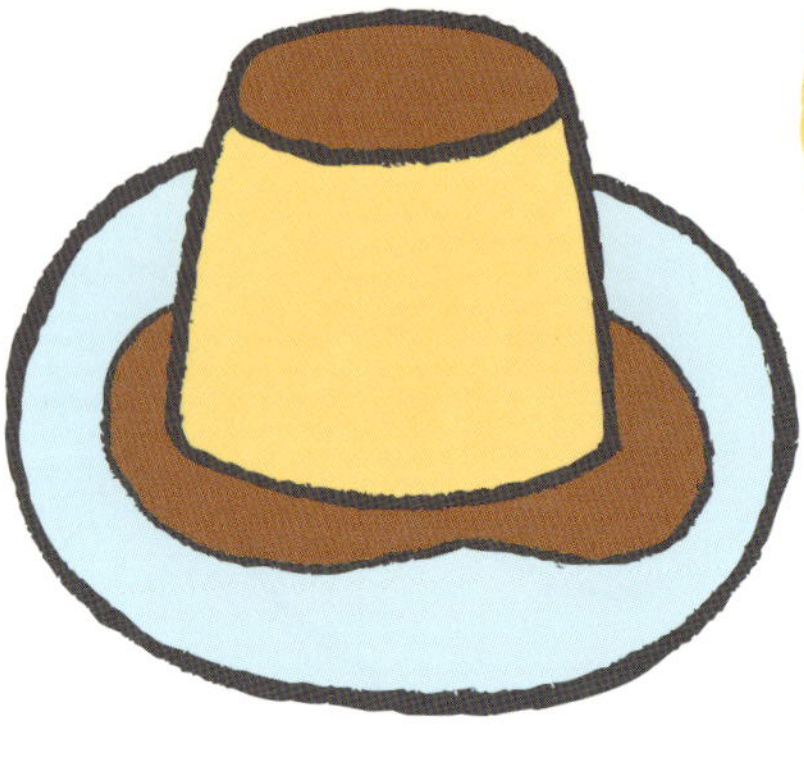

茶わん蒸しと同様に食べやすく、砂糖が加わるので栄養価も高くなる。

卵と牛乳と砂糖を合わせて蒸しかためる（卵1個に対し、牛乳3/5カップ［120㎖］、砂糖大さじ1）。カラメルやみつをかけて食べてもよい。

9位

あんかけ卵豆腐

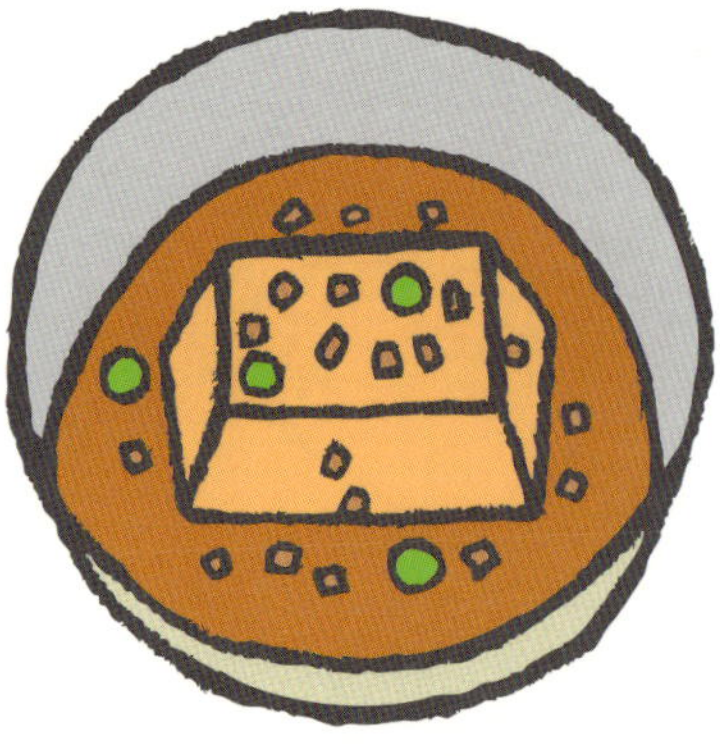

やわらかい卵豆腐だが、かけらを誤嚥しないようにあんとからめならが食べるとよい。

卵豆腐のだしつゆに水どきかたくり粉でとろみをつけてあんにしてかける。

10位

小田巻き蒸し

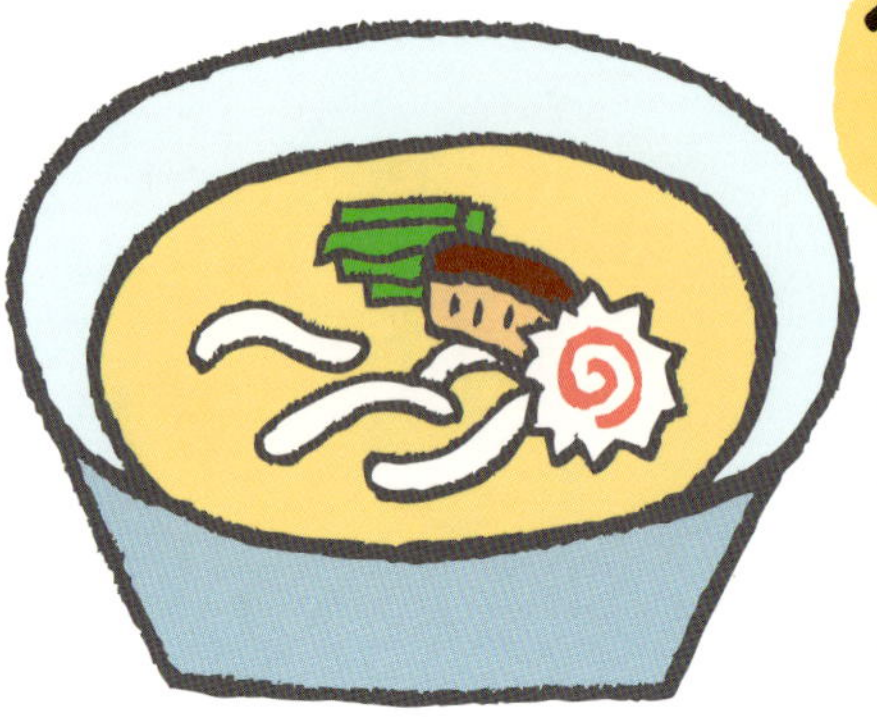

茶わん蒸しに、やわらかくゆでたうどんや野菜が入った料理なので食べやすく、栄養価が高い。

うどんをやわらかくゆでて5㎝長さに切り、具を5〜8㎜厚さに切ってやわらかくゆで、茶わん蒸しと同じ卵液とともに蒸しかためる。

11位 卵かけご飯

生卵のとろみがごはんをまとめるので食べやすい。
好みのかたさのごはんに、しょうゆを加えたとき卵をかけて、よく混ぜてから食べる。

12位 卵とじうどん

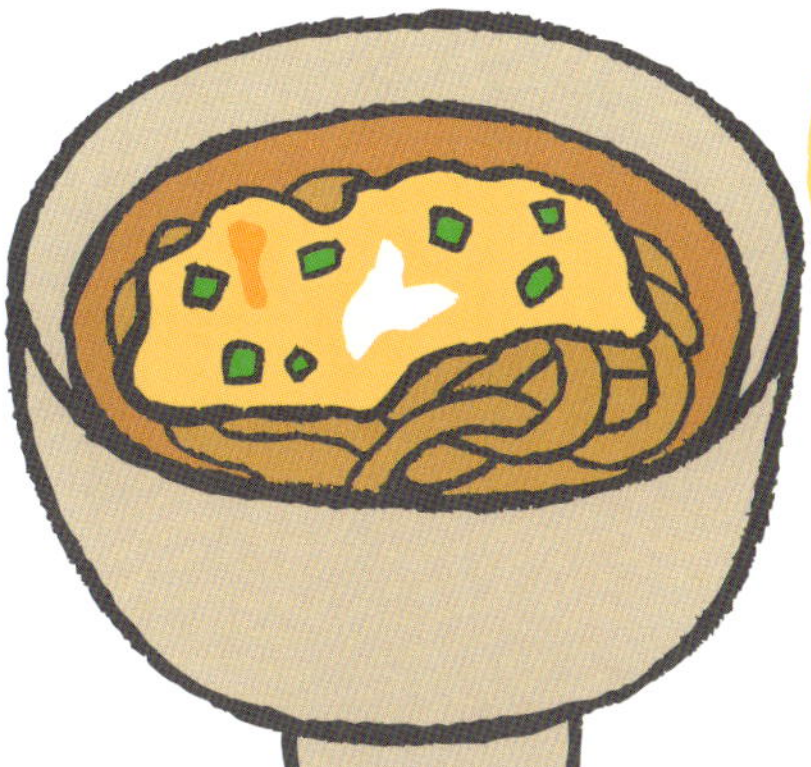

やわらかく煮たうどんに半熟の卵がからまるので食べやすい。
5㎝長さに切ったゆでうどんをだしつゆでやわらかく煮て、とき卵を加えて半熟状にとじる。

13位 卵丼

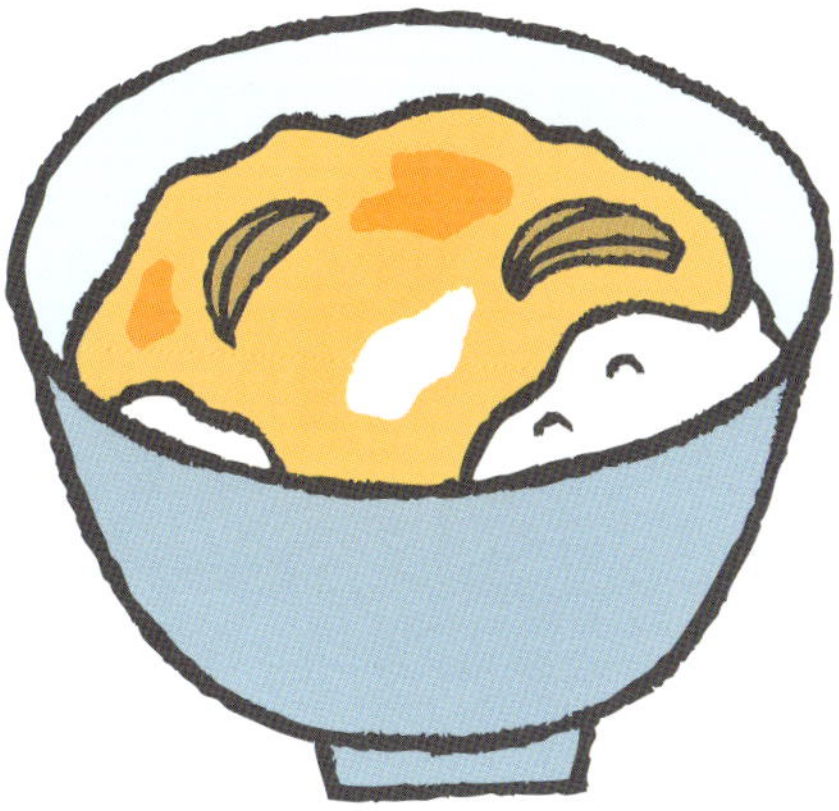

半熟状の卵がごはんにからまってやわらかくなり、まとまるので食べやすい。
3～5㎜幅の薄切りにした玉ねぎをだしでやわらかく煮て、とき卵を加えて半熟状に煮てごはんにかける。

14位 親子丼

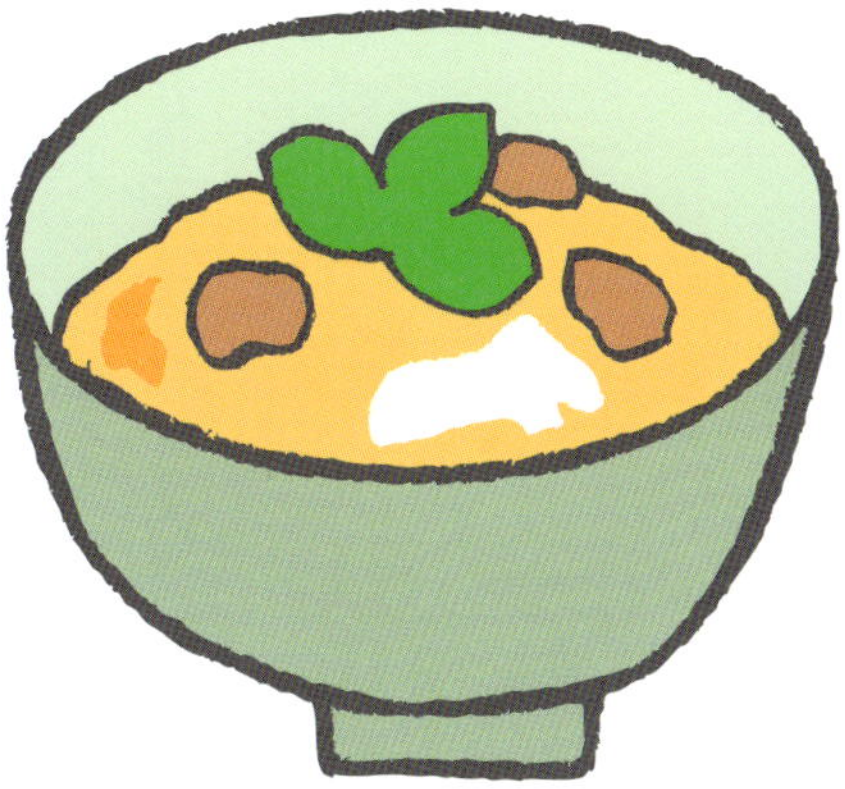

半熟状に煮た卵がごはんにからまってやわらかくなり、まとまるので食べやすい。鶏もも肉を皮つきのまま煮て、食べる前に皮を除くと肉がかたくなりにくい。
玉ねぎをだしでやわらかく煮て、鶏肉を加えて火が通ったらとき卵を加えて半熟状に煮て、ごはんにかける。

副菜

かぼちゃの煮物

副菜は、野菜や芋類、きのこ類や海藻などを使ったおかずです。ビタミンやミネラル、食物繊維などが豊富にとれるので、毎食欠かさずに食べましょう。

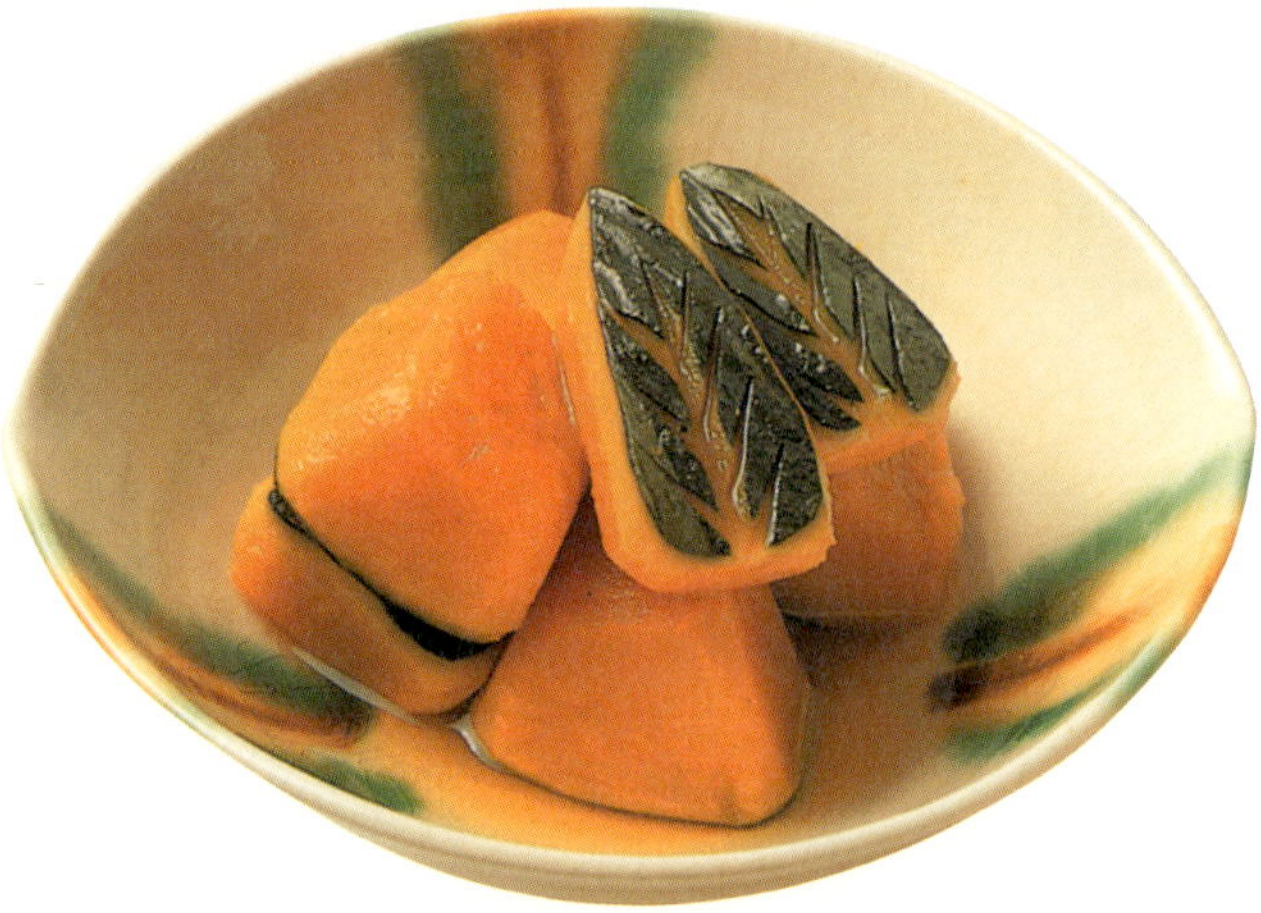

かたい皮は除く

かぼちゃの皮はかたいので、まだらにむきます。あるいは、飾り切りにすると見た目がよいでしょう。それでも皮が食べられないときは、皮をすべてむいてから煮るか、食べるときに皮を残しましょう。

煮汁にからめながら食べる

かぼちゃはホクホクして飲み込みにくいので、煮汁をからめてシットリさせると食べやすくなります。そのために多めの煮汁で煮て、盛りつけるときにかぼちゃにたっぷりかけましょう。

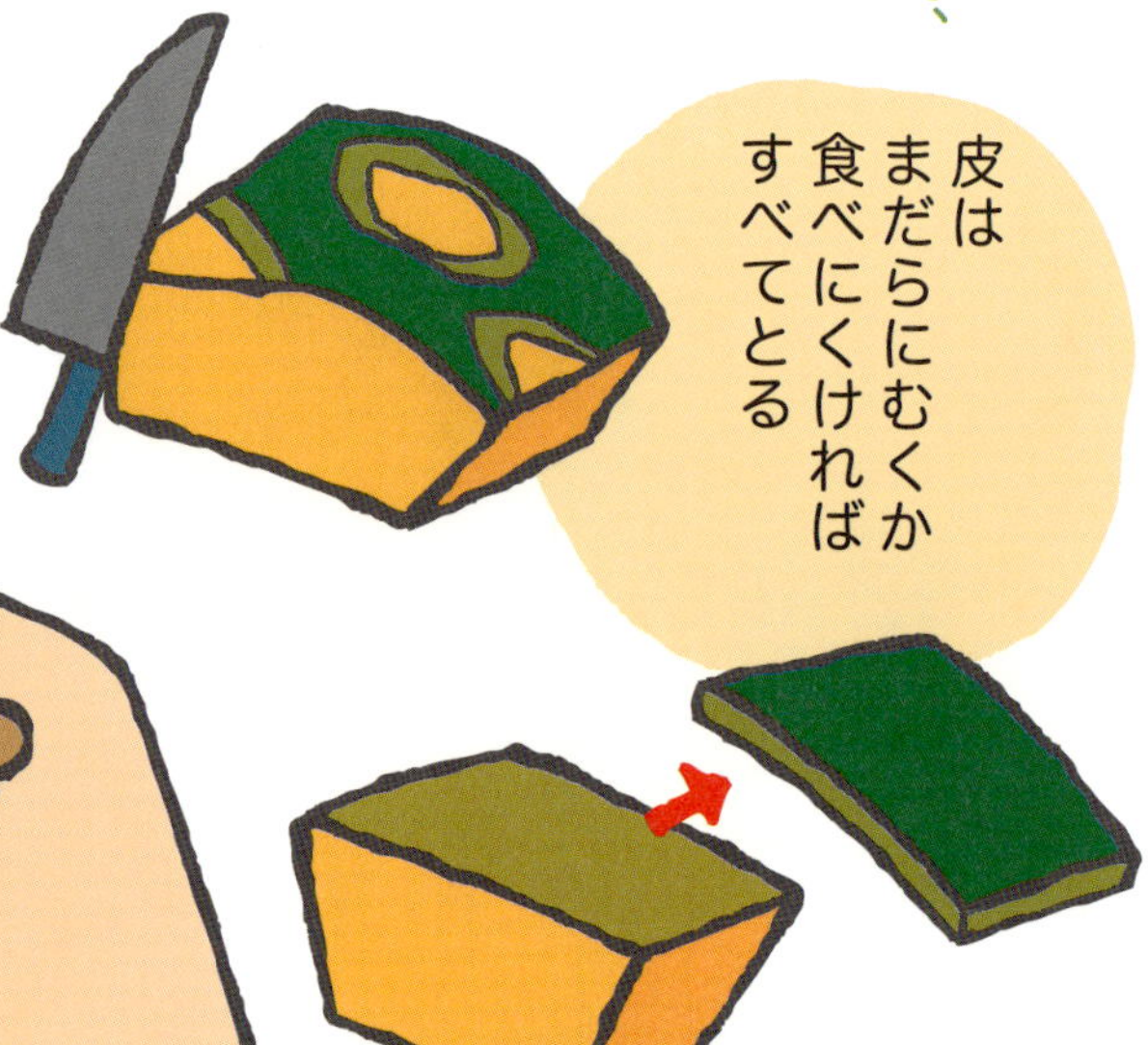
皮は
まだらにむくか
食べにくければ
すべてとる

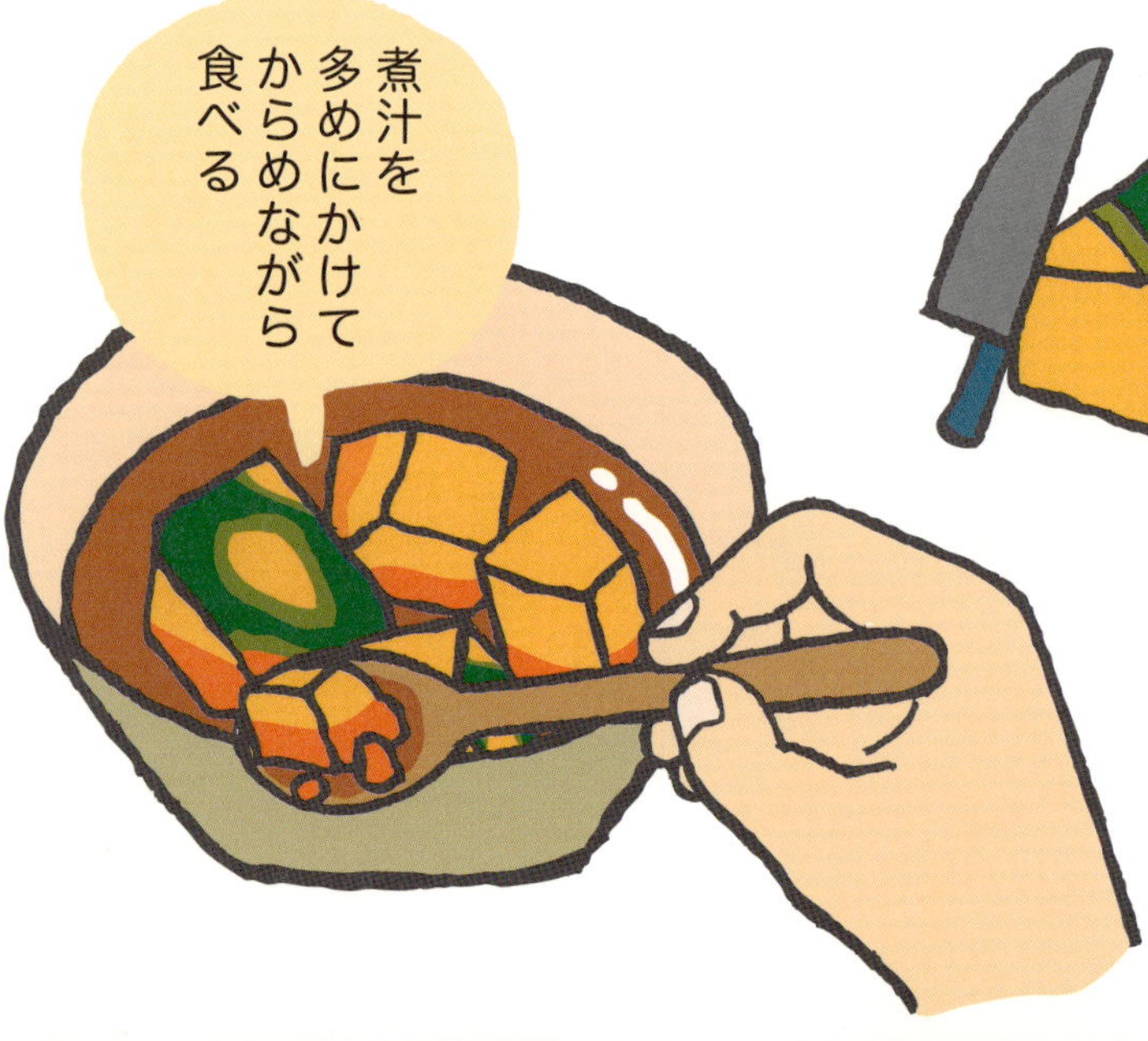
煮汁を
多めにかけて
からめながら
食べる

副菜

里芋の煮ころがし

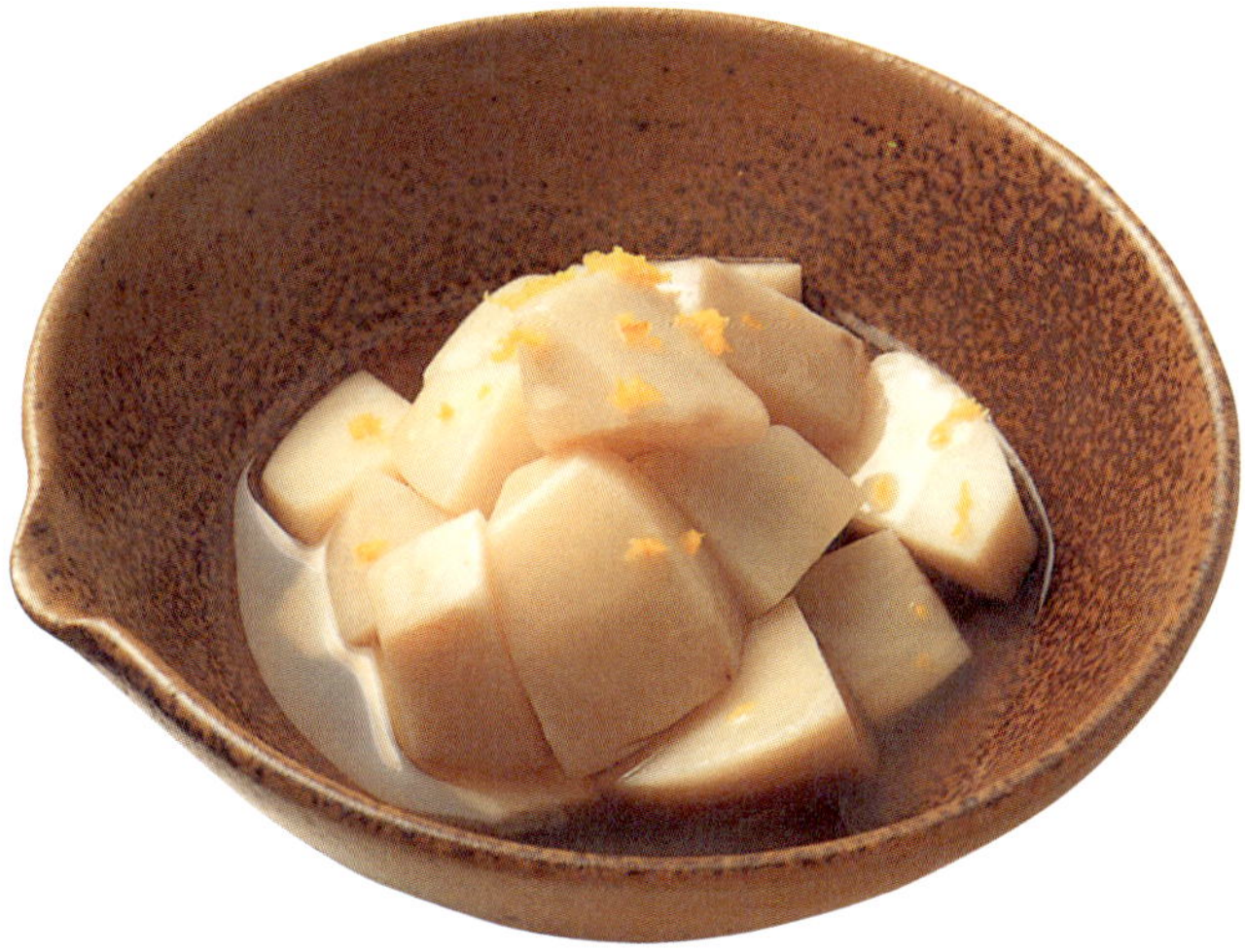

2~3つに切る

里芋は、丸のままだと食べるときにころがって箸でつまみにくいので、2~3つに切りましょう。

ぬめりはとらない

里芋は、ぬめりをとらずに煮ましょう。ぬめりがとろみ代わりになって食べやすくなるからです。

煮汁でやわらかく煮る

里芋は、しっかりやわらかくなるまで煮ましょう。だしを多めにして煮汁を残すように煮上げます。食べるときは、半つぶしにして煮汁とからめながら食べるとよいでしょう。

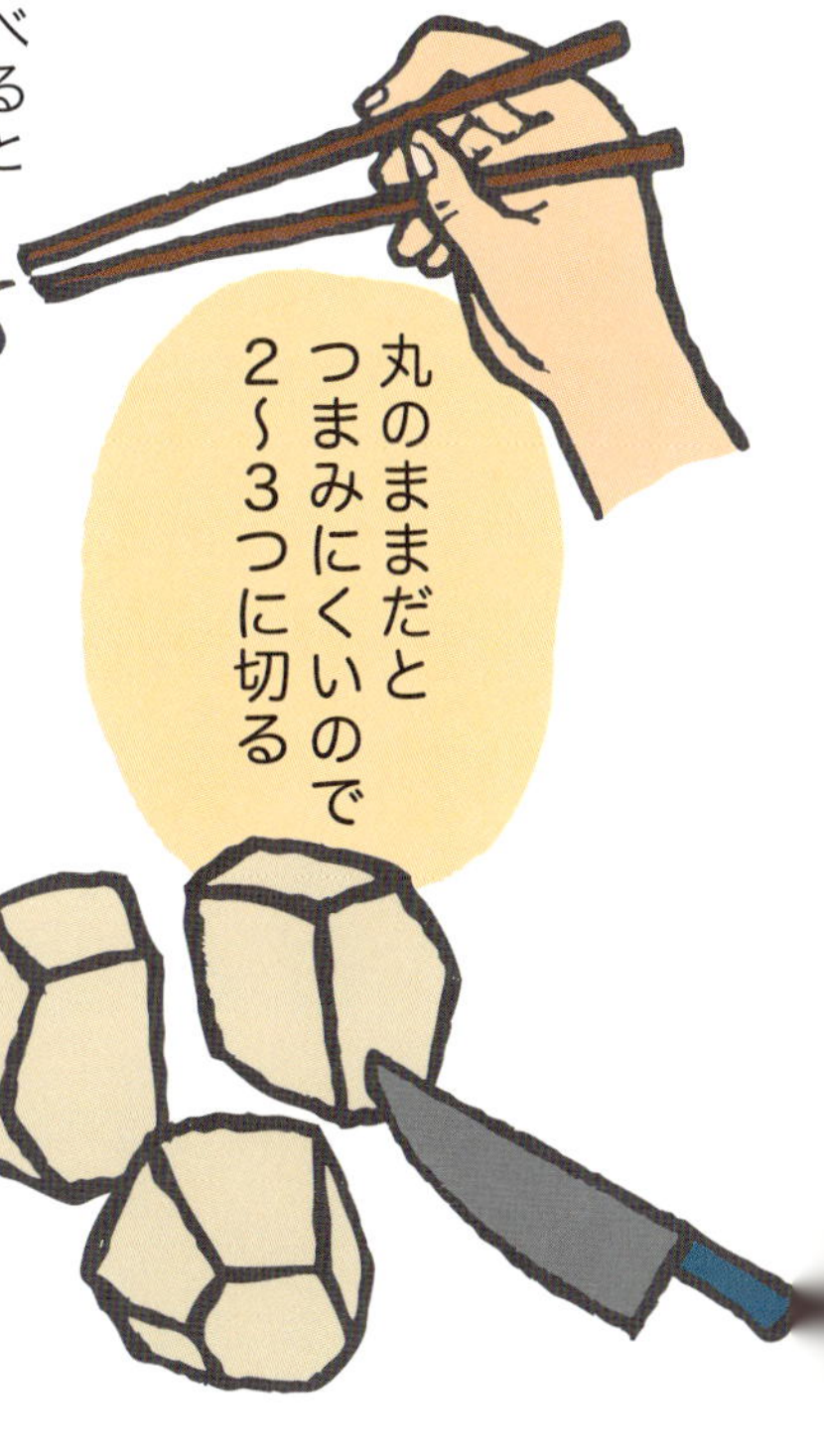
丸のままだと
つまみにくいので
2~3つに切る

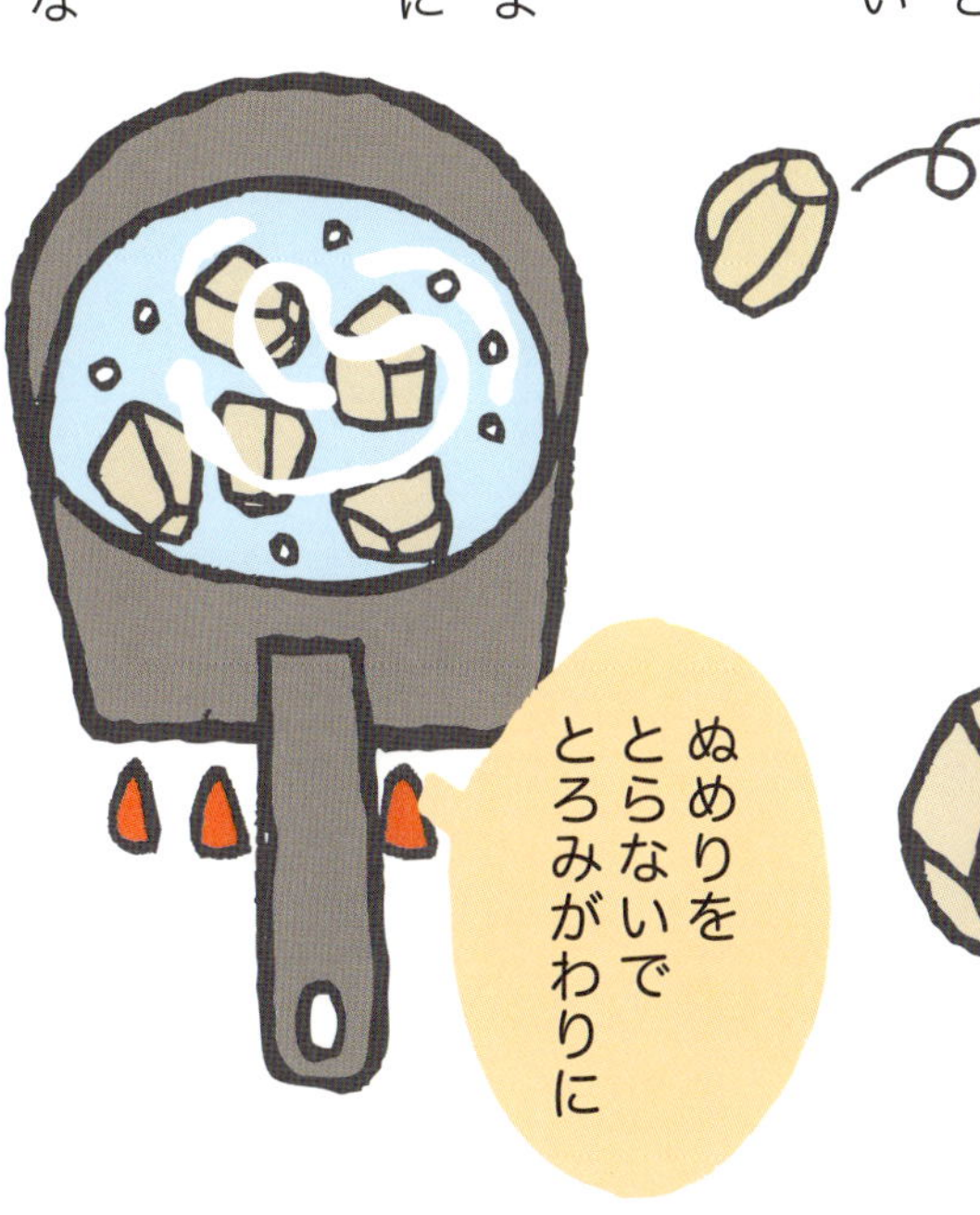
ぬめりを
とらないで
とろみがわりに

煮汁にとろみをつける

飲み込みにくい人は、煮汁に水どきかたくり粉でとろみをつけるとさらに食べやすくなります。

副菜

筑前煮・煮しめ・肉じゃが

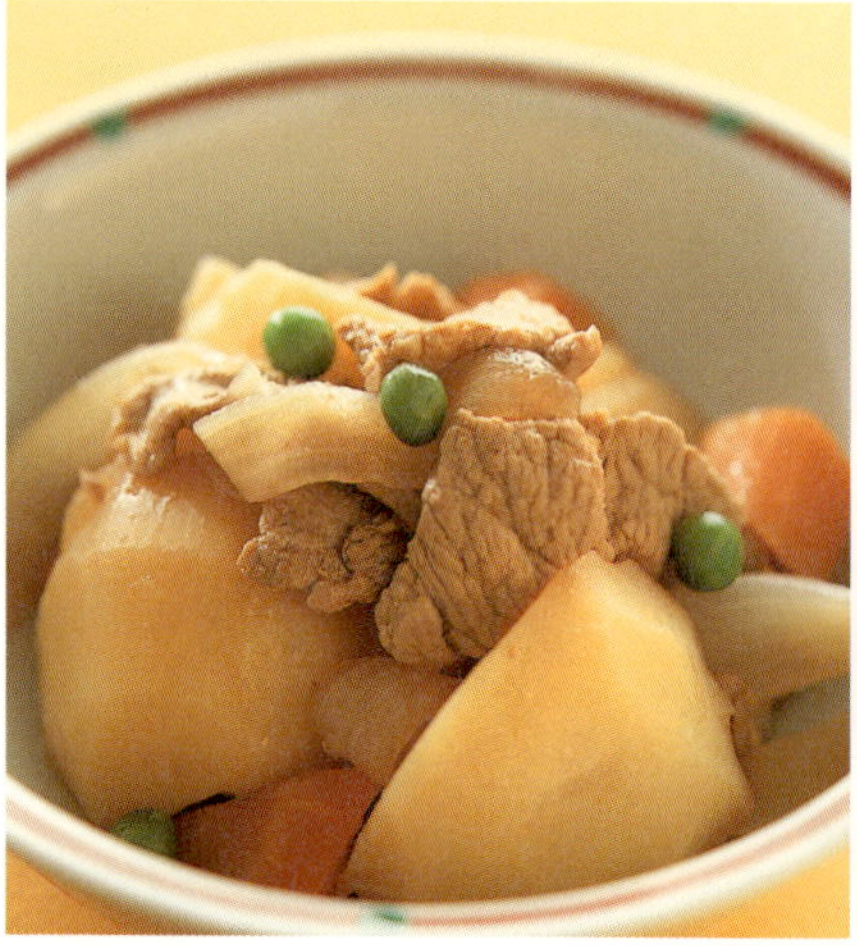

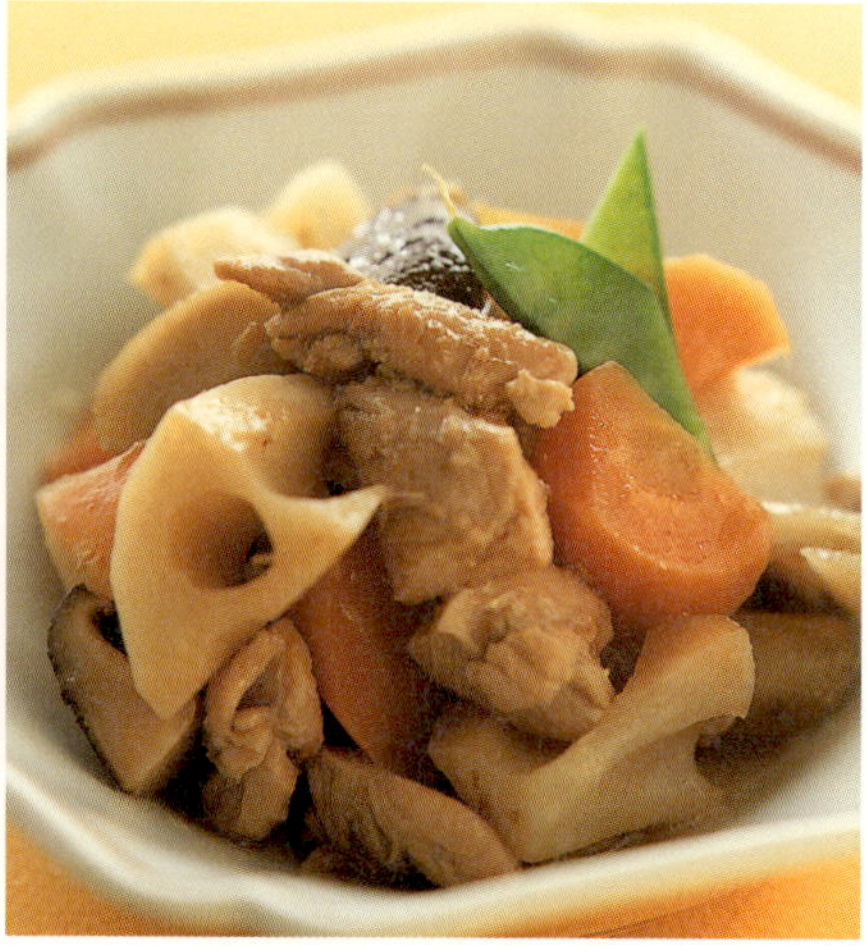

繊維を断ち切るように切ったり、たたいてこわしたりする

根菜類などの繊維が多い具は、繊維を断ち切るように切ったり、繊維を軽くたたいてこわしてから切ったりするとやわらかく仕上がります（14ページ参照）。

多めの煮汁で煮くずれるくらいまで煮る

煮物の具は、充分にやわらかくなるまで煮ましょう。肉じゃがなどは、じゃが芋が煮くずれるくらいまで煮るとよいでしょう。

煮汁にからめながら食べる

煮汁を多めに盛って、具に煮汁をからめながら食べましょう。特にじゃが芋はモサモサして唾液を吸いとるので飲み込みにくい食材です。くずして煮汁にからめてシットリさせましょう。

飲み込みにくい人は、さらに水どきかたくり粉で煮汁にとろみをつけると飲み込みやすくなります。

煮物の具の扱い方

ごぼう

包丁の柄で軽くたたきつぶしてから乱切りにする

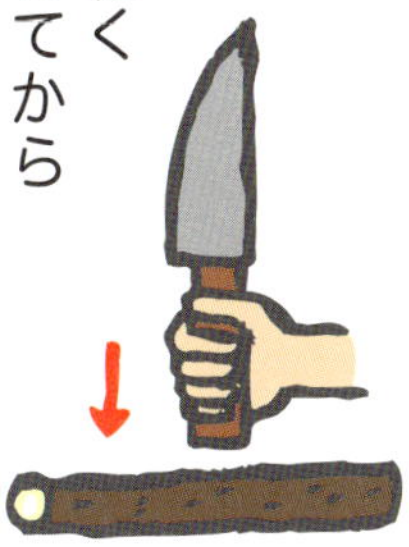

れんこん

軽くたたいて、乱切りにする

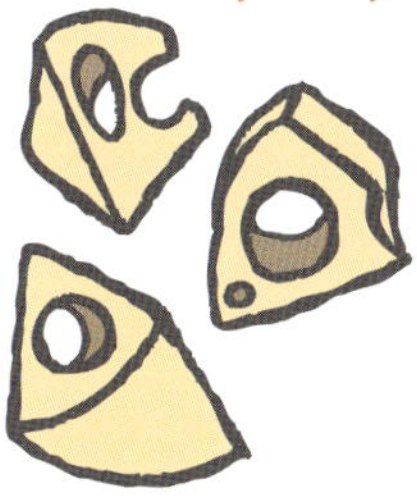

にんじん

ごぼうと同じ大きさの乱切りにする

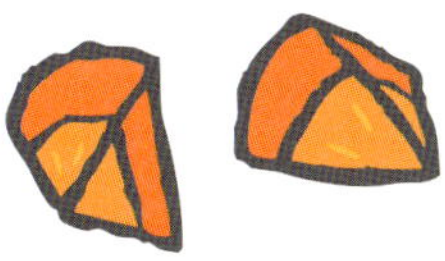

しいたけ

石づきと軸を除き、笠に切り目を入れる

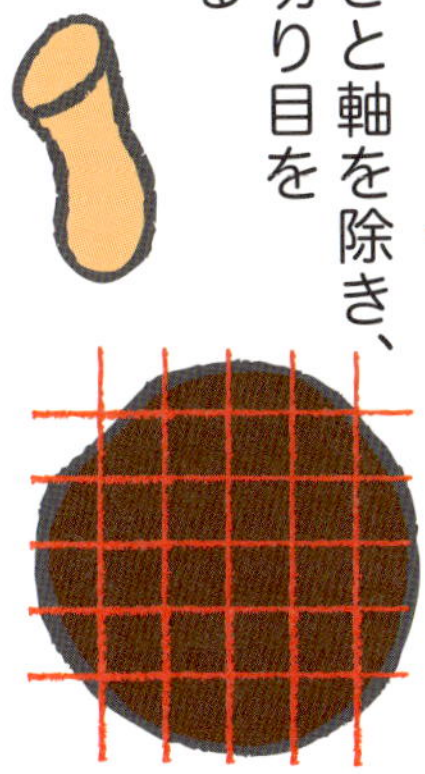

こんぶ

やわらかく煮る

鶏肉

もも肉を皮つきのまま一口大に切ってやわらかく煮る。食べるときに皮をとり除くと肉がやわらかい。それでも食べられなければつくねにする

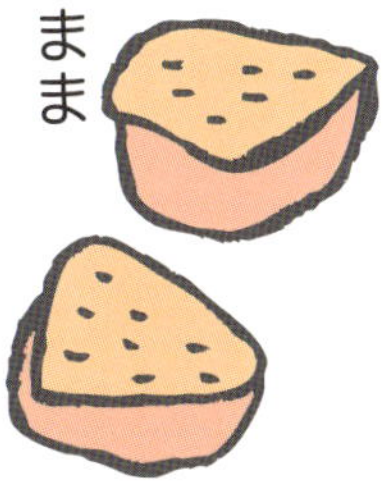

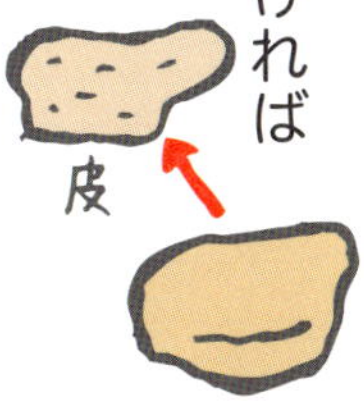

こんにゃく

両面に縦横に深く切り目を入れ、ちぎる

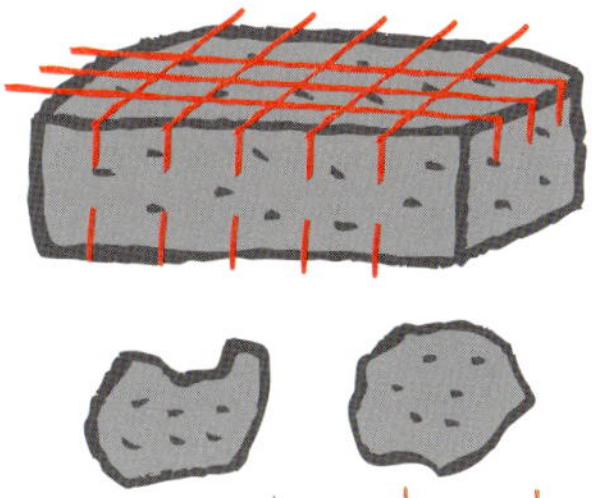

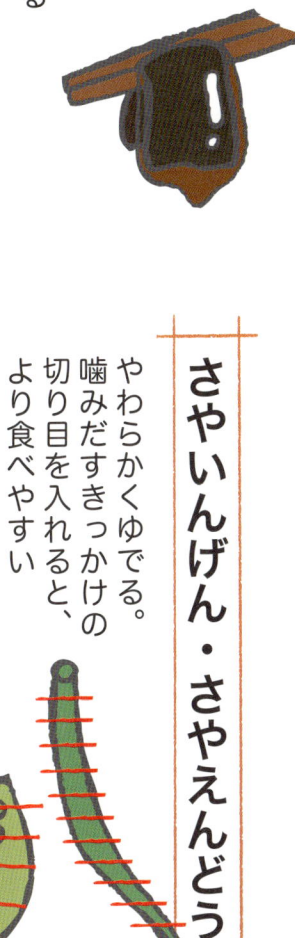

さやいんげん・さやえんどう

やわらかくゆでる。噛みだすきっかけの切り目を入れると、より食べやすい

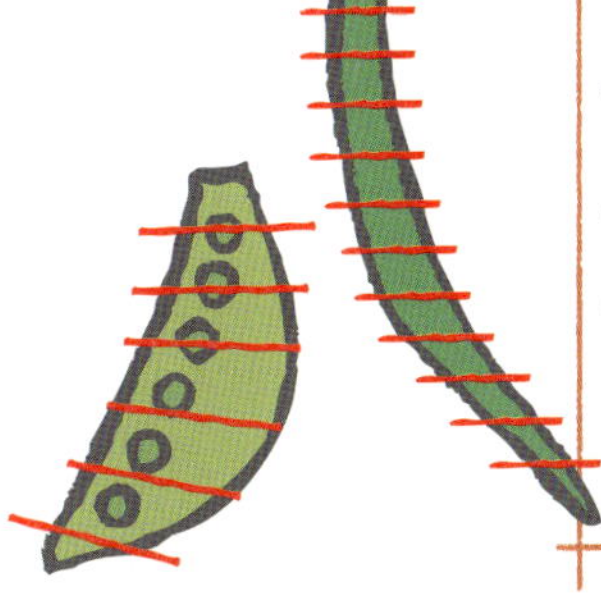

凍り豆腐

小さめの一口大に切り、食べるときに箸で汁を絞ってから口に入れ、むせないようにする

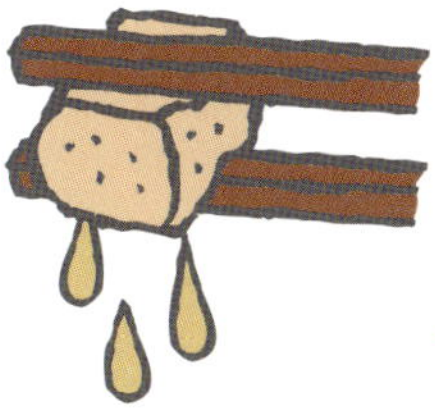

玉ねぎ

繊維を断ち切るように切る

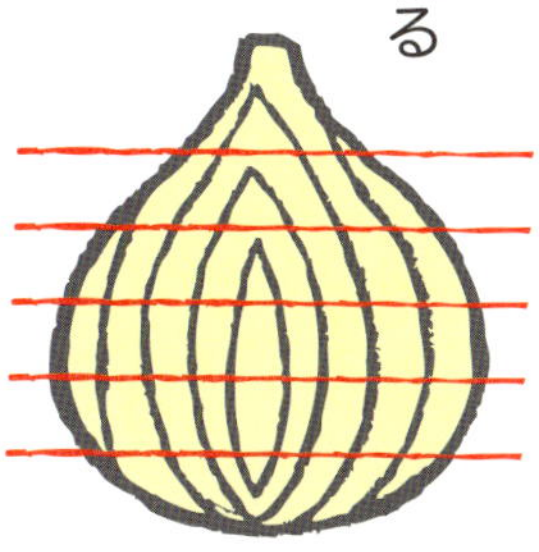

グリンピース

やわらかくゆでて薄皮をとり除く

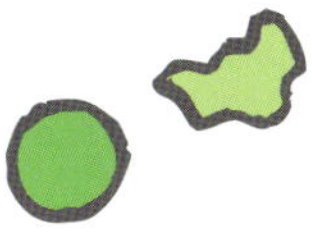

副菜

きんぴら

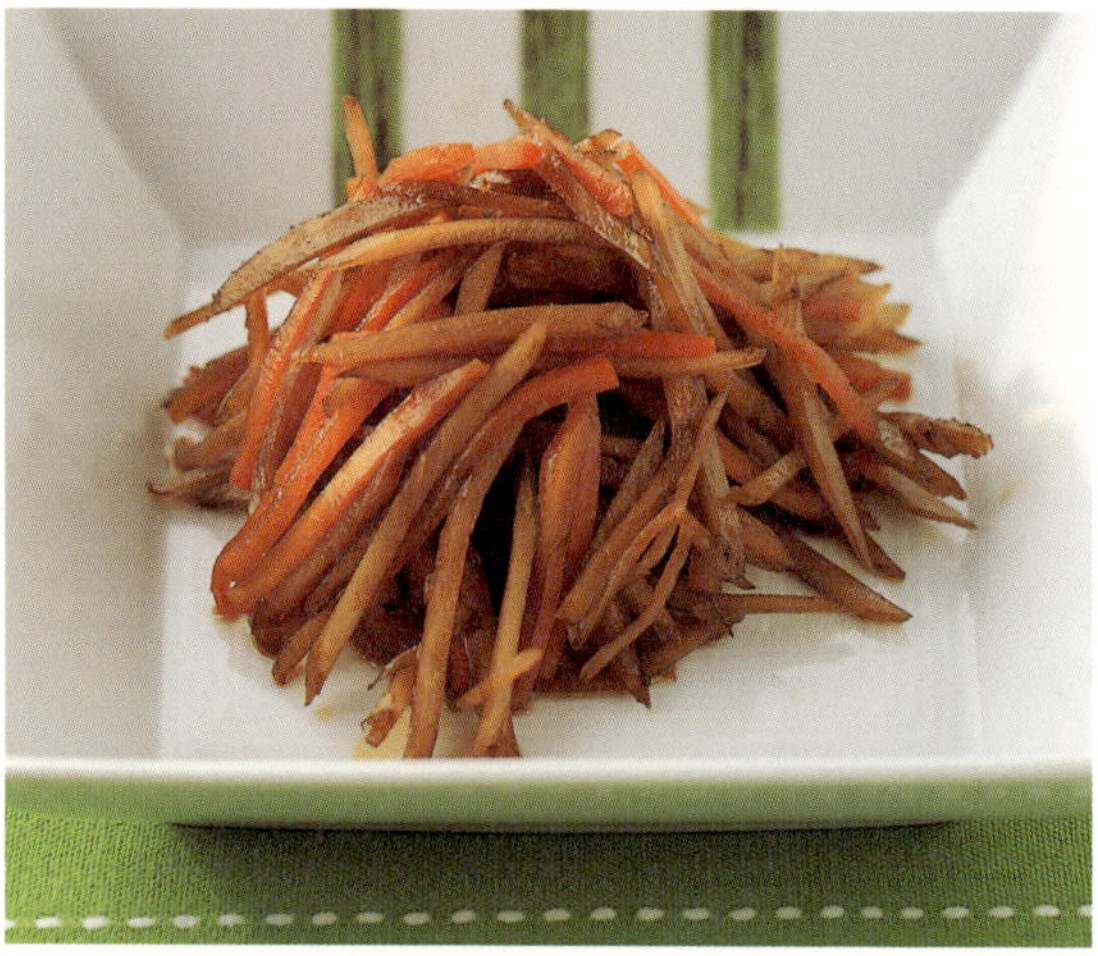

ささがきではなく、細切りに

ごぼうはささがきにすると薄すぎて噛み切りにくくなります。

ごぼうは、3㎜厚さの斜め切りにして繊維を断ち切ります。それをさらに3㎜幅の細切りにします。にんじんもごぼうと同様の切り方で3～4㎜幅の細切りにします。

圧力なべでやわらかく煮る

圧力なべを使うと短時間でやわらかく仕上がるので便利です。

なべで作る場合は、いためたあと、だしでやわらかく煮てから調味しましょう。

いりごまより、すりごまにする

義歯（入れ歯）の人は、すりごまのほうが食べやすく、それでも食べにくい人は使わないようにしましょう。

牛肉を加えると食べやすい

ごぼうとにんじんだけだと口の中でまとまりにくい場合があります。牛もも薄切り肉を3㎝角に切って加えると口の中で全体がまとまるので食べやすくなります。

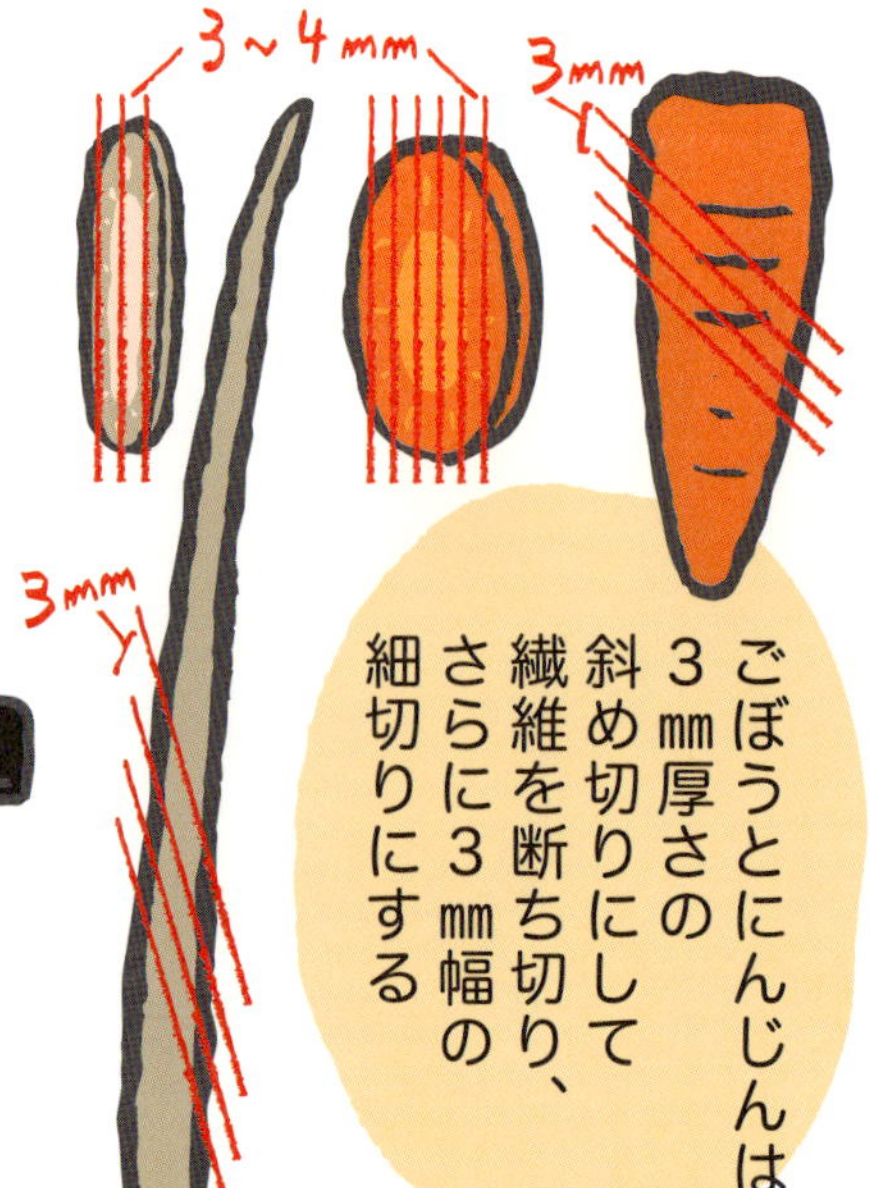
3～4mm
3mm
3mm
ごぼうとにんじんは3㎜厚さの斜め切りにして繊維を断ち切り、さらに3㎜幅の細切りにする

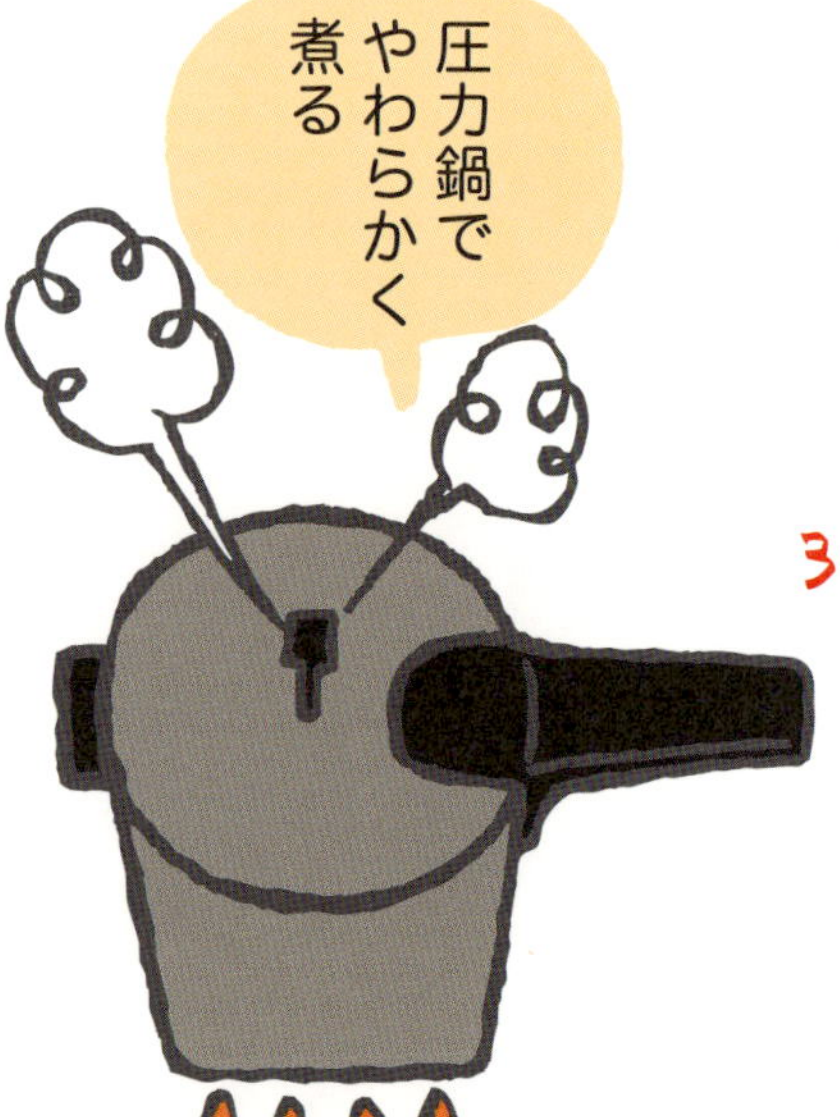
圧力鍋でやわらかく煮る

副菜

ひじきの煮物

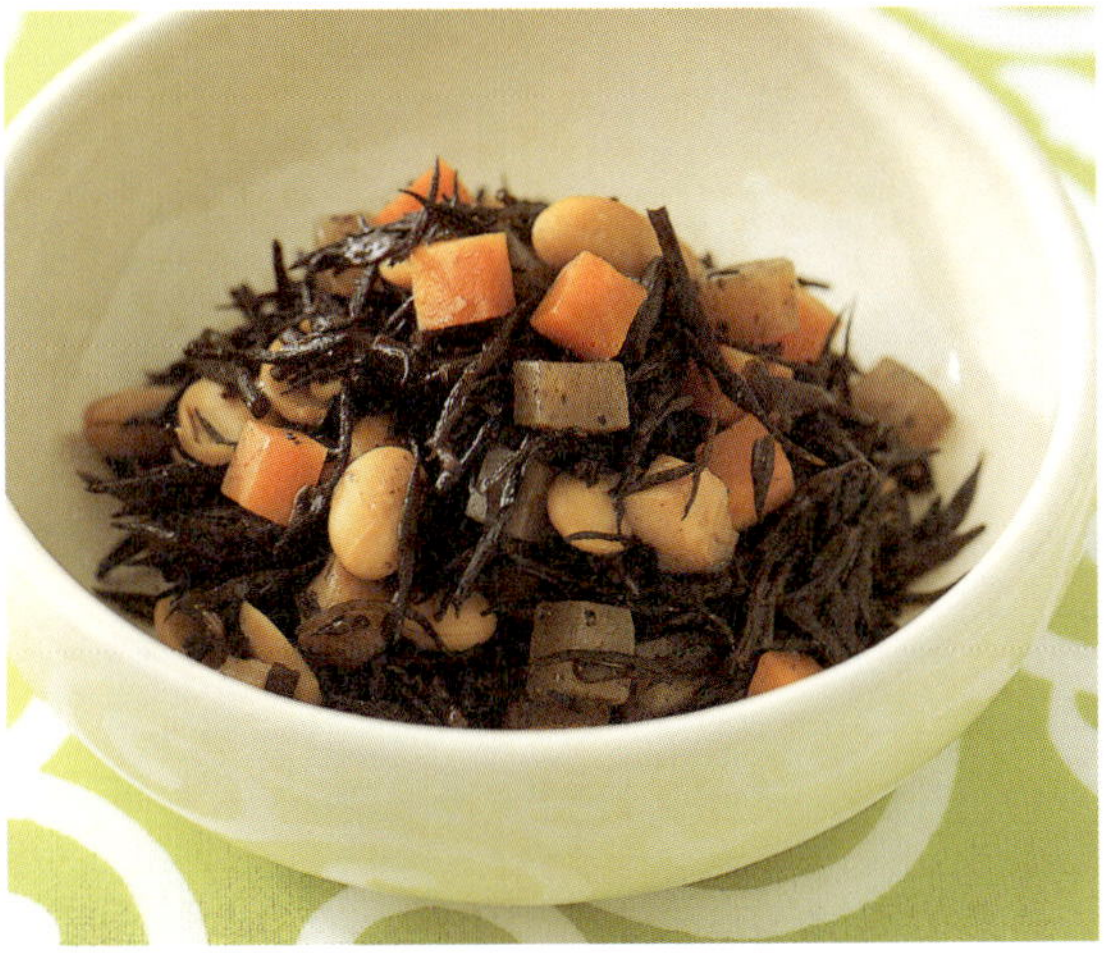

芽ひじきを使うか、長ひじきを1～2㎝長さに刻む

芽ひじきならもどすだけで切らずにそのまま使えて便利です。長ひじきを使う場合は、水でもどしたら1～2㎝長さに刻みます。

にんじん、こんにゃく、しいたけは、ひじきの長さに合わせて1㎝角に切りましょう。ゆで大豆を加える場合は、薄皮を除きます。

やわらかく煮る

煮汁を多めにしてじっくりやわらかくなるまで煮ましょう。

飲み込みにくいときは白あえの衣であえると、まとまるので飲み込みやすくなります。

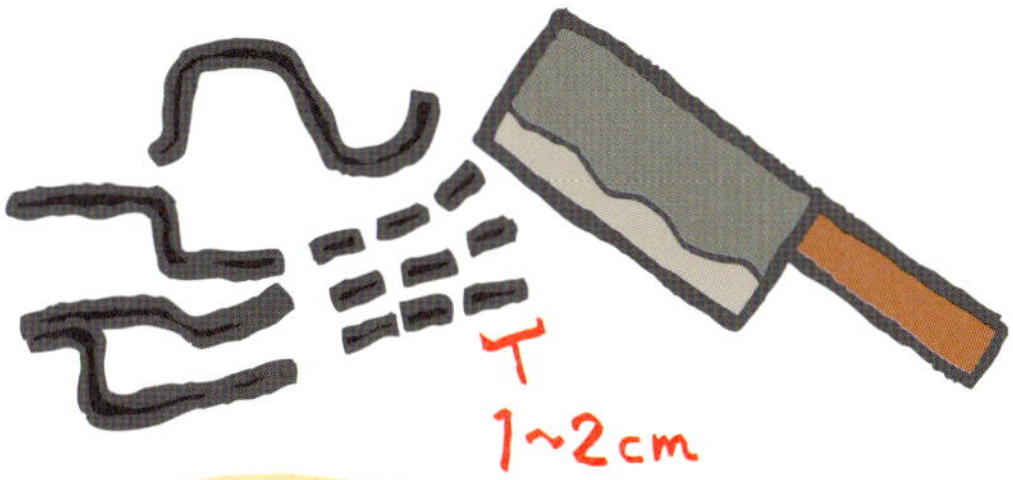
1~2cm

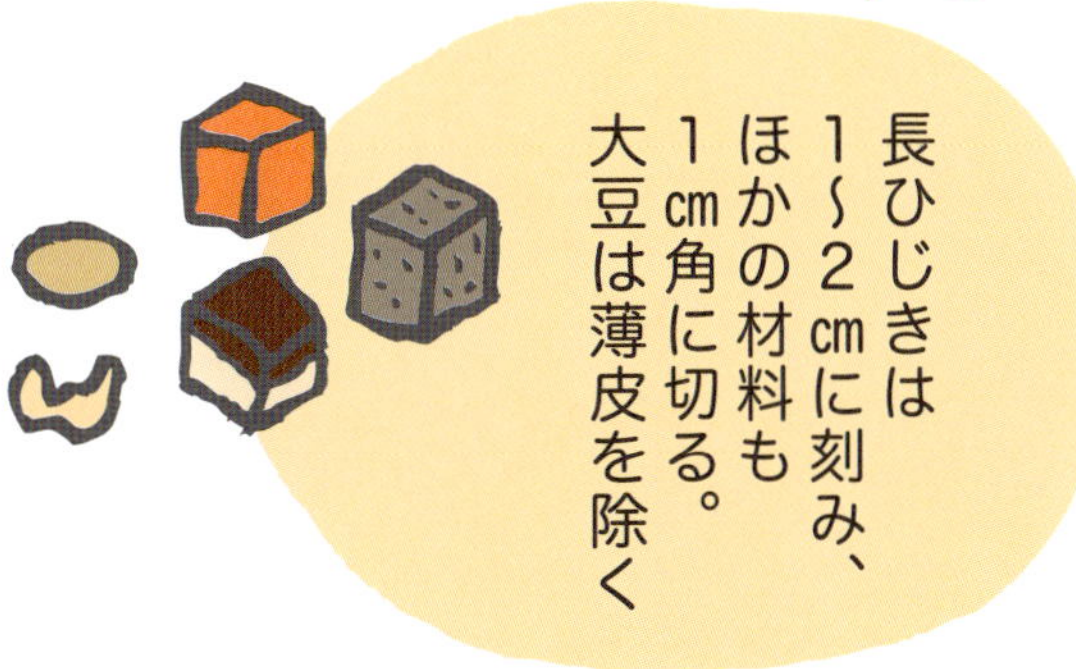
長ひじきは1～2㎝に刻み、ほかの材料も1㎝角に切る。大豆は薄皮を除く

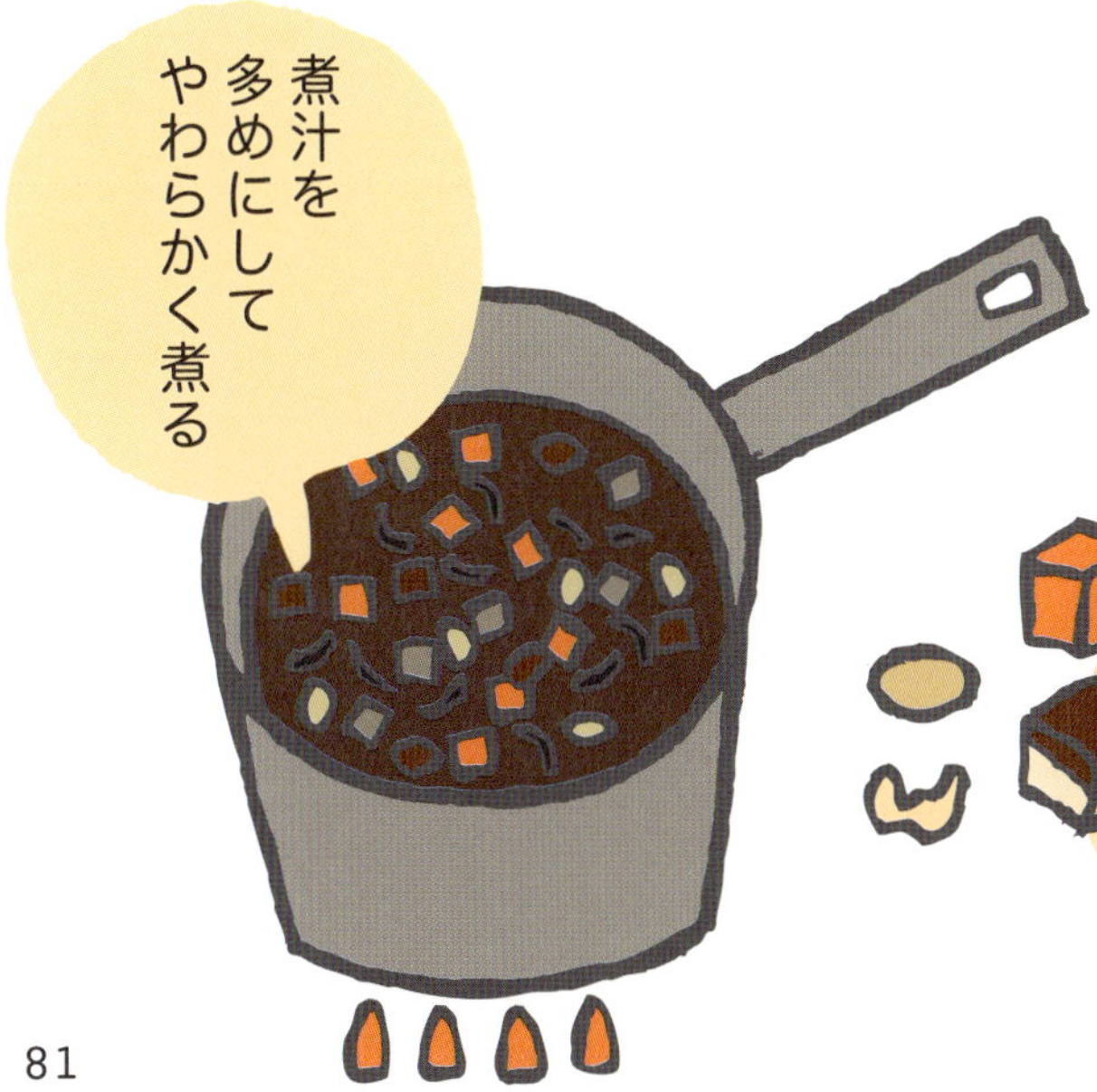
煮汁を多めにしてやわらかく煮る

副菜
お浸し

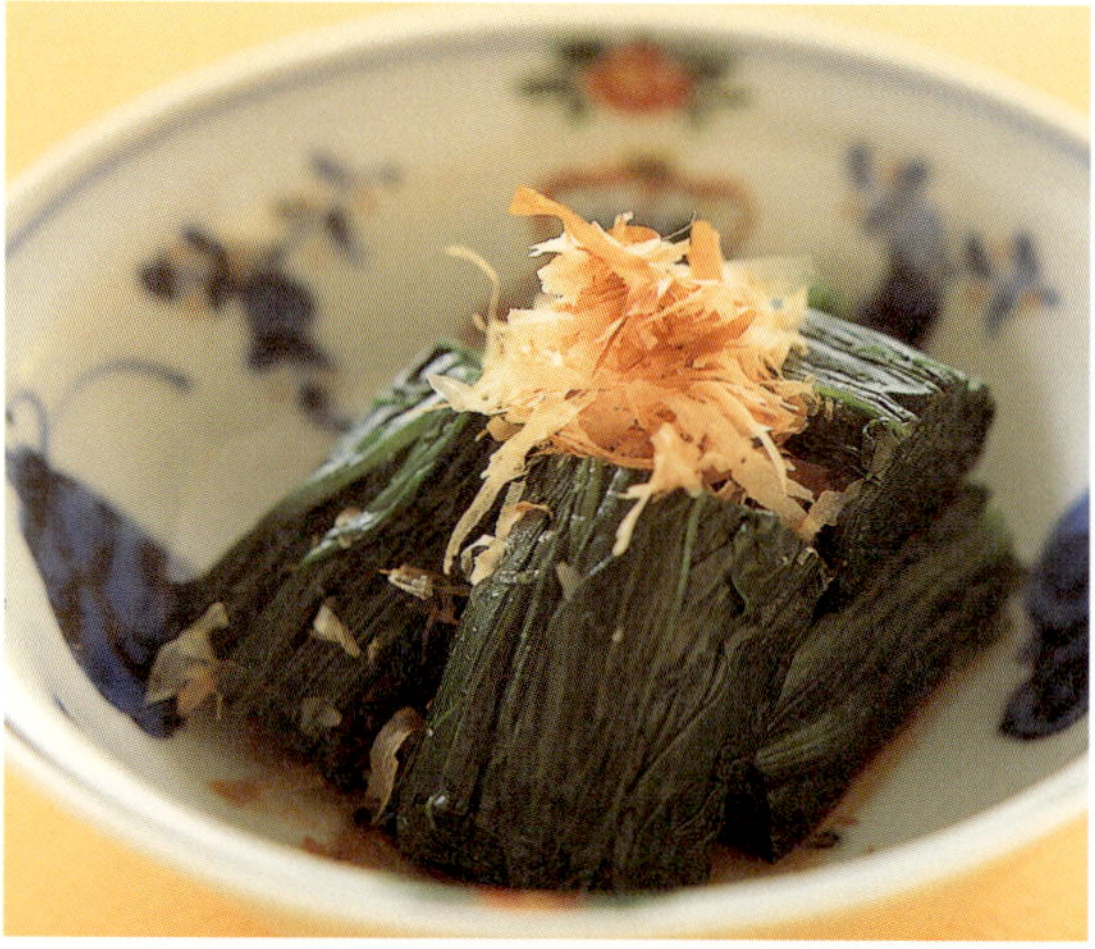

やわらかくゆでる

素材は食べやすいやわらかさにゆでましょう。葉物類の場合、茎と葉に切り分けて、まずは茎の部分からやや長めにゆでたあと、葉の部分を加えて葉がやわらかくなるまでゆでましょう。

茎は葉より繊維が多くて噛み切りにくいので、食べにくい場合は、葉のみを使いましょう。

噛みやすいように厚みを作る

薄くてペラペラな葉は噛み切りにくいので、端からクルクル丸めて2～3㎝幅の小口切りにして厚みを作ると噛めるので食べやすくなります。これをのりで巻くと見場がよく仕上がります。

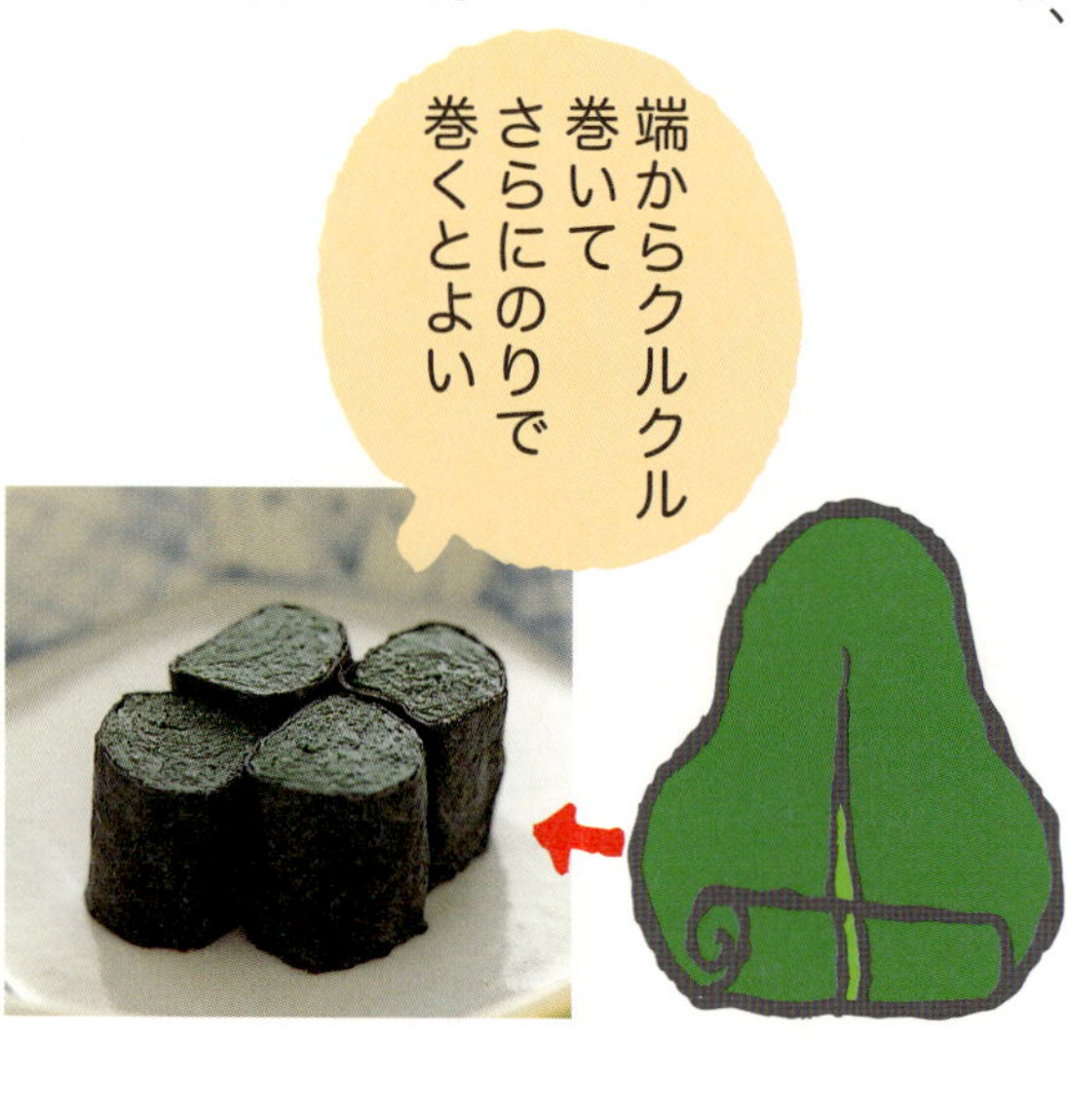
端からクルクル巻いてさらにのりで巻くとよい

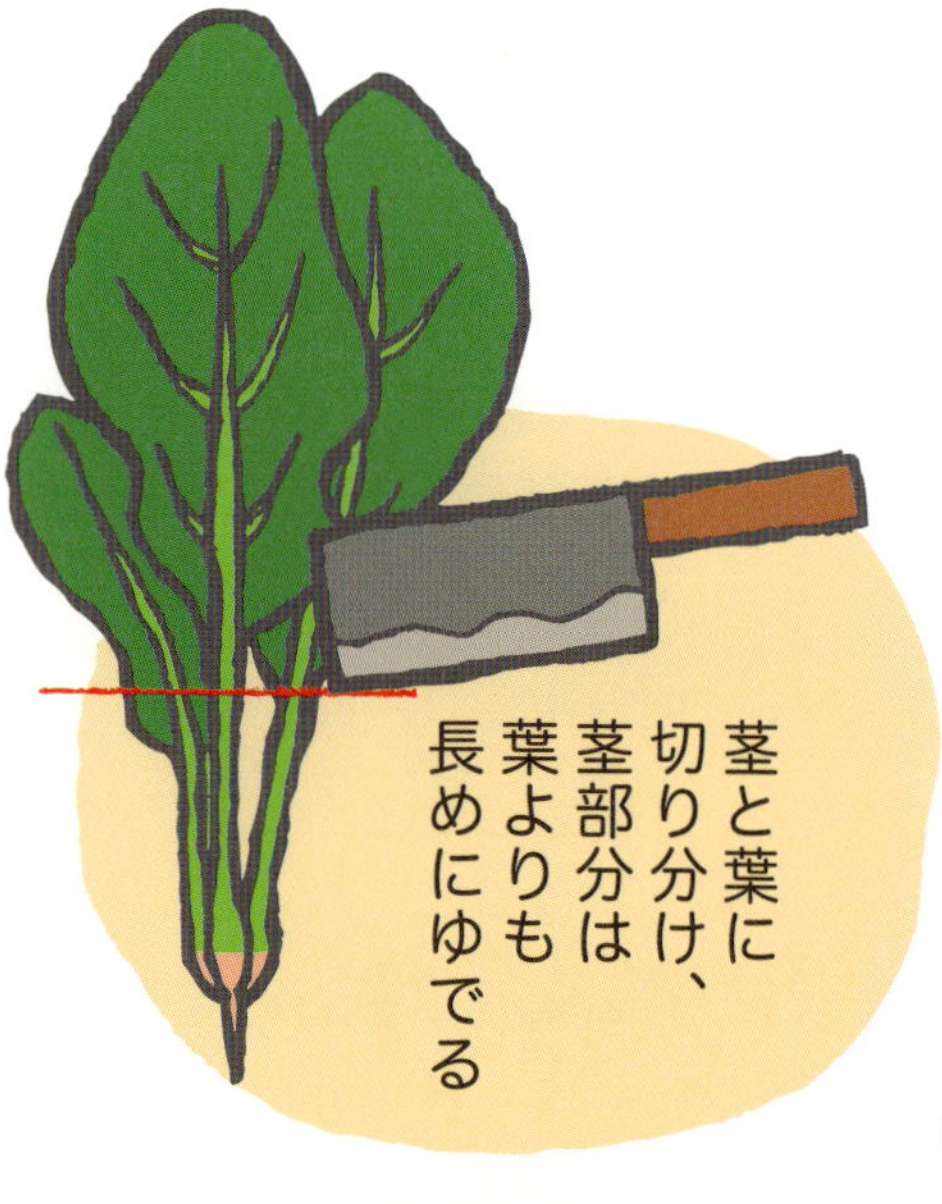
茎と葉に切り分け、茎部分は葉よりも長めにゆでる

副菜

あえ物

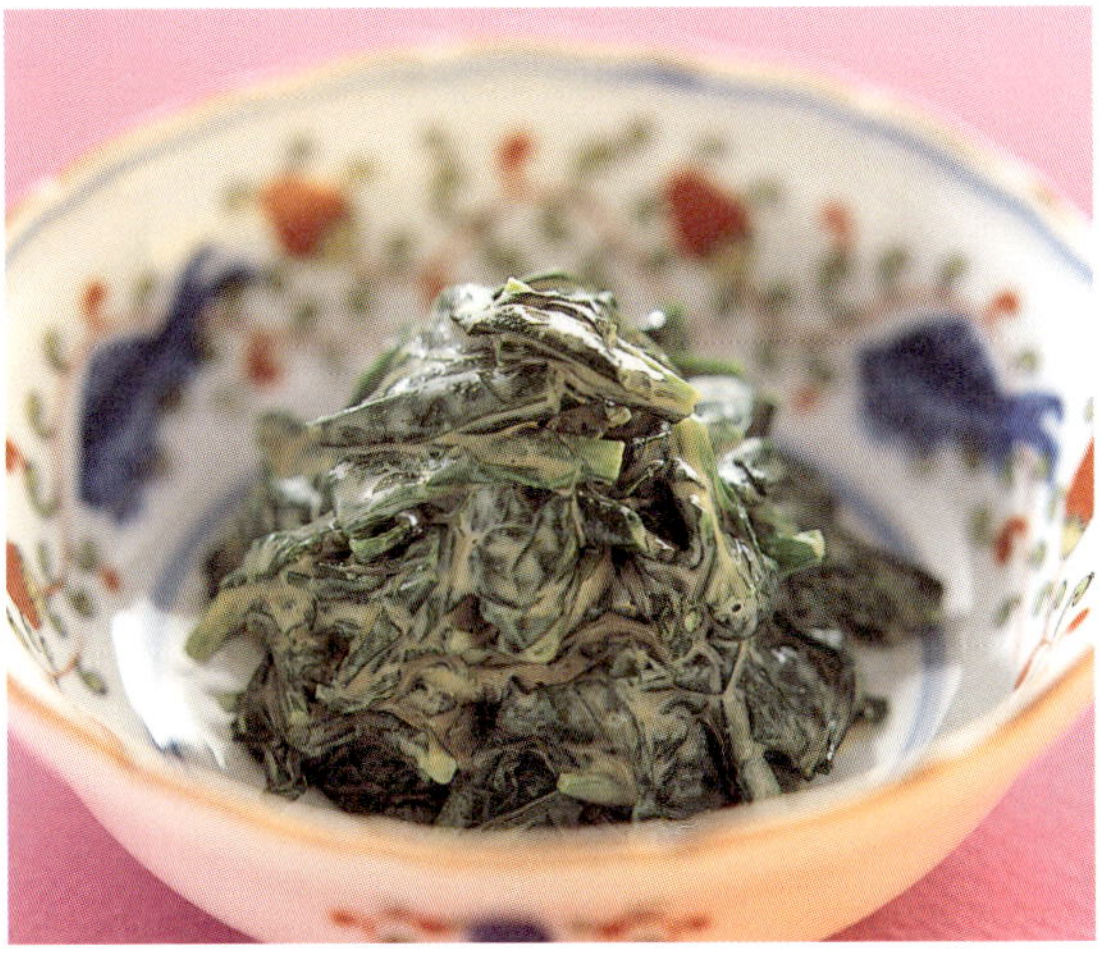

やわらかくゆでる

素材は、お浸しの場合と同様で、食べやすいやわらかさにゆでましょう。

なめらかな衣が食べやすい

あえ衣はクリームタイプのなめらかなものがよいでしょう。

ごまあえは、ごま粒が義歯（入れ歯）との間に挟まるととても痛いので、練りごまにすると安心して食べられます。

このほか豆腐を使った白あえや、わさびあえ、ピーナッツあえなどのクリームタイプの衣にすれば、食べやすいでしょう。

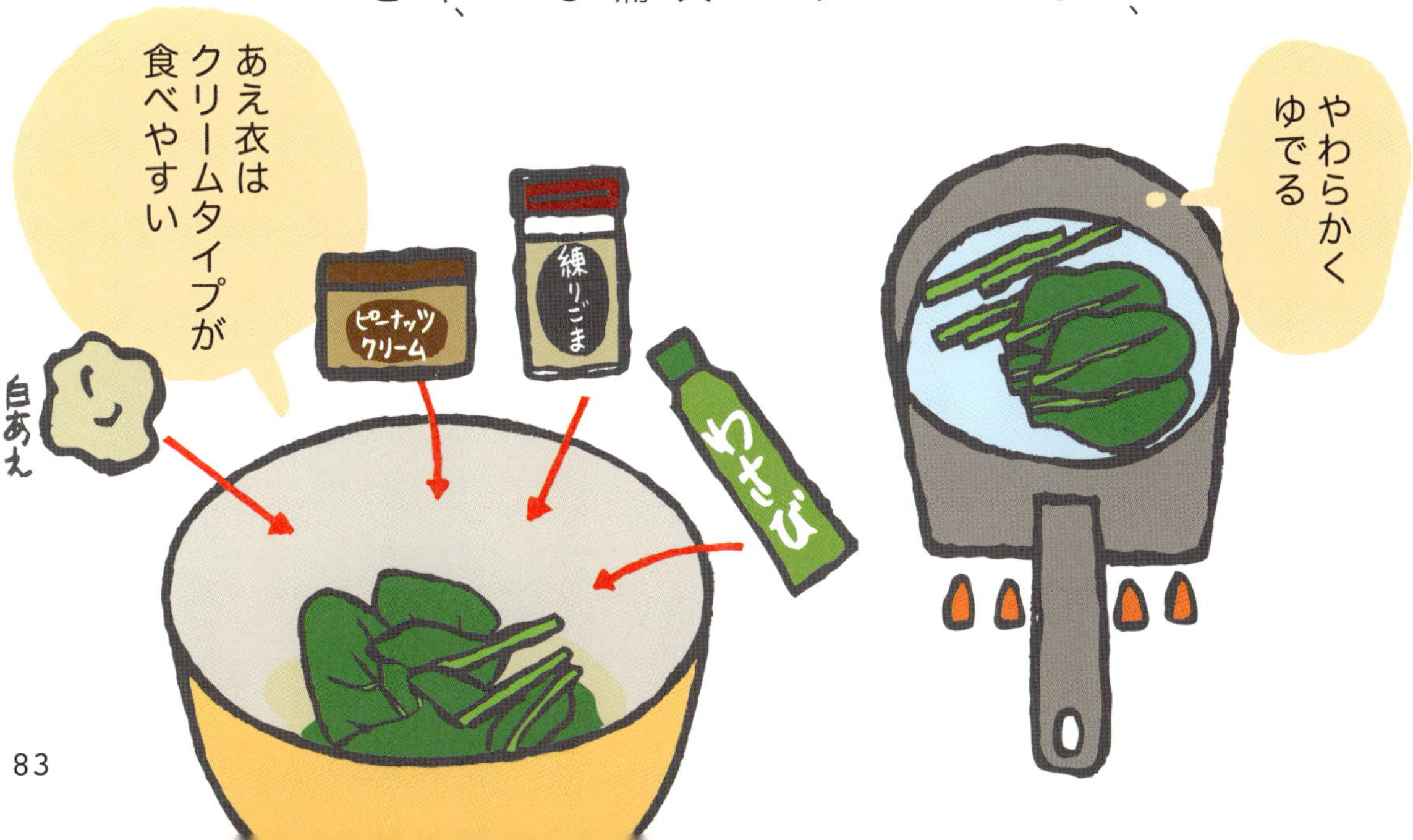
やわらかくゆでる
あえ衣はクリームタイプが食べやすい
練りごま
ピーナッツクリーム
わさび
白あえ

副菜 酢の物

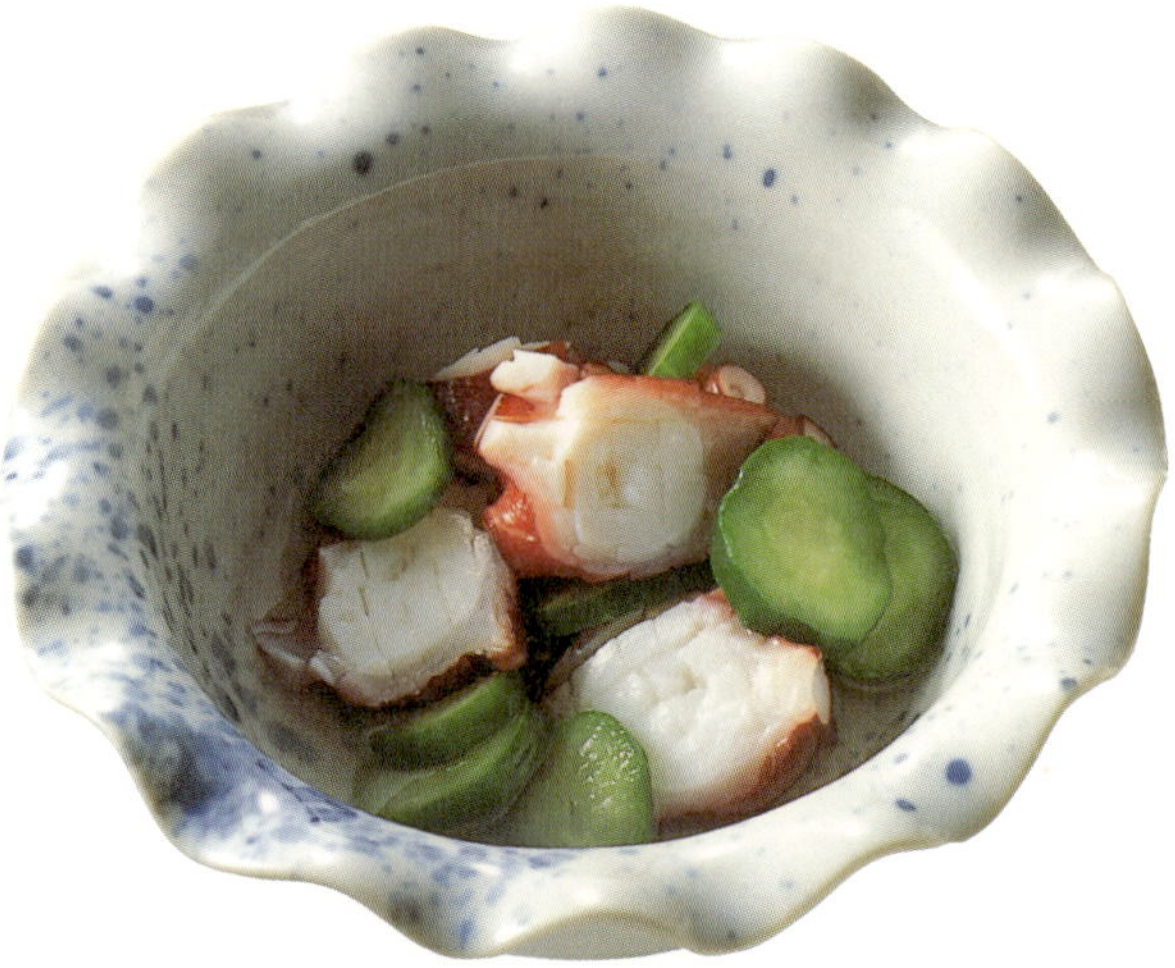

三杯酢をだしでうすめたり、酢を軽く沸かしたりする

酢の酸味が強いと、におうだけでむせたりします。三杯酢をだしでうすめるとよいでしょう。

また、酢を軽く沸かすと酸味がほどよくとびます。

ところてんは、酢じょうゆ味より、黒みつで食べるとむせないので安心です。

5～8㎜厚さに切ったり、切り目を入れたりする

きゅうりや大根などは、あまり薄く切らずに、5～8㎜厚さに切りましょう。なますの場合も、2～3㎜幅のなます切りがよいでしょう。

かぶを菊花かぶにしたり、きゅうりを蛇腹切り（92ページ参照）にしたりすると、食べやすくなるうえに、見た目もよくなります。

タコも細かく切り目を入れると食べられる場合があります。

わかめはやわらかくなるまでしっかり水に浸してもどしましょう。

もずくは誤嚥しやすい

もずく酢は、もずくがドロッとかたまって、そのままのどの奥に入って誤嚥してしまうので、飲み込みにくい人にはおすすめできません。大好物でどうしても食べたい場合は、2～3㎝長さに切り、家族が見守る中で食べましょう。

酢の酸味が強いと
むせてしまうので、
三杯酢は
だしでうすめたり
酢を軽く沸かして
酸味をとばす

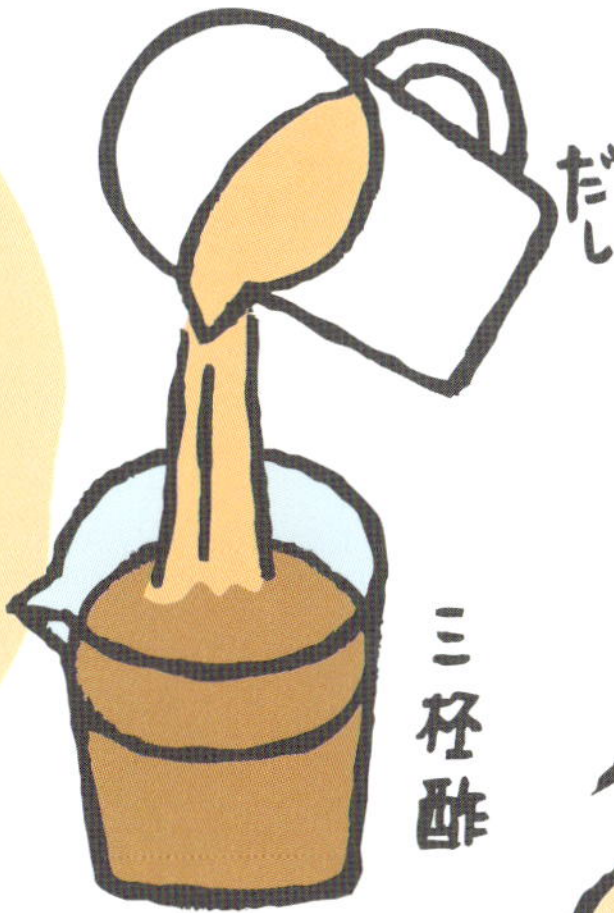

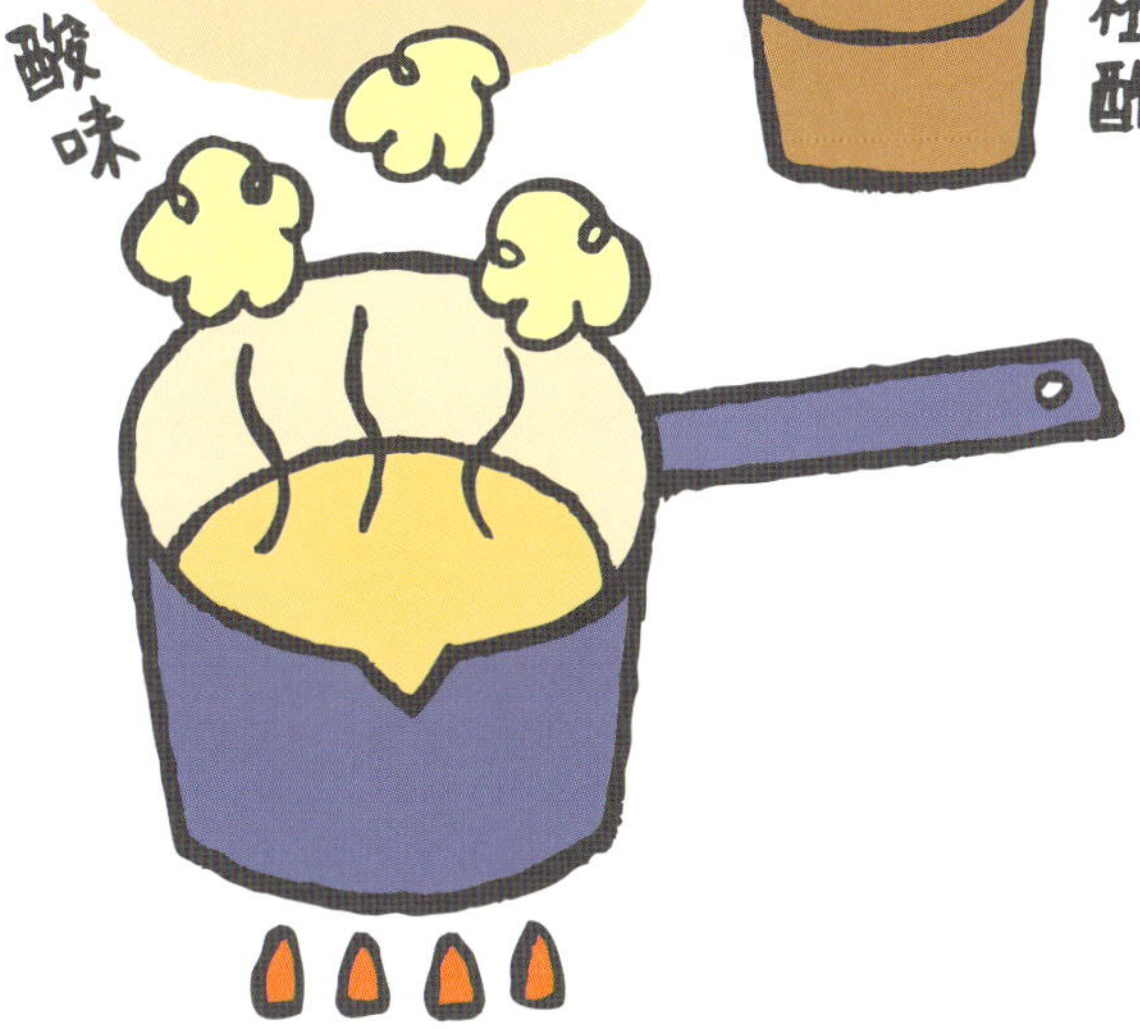

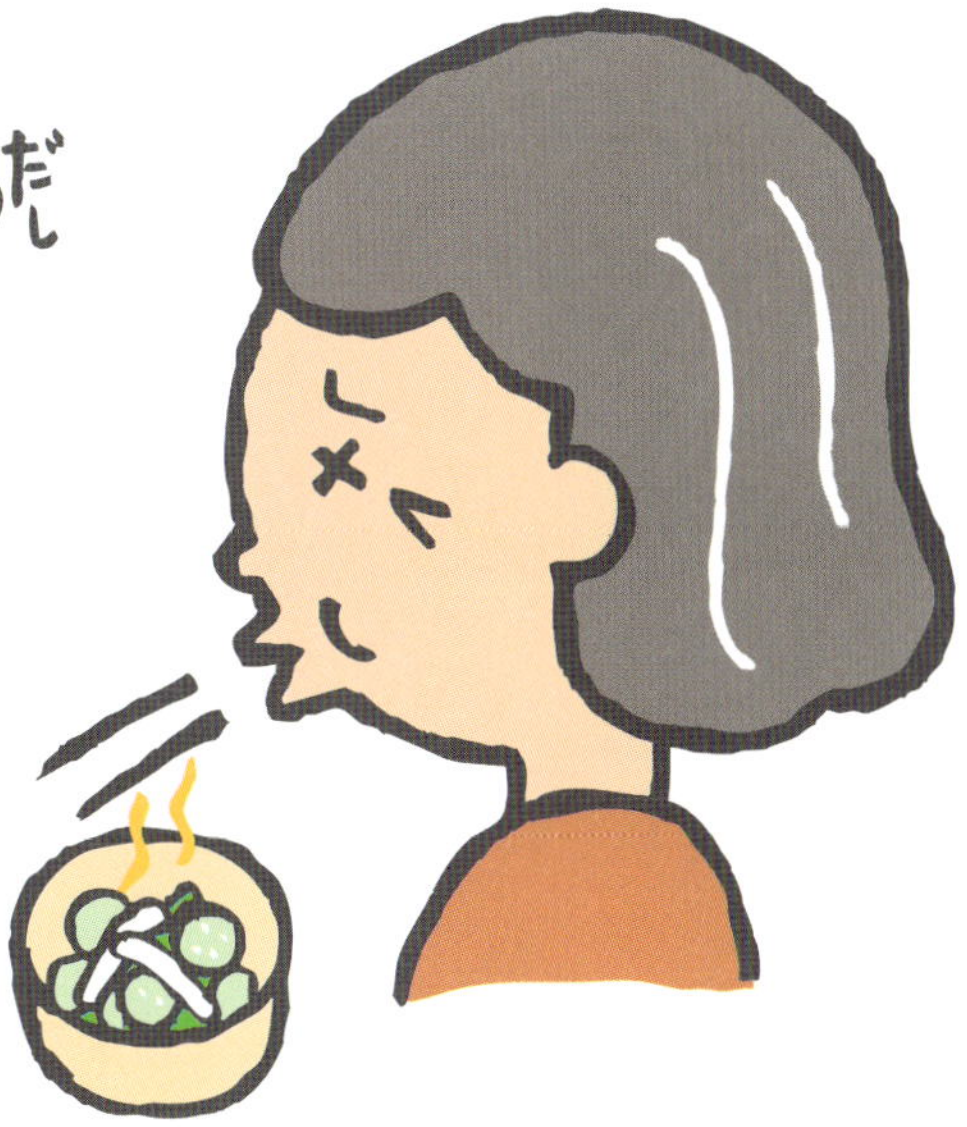

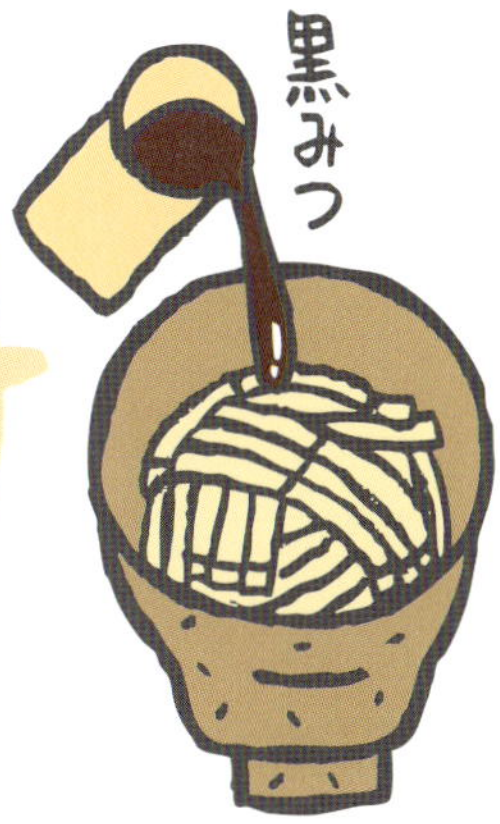

ところてんは
黒みつで！

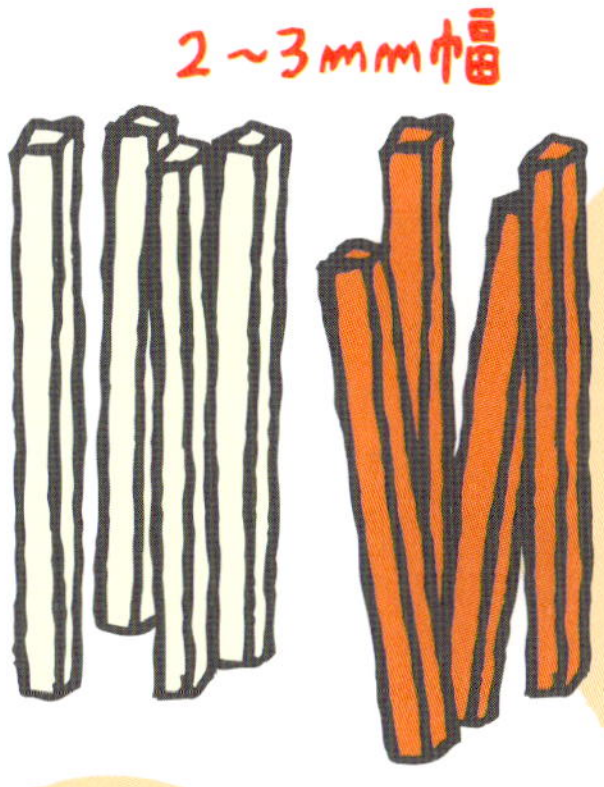

あまり薄く切らない。
きゅうりや大根は
5〜8㎜厚さ
なますは
2〜3㎜幅に切る

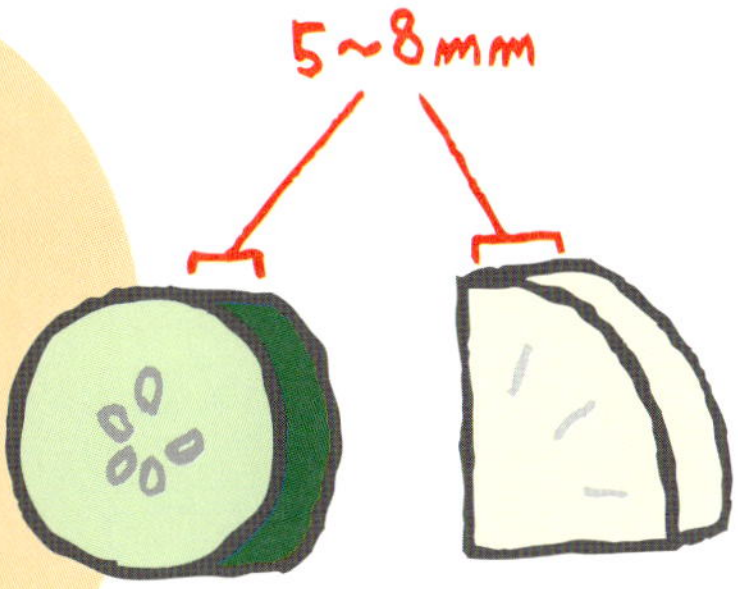

かぶを
菊花切り
にしたり、
きゅうりを
蛇腹切りに
すると
食べやすい

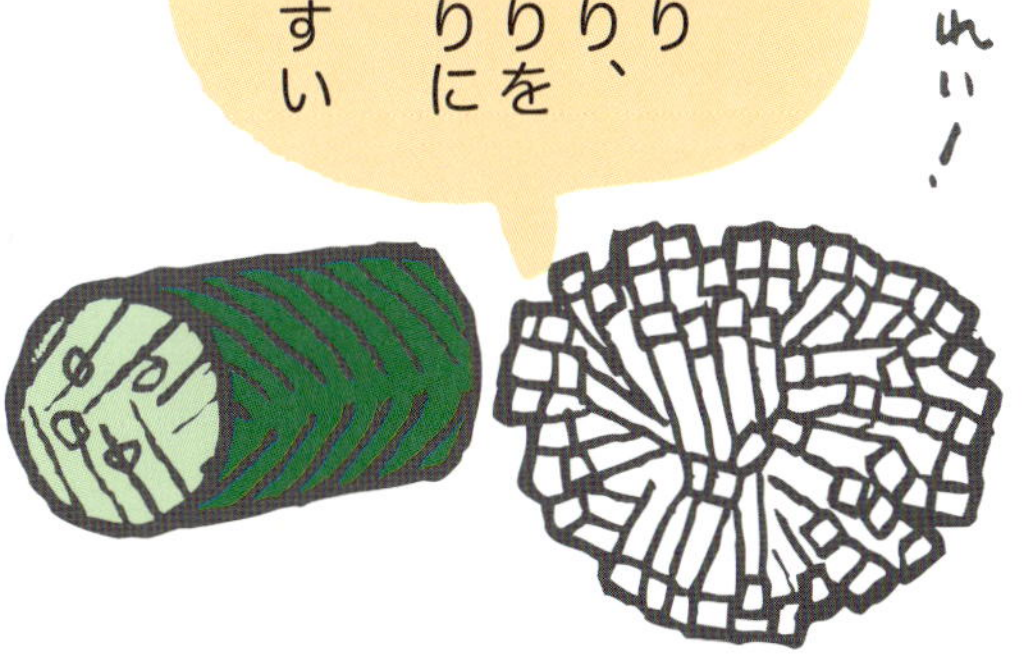

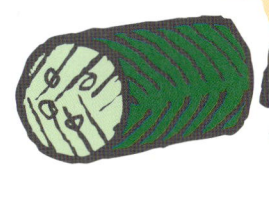

タコは細かく
切り目を入れれば
食べられることも
ある

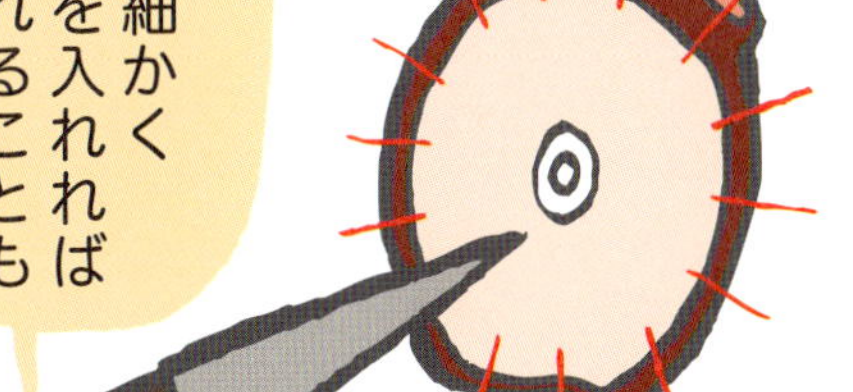

副菜

サラダ・生野菜

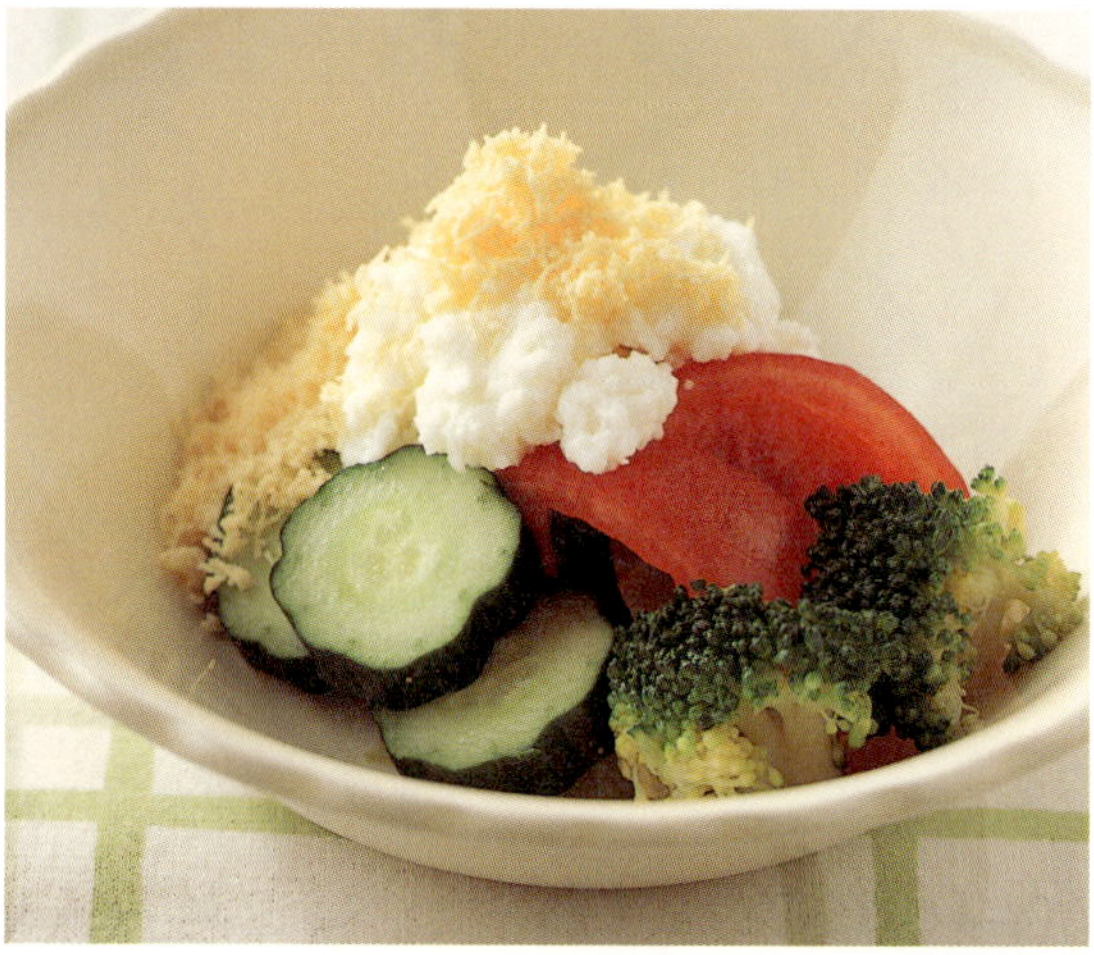

それぞれの具に食べやすいくふうをする

生の野菜の食感やサッパリとした味わいをそこなわないようにして下ごしらえしましょう。

そのほかの具も食べやすいくふうをすれば、いろいろ楽しめます。

サラダの具の扱い方

レタス

薄くて食べにくいが、ツナ缶をマヨネーズであえたものやチーズを芯にして巻いて厚みを持たせると食べやすくなる。

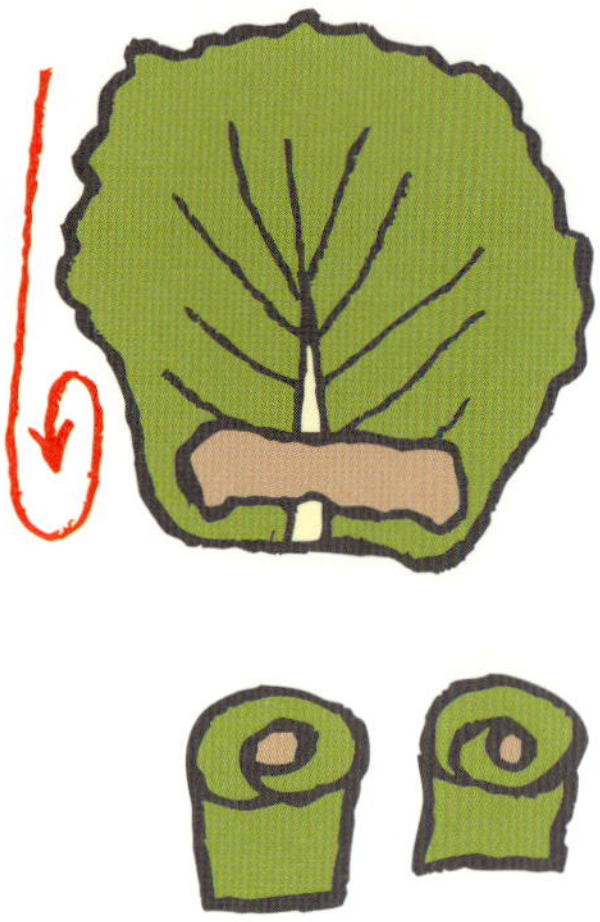

キャベツ

生ではかたくて食べにくく、せん切りにしても薄くて食べにくい。やわらかくゆでて端から巻いて厚みを持たせたり、芯に好きな食材を入れて巻いて厚みを持たせたりするとよい。

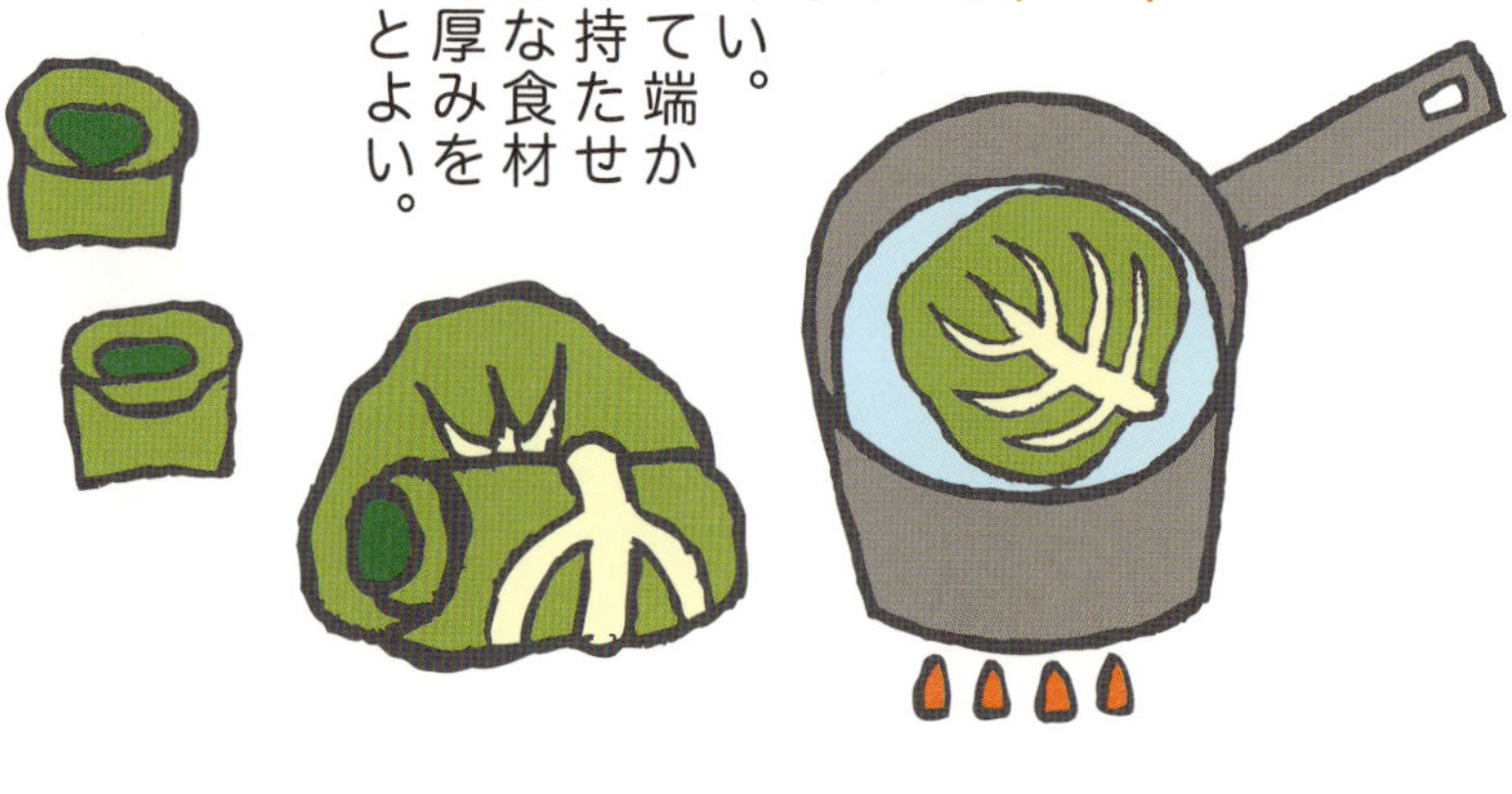

トマト

皮が噛み切りにくいので、湯むき（丸ごと湯にさっと浸すと皮がはじけ、皮がむきやすくなる）して除く。

くし形に切るか、この大きさでは食べにくい人は８㎜角に切る。

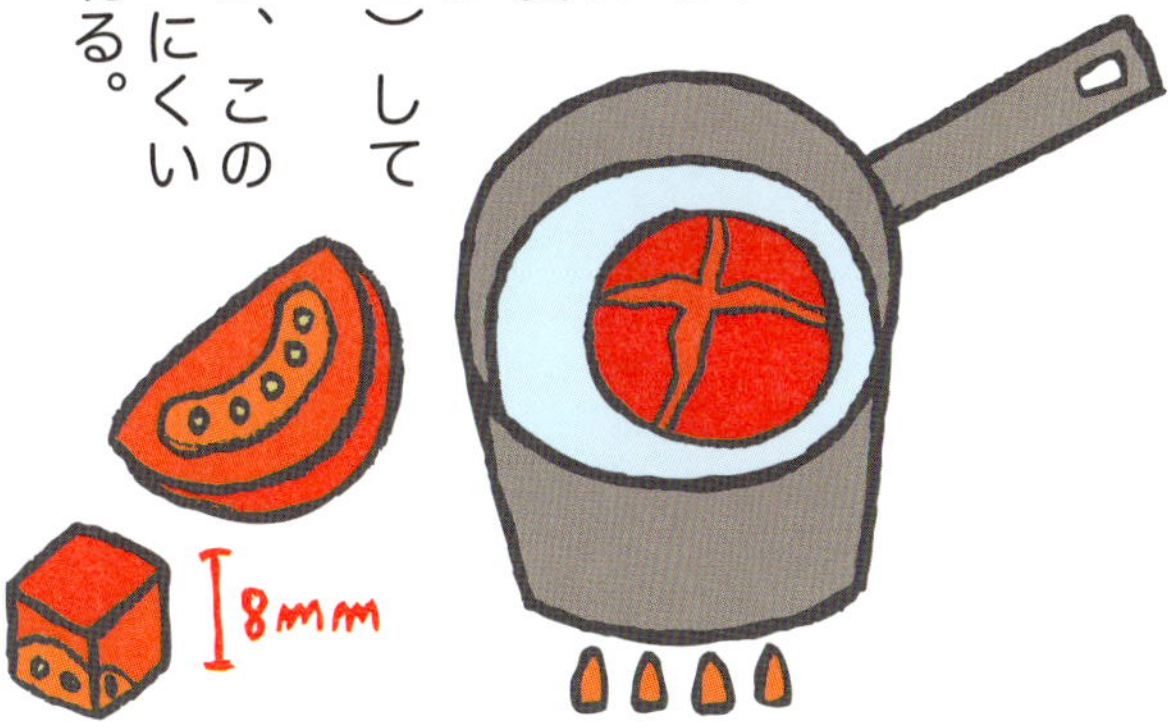

きゅうり

小口切りは薄く切りすぎると食べにくいので４～８㎜厚さに切る。さらに、切り目を数か所入れる（それでも食べにくい人は蛇腹切り）と食べやすくなる。

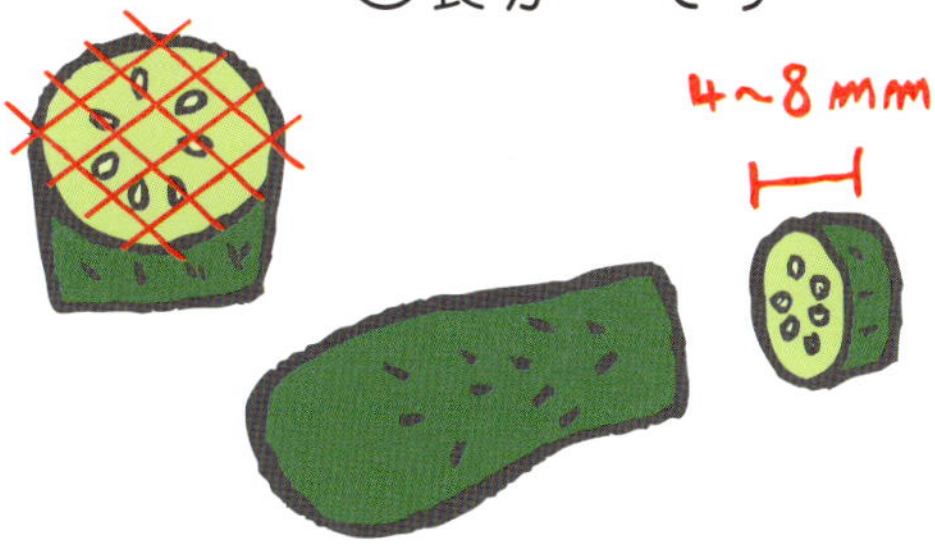

アスパラガス

根に近いかたい部分の皮をむき、やわらかくゆでて、１㎝幅に切る。

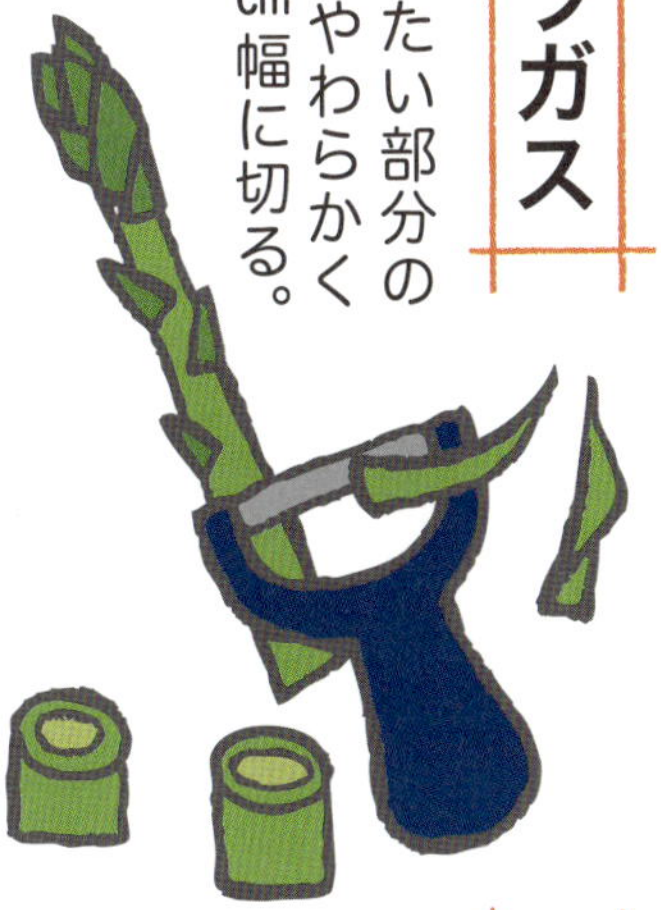

ブロッコリー

小さめの房に切り分けてやわらかくゆでる。

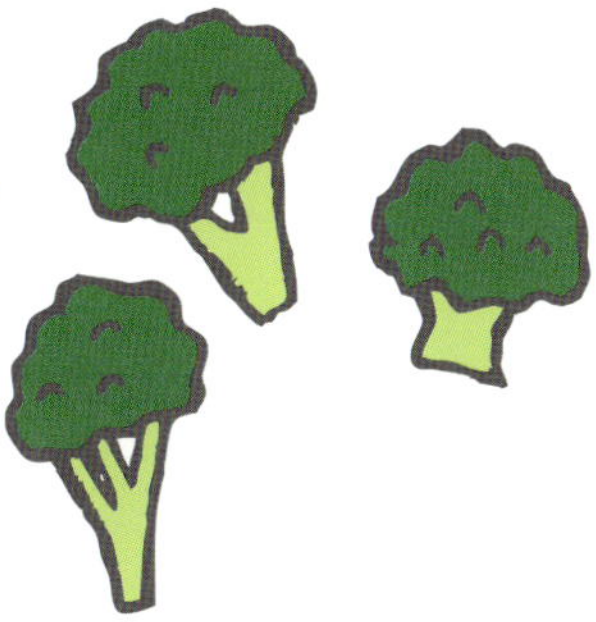

空豆・グリンピース

やわらかくゆでて薄皮をむく。半つぶしにしても食べやすい。

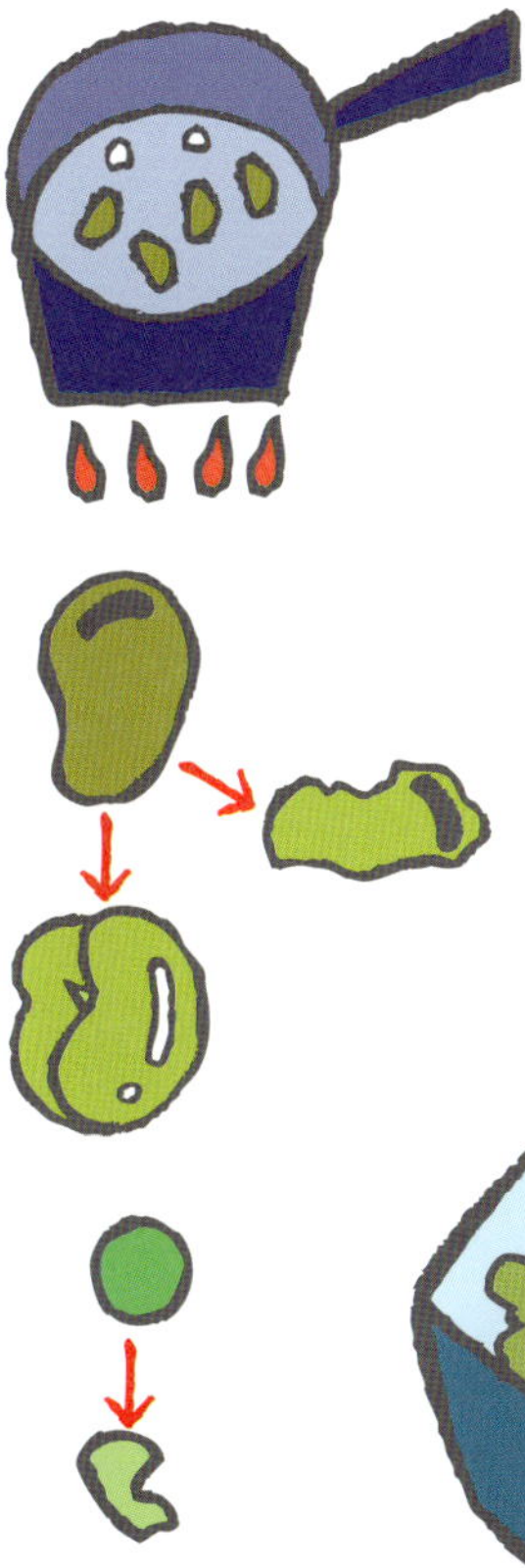

卵

かたゆでした卵は、卵白はプリプリして噛みにくく、卵黄はモサモサしているので飲み込みにくい。そのため、刻んでマヨネーズであえてまとめるとよい。卵黄と卵白に分けてそれぞれみじん切りにすると見た目もきれいなミモザサラダになる。温泉卵にして野菜とからめながら食べるのもよい。

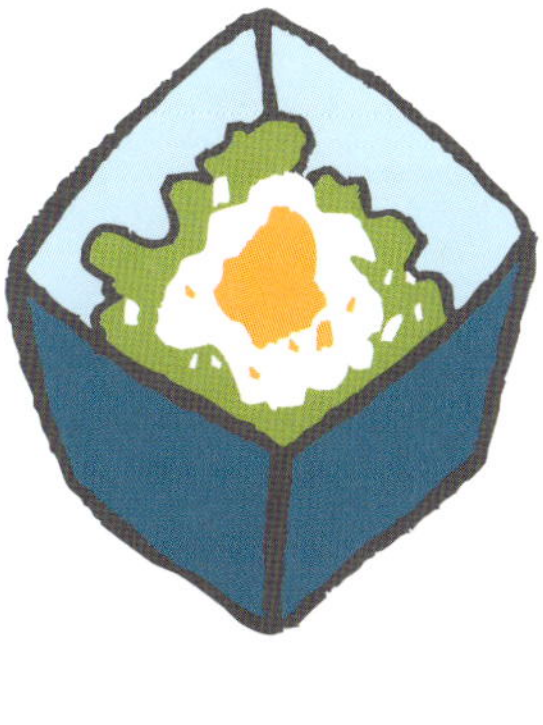

副菜

コロッケ

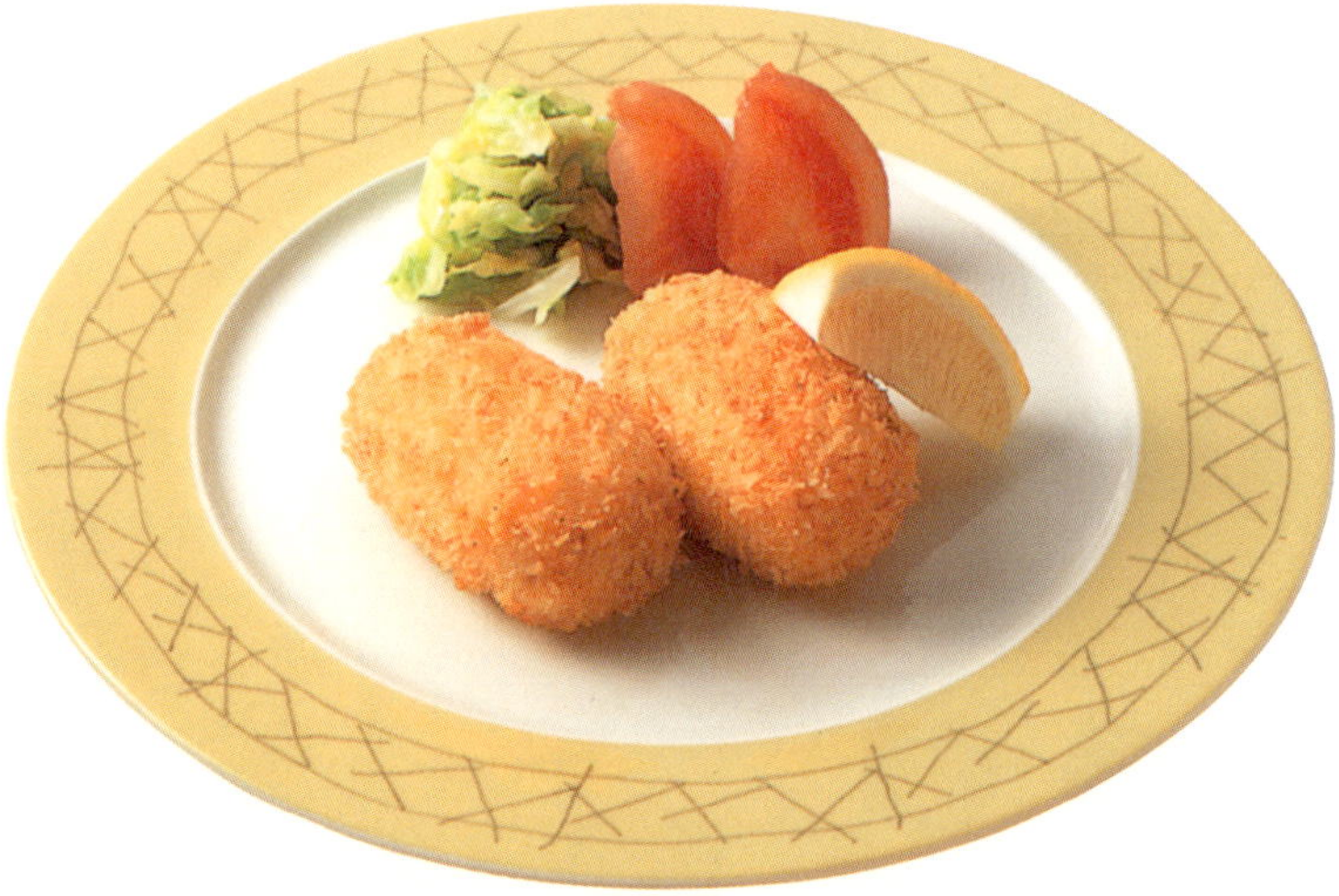

中身をやわらかく仕上げる

中身がトロリとしたクリームコロッケにすると食べよいでしょう。

ひき肉入りのじゃが芋コロッケにするときは、牛乳を多めに入れて形が整うくらいのやわらかさにして、いったん冷蔵庫で冷やしかためてから衣をつけて揚げるとよいでしょう。

衣をシットリさせる

サクサクした衣が飲み込みにくい人は、ソースをかけてしばらくおいてシットリさせると食べやすくなります。

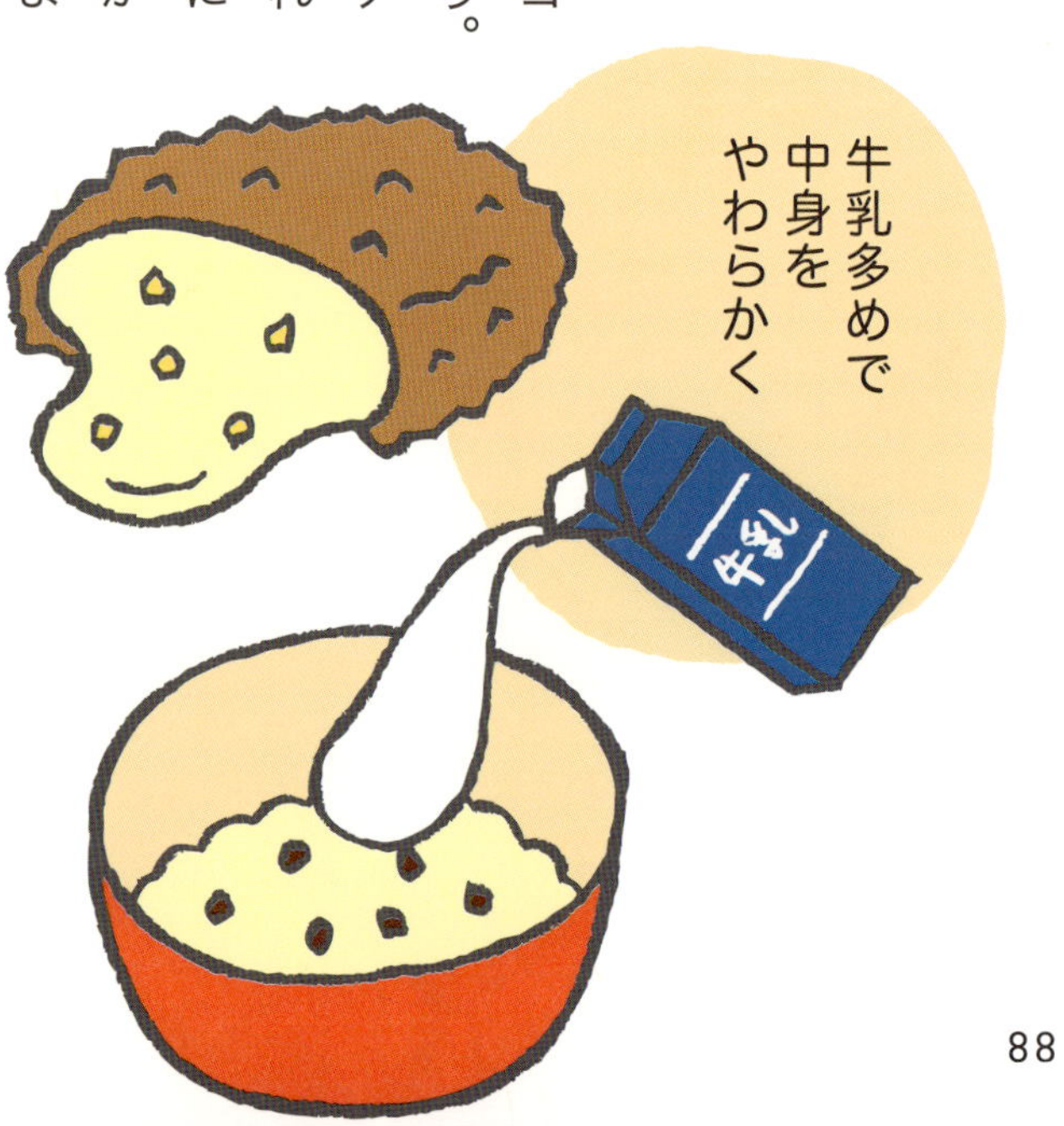
牛乳多めで中身をやわらかく

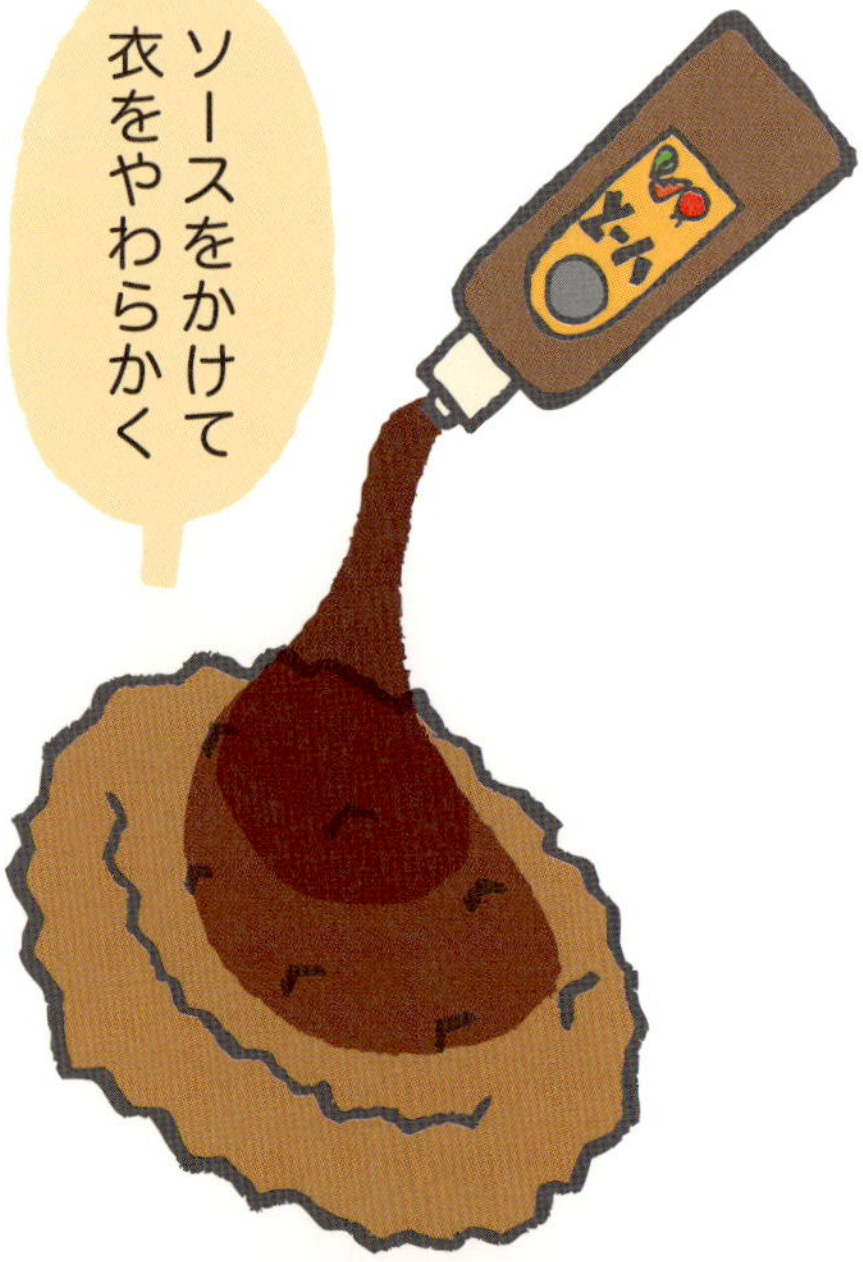
ソースをかけて衣をやわらかく

副菜

野菜の天ぷら

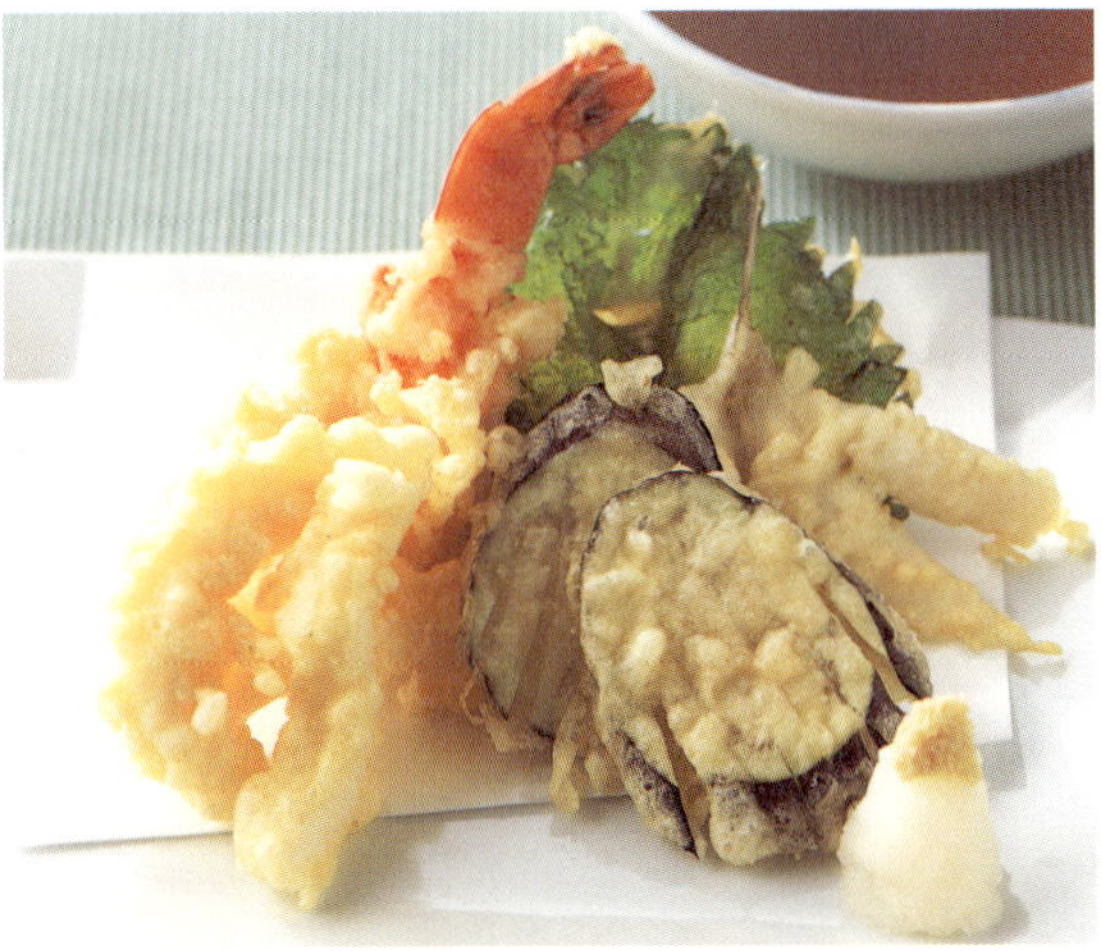

食べやすく切る

なすは5～8㎜厚さの斜め薄切りにして皮を切るように扇形に切り目を入れましょう。

青じそは葉脈に切り目を入れ、春菊などは葉先だけ使います。

かぼちゃやさつま芋は皮を除いて5㎜厚さに切ります。

玉ねぎは繊維に垂直に5㎜幅の輪切りか半月切りにします。

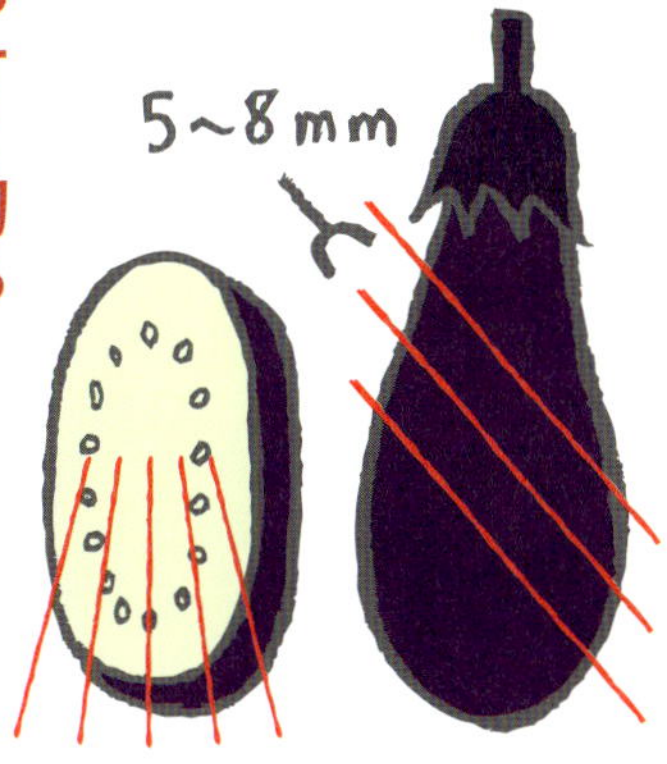

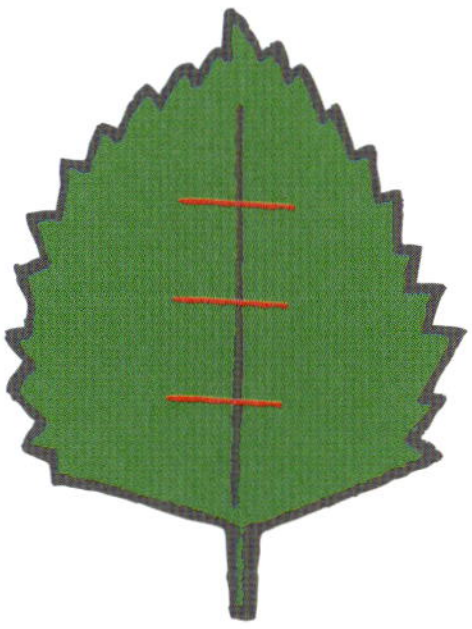

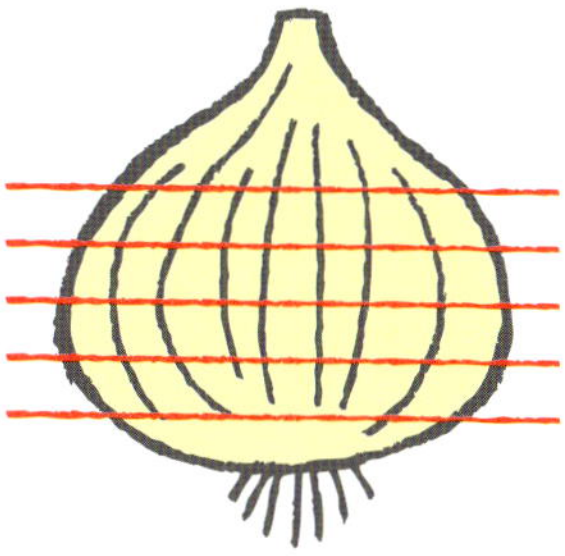

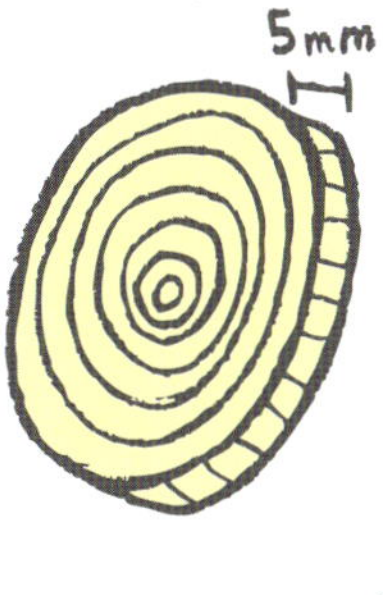

天つゆに浸しながら食べる

サクサクした衣が食べにくい人は、時間がたつと衣がやわらかくなるので、少しおくとよいでしょう。

あるいは、天つゆに浸して少しおいて衣をやわらかくしたり、天つゆにとろみをつけてからめるとさらに飲み込みやすくなります。

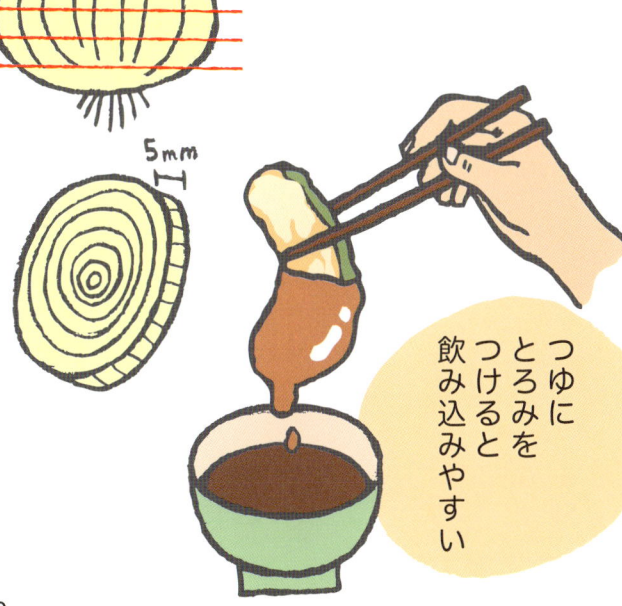

副菜
いため物

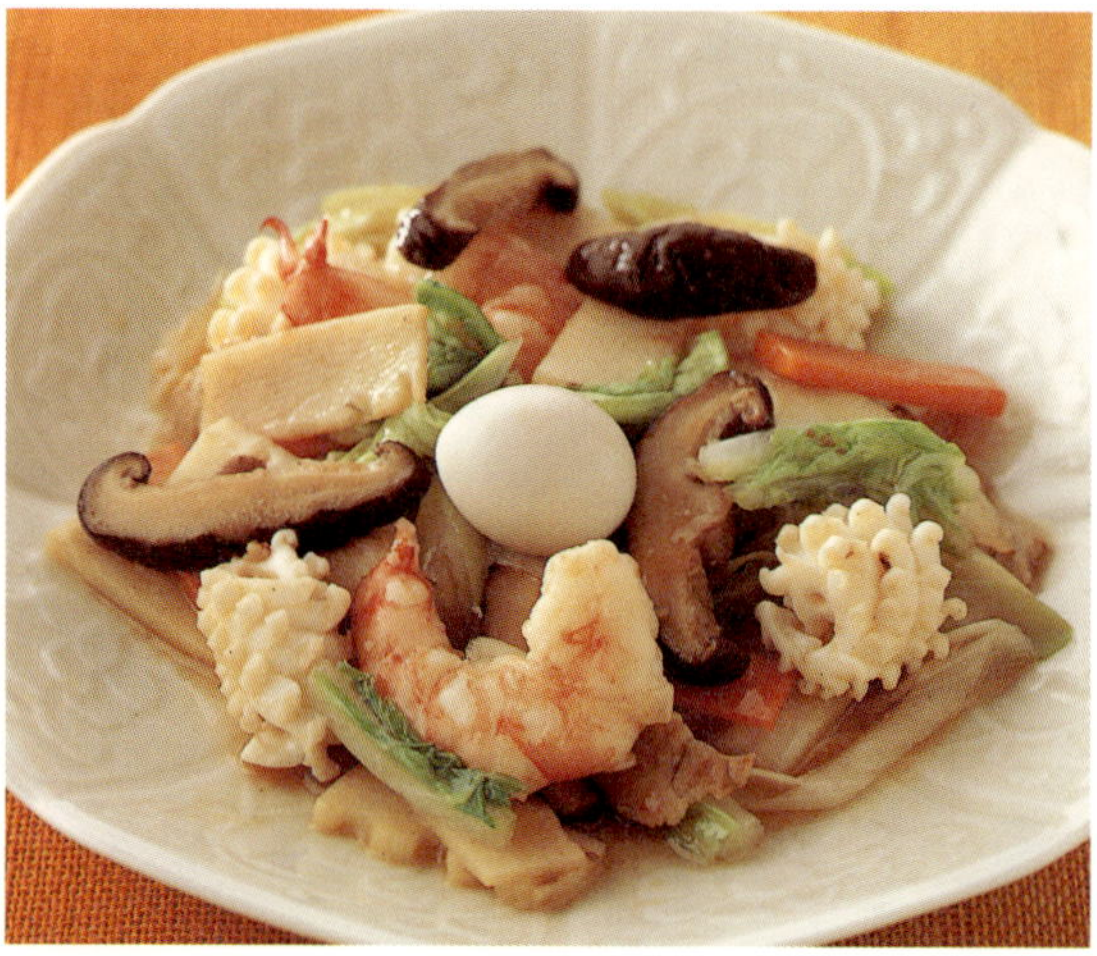

とろみをつけてまとめる

野菜いためは汁けがないので食べにくいことがあります。八宝菜などのように、調味液をからめてから水どきかたくり粉でとろみをつけてまとめると食べやすくなります。

　水どきかたくり粉を使わない場合は、材料をしっかりいためてから、ほぐした卵を最後に入れ全体がまとまったところで火を消すとよいでしょう。

下ゆでしてからいためる

　また、野菜などは、あらかじめやわらかく下ゆでしてからいためると食べやすくなります。

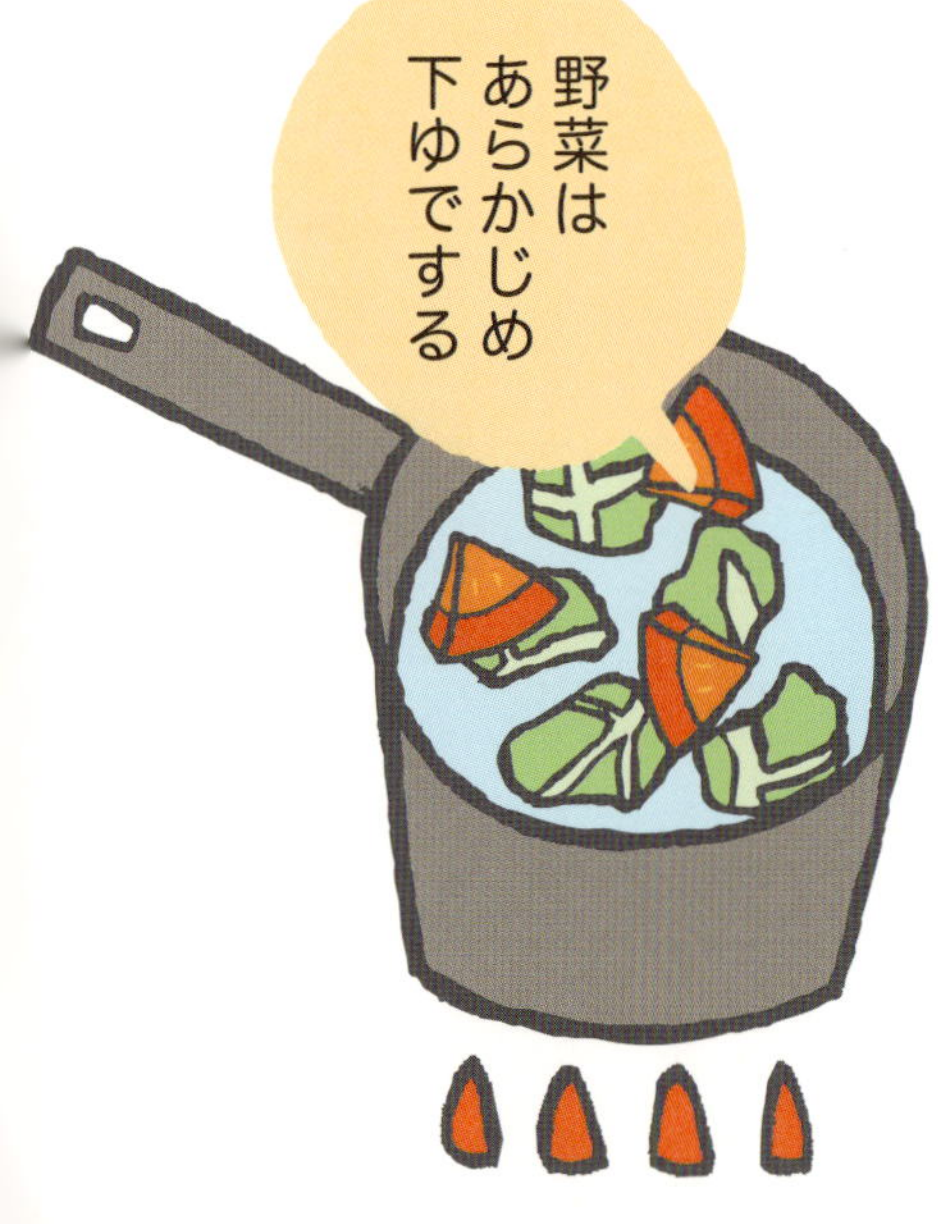
野菜は
あらかじめ
下ゆでする

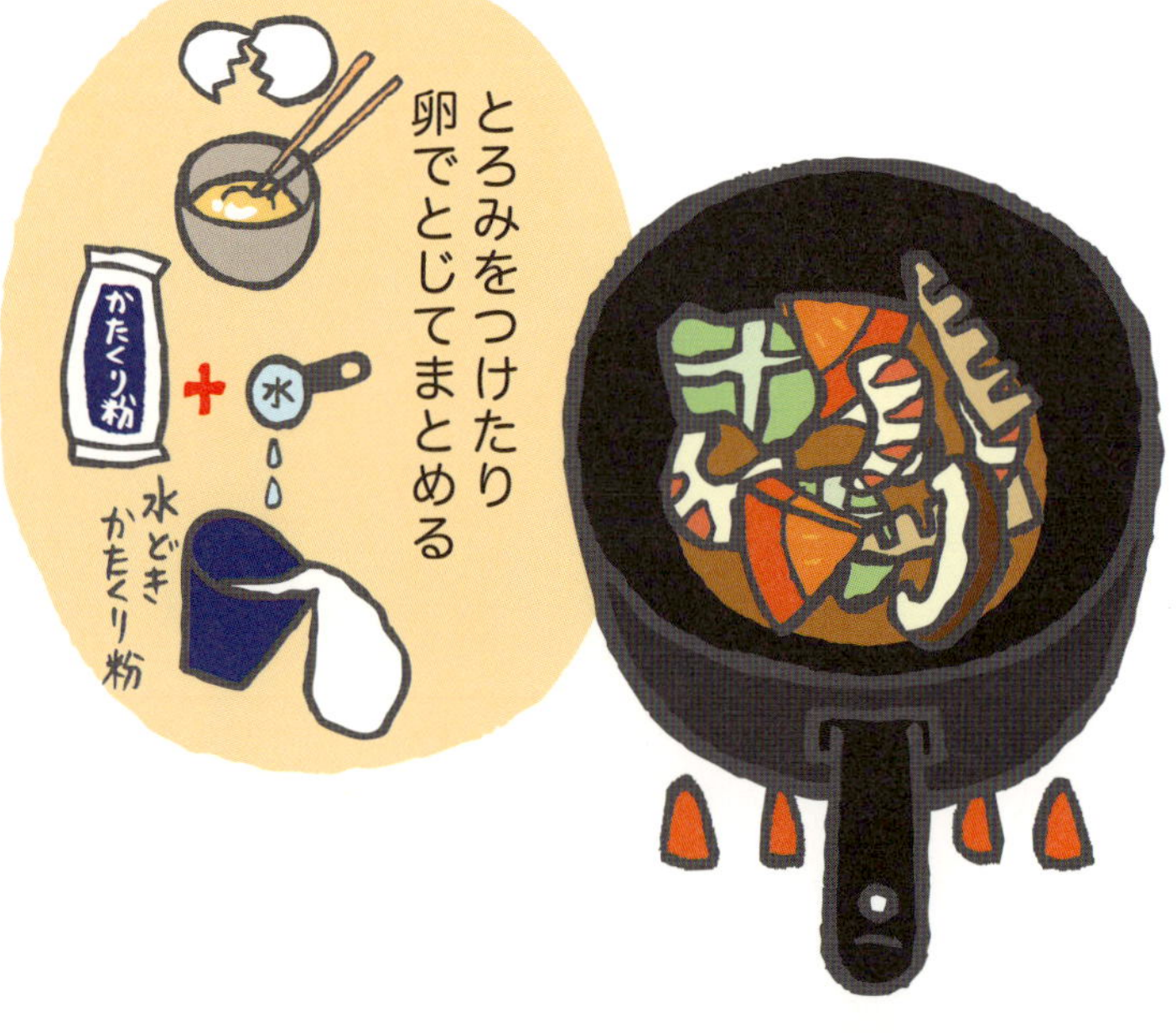
とろみをつけたり
卵でとじてまとめる
かたくり粉
水
水どき
かたくり粉

副菜

焼きなす・焼き野菜

皮が焦げるまで焼く

なすやパプリカなどは、強火のこんろの上でころがしながら、全体が焦げるまで焼くとよく火が通り、やわらかく焼き上がります。

野菜やきのこ類は弱火で時間をかけて焼くと水分がとんでかたくなるので、強火で焦げないように短時間で焼き上げるようにしましょう。

焼いたなすは、焦げた皮を除き、縦に裂いてから3㎝幅程度に切ります。そのほかも食べやすい大きさに切りましょう。

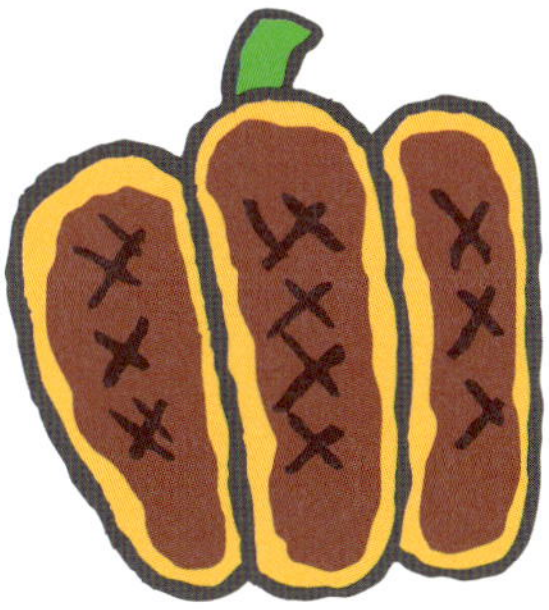

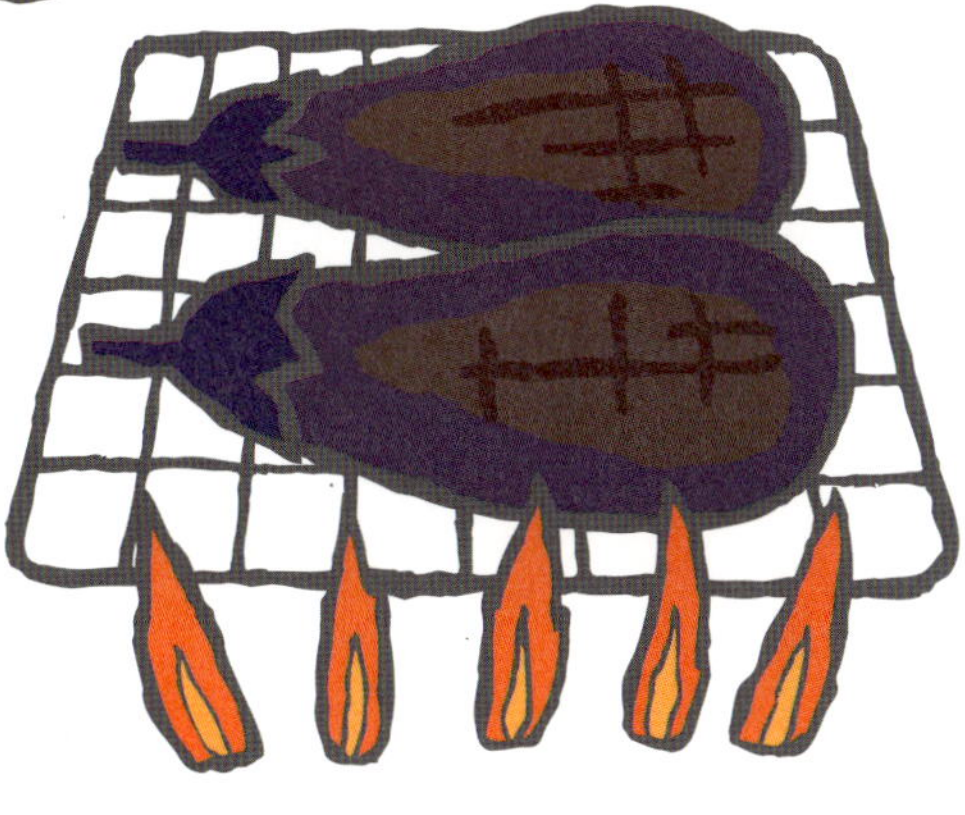
強火の
こんろの上で
ころがしながら
焦げるまで焼く

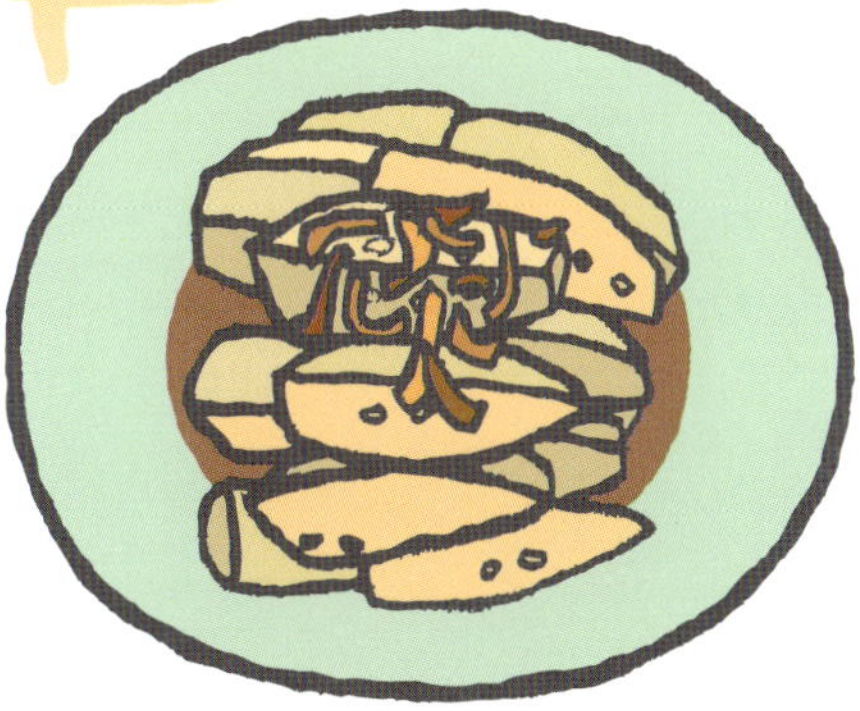
しょうゆやめんつゆ、
ごまだれなど
味つけはお好みで！
薬味は、
みょうがや青じそは
細かく刻み、
しょうがは搾り汁を

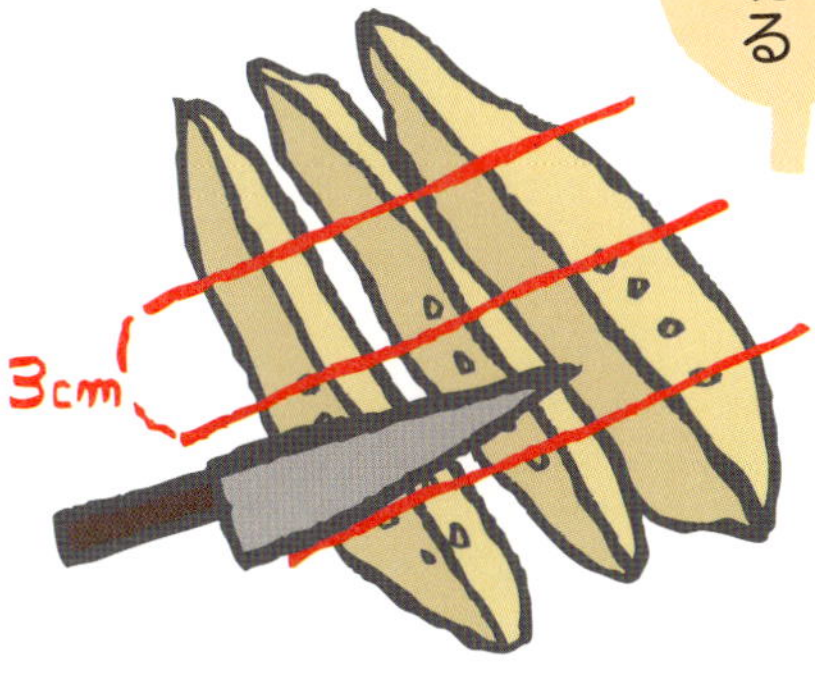
縦に裂いてから
3㎝幅程度に切る
3cm

副菜

漬物

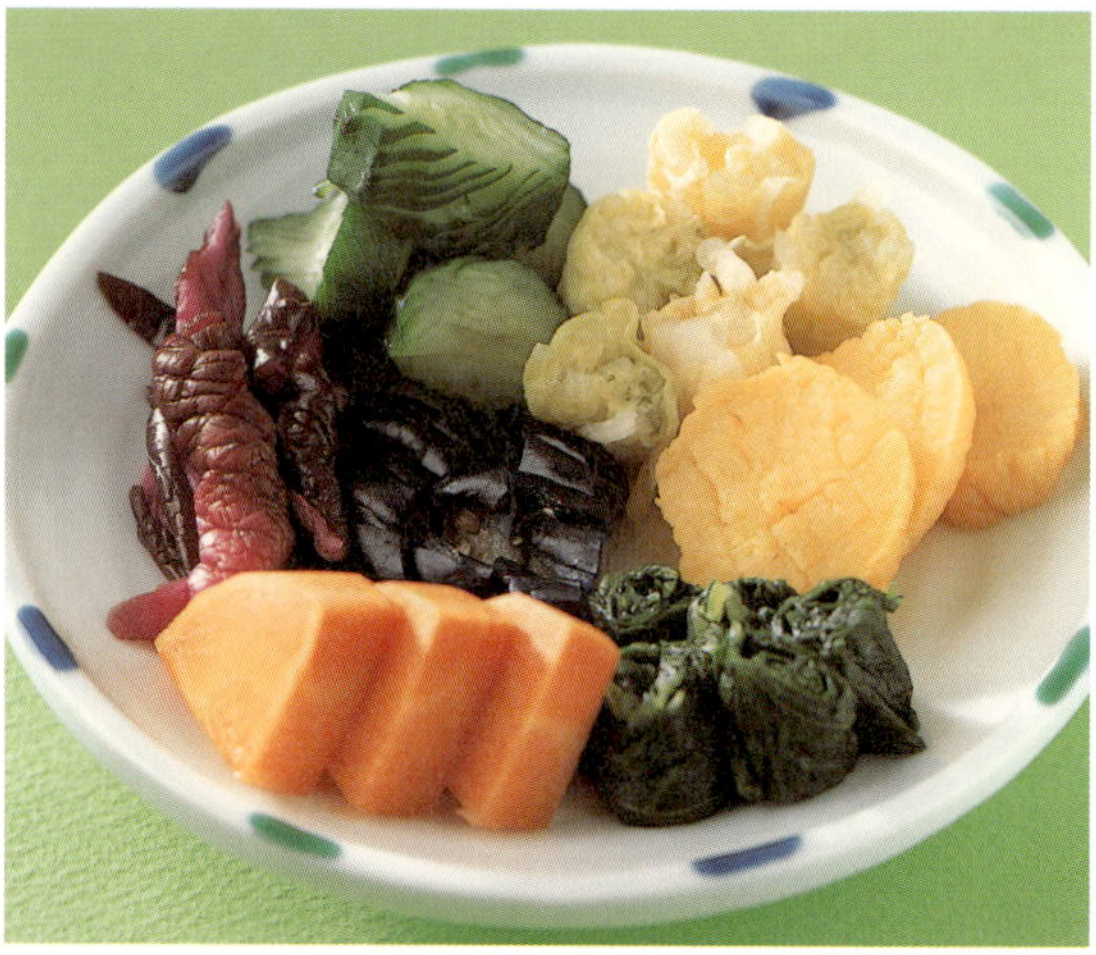

5～8㎜厚さに切ったり、切り目を入れたりすると食べやすい

やはり和食に漬物はつきものですね。あきらめている人も多いようですが、切り目を入れるだけで食べられることがあります。

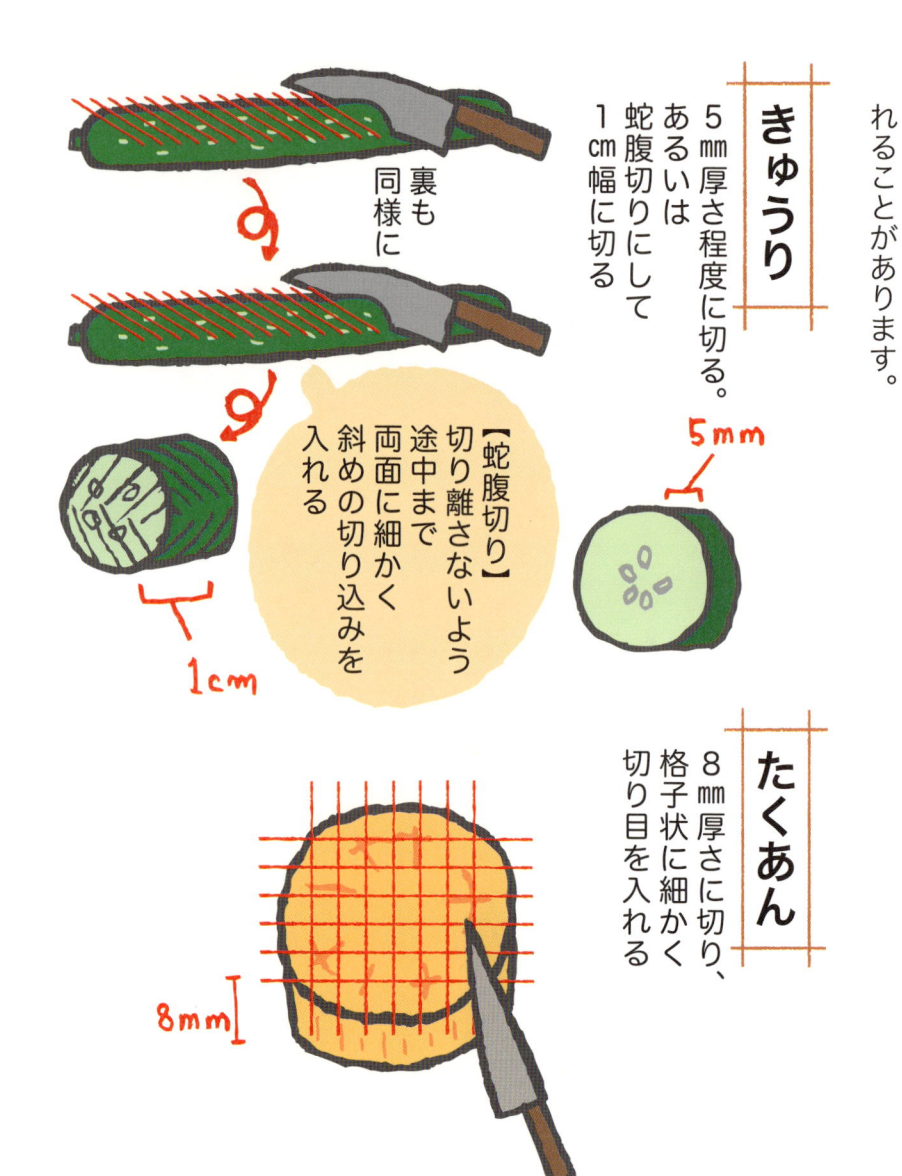

きゅうり

5㎜厚さ程度に切る。
あるいは
蛇腹切りにして
1㎝幅に切る

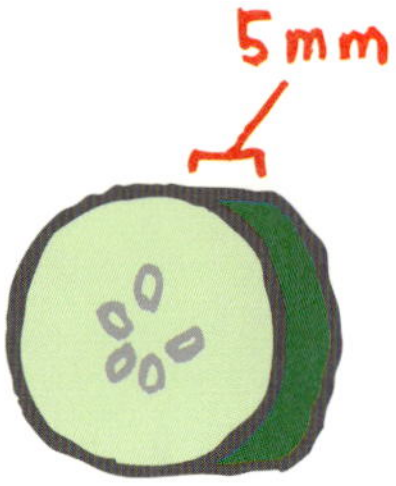
5mm

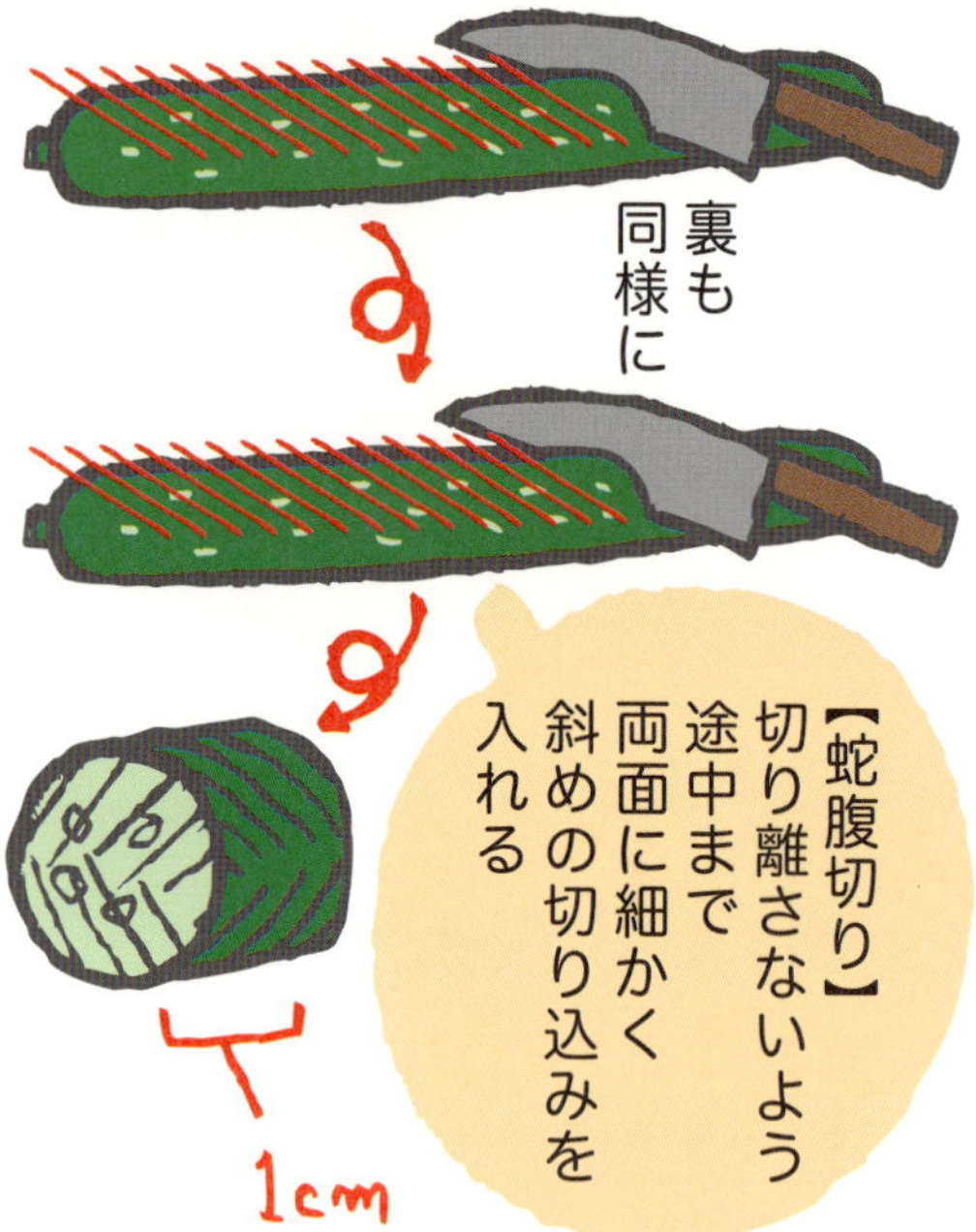
裏も同様に
【蛇腹切り】
切り離さないよう
途中まで
両面に細かく
斜めの切り込みを
入れる
1cm

たくあん

8㎜厚さに切り、
格子状に細かく
切り目を入れる

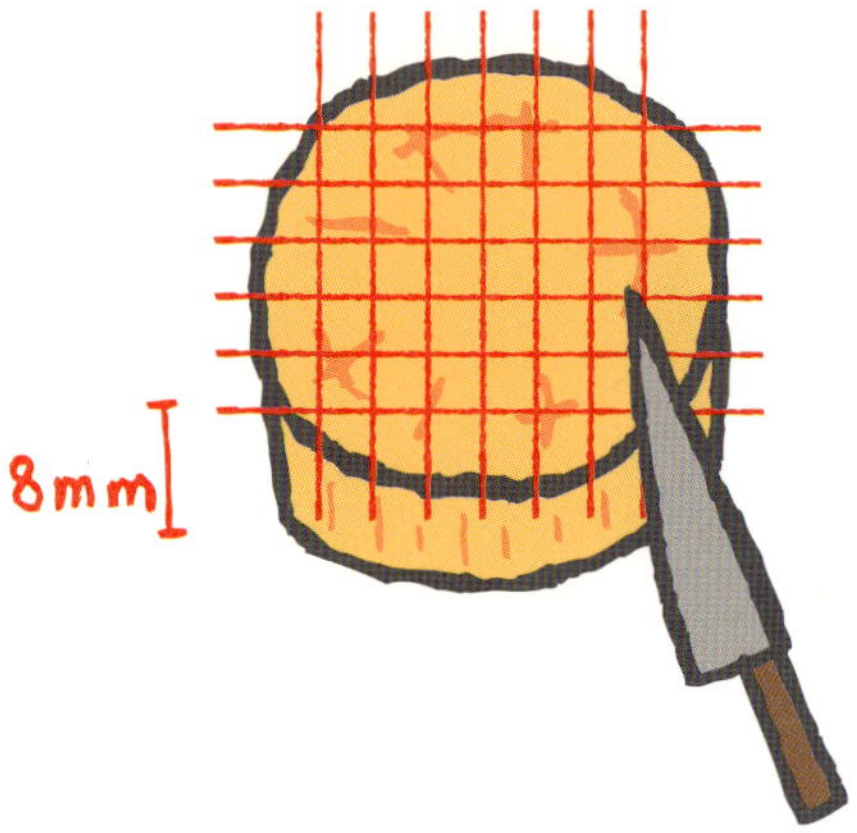
8mm

にんじん

5～8㎜厚さのいちょう切り

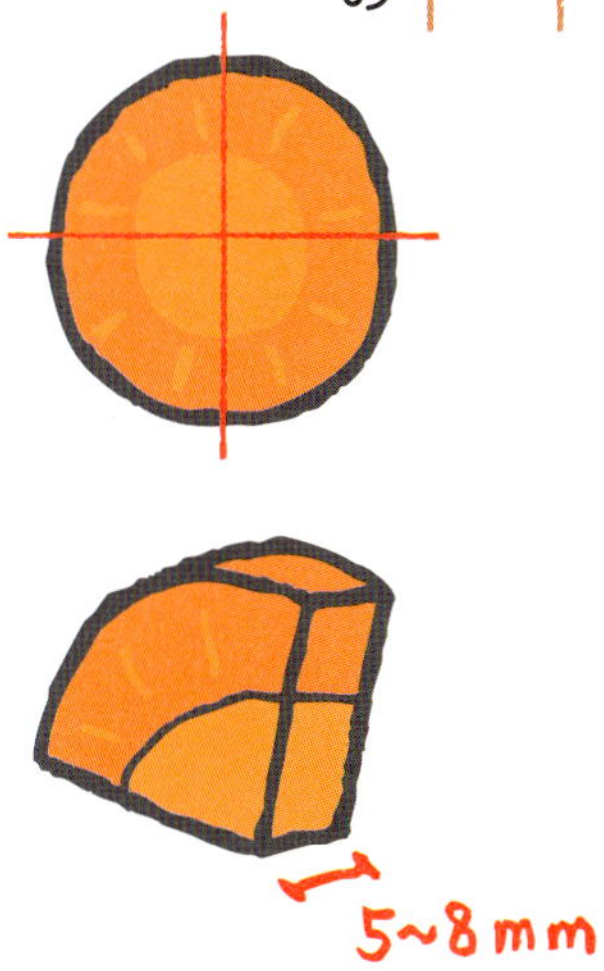

なす

皮側に縦に数本切り目を入れてからたたきつぶし、8㎜幅の斜め切りにする

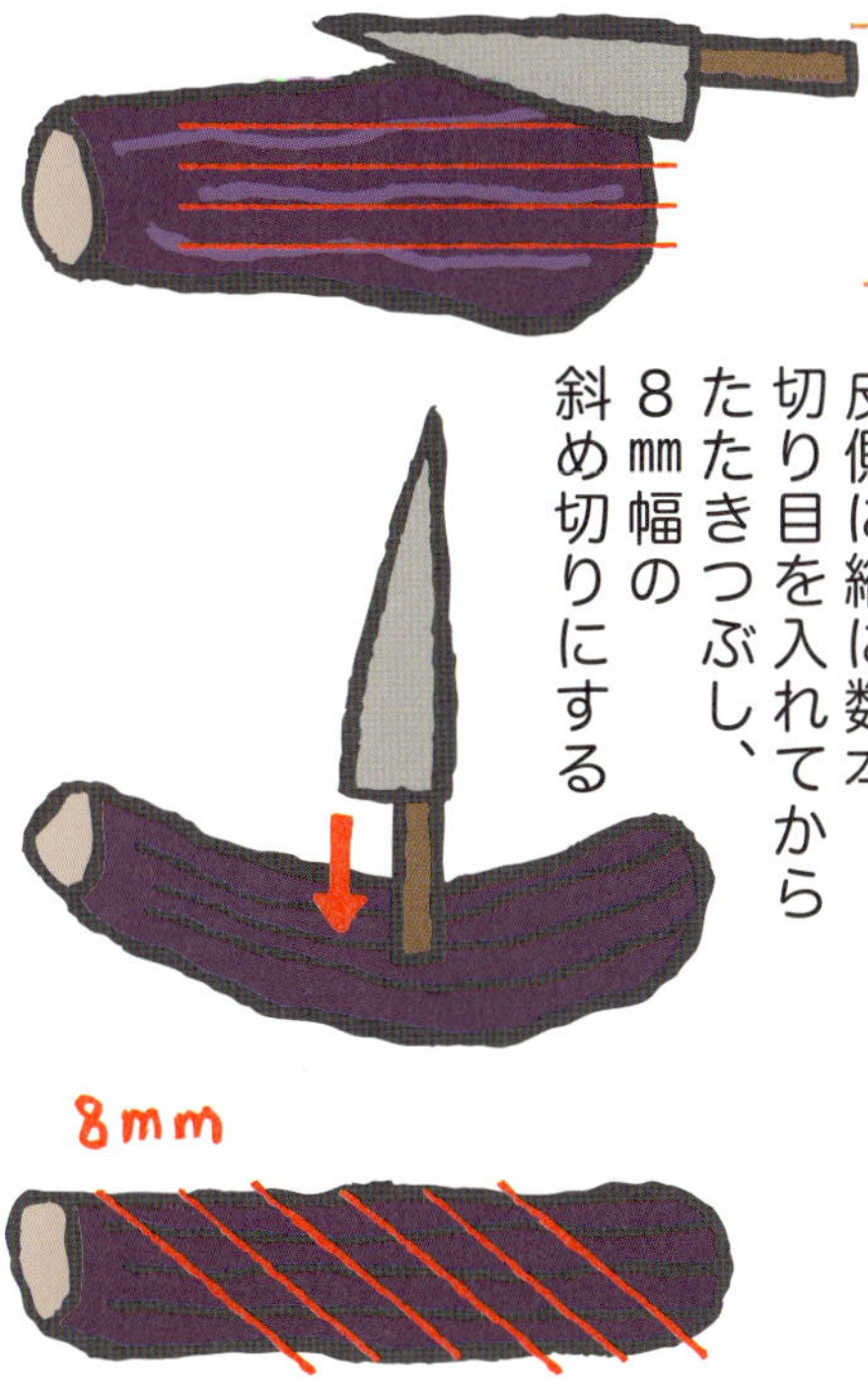

柴漬け

切り目を入れる

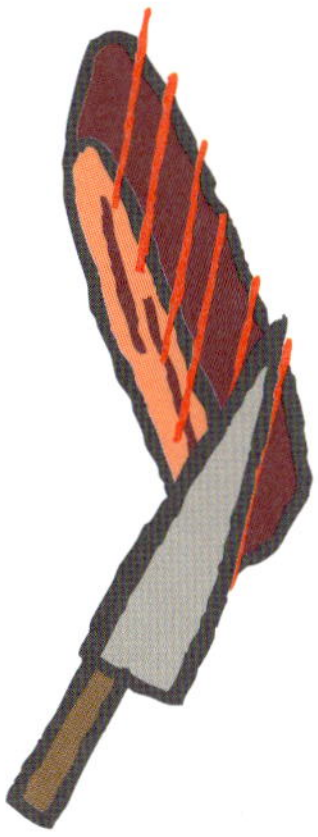

白菜・野沢菜

茎や葉脈を包丁の柄でたたきつぶし、端から巻いて厚みを持たせて1㎝幅に切る

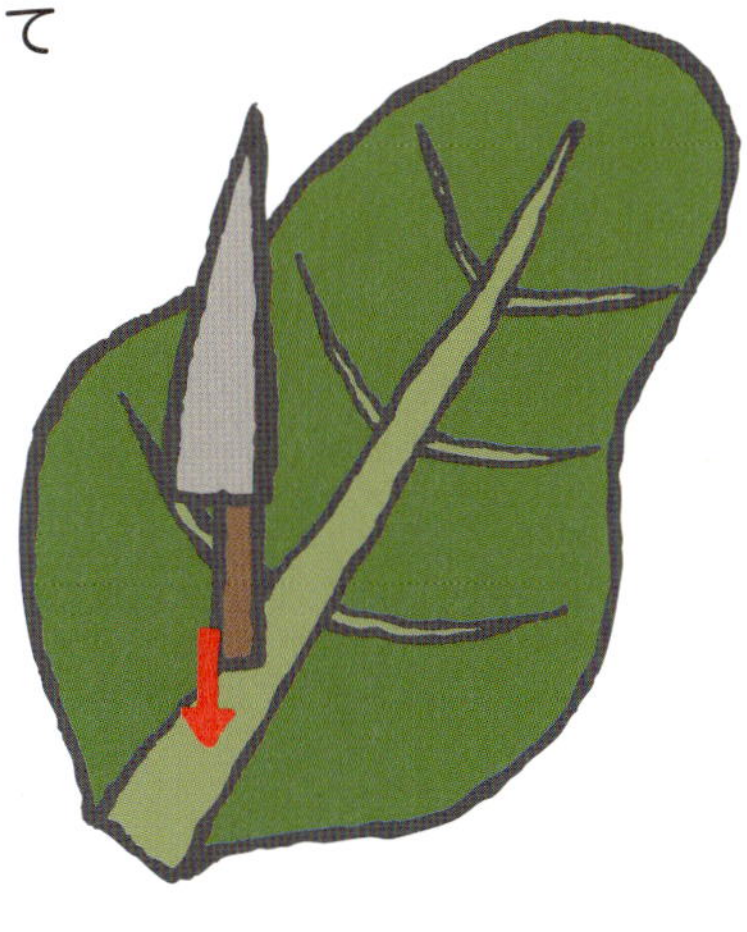

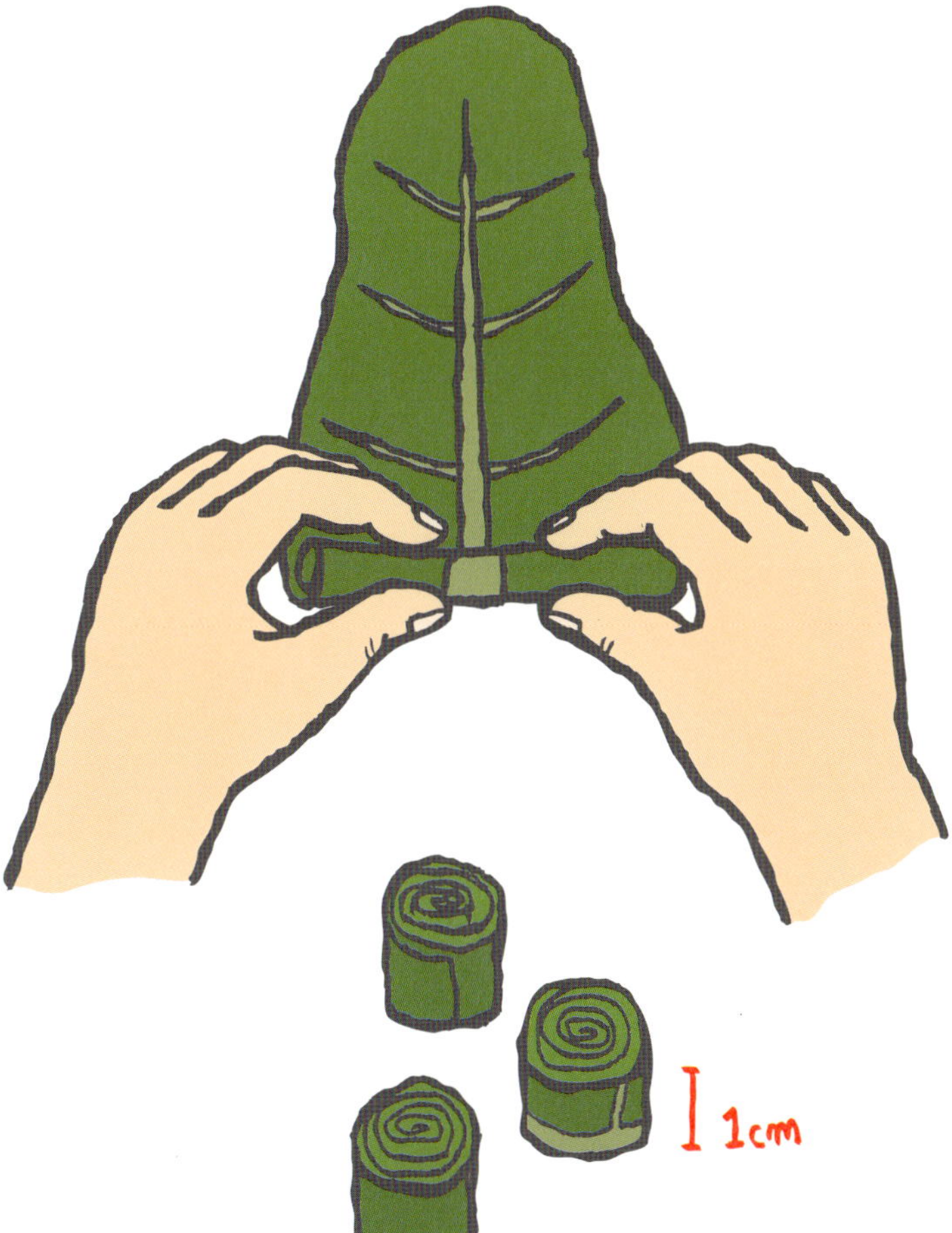

間食

焼き芋・ふかし芋

間食、つまりおやつは、一日の中で大きな楽しみの一つでしょう。間食には、ゼリー（ゼラチンで作ったもの）やプリン、アイスクリームが、トロリとしているうえに口どけがよいので、おすすめです。そのほかには、食べたいものを食べるのがいちばんですが、朝昼夕の食事でとりきれなかった栄養素を補う役目もあります。

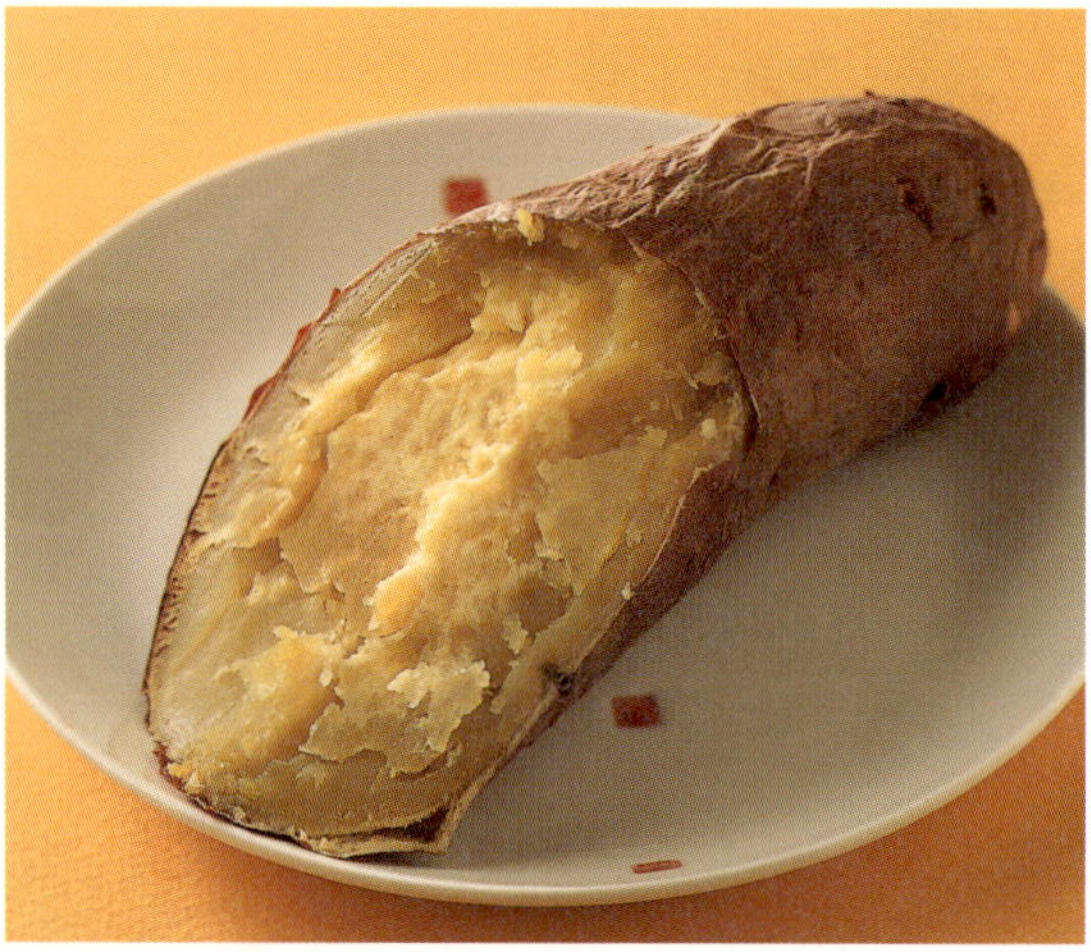

便秘解消におすすめ

さつま芋はビタミンCや食物繊維が豊富な食品です。便秘がちな人には、間食におすすめです。

あら熱をとってから食べる

できたてのふかし芋や焼き芋は、熱くて食べるときにハフハフするのでむせやすく、注意が必要です。あら熱をとってから食べるようにしましょう。

飲み物といっしょに食べる

皮をむいてほおばりすぎないように食べましょう。飲み込みにくい人は、飲み物といっしょに食べるとよいでしょう。

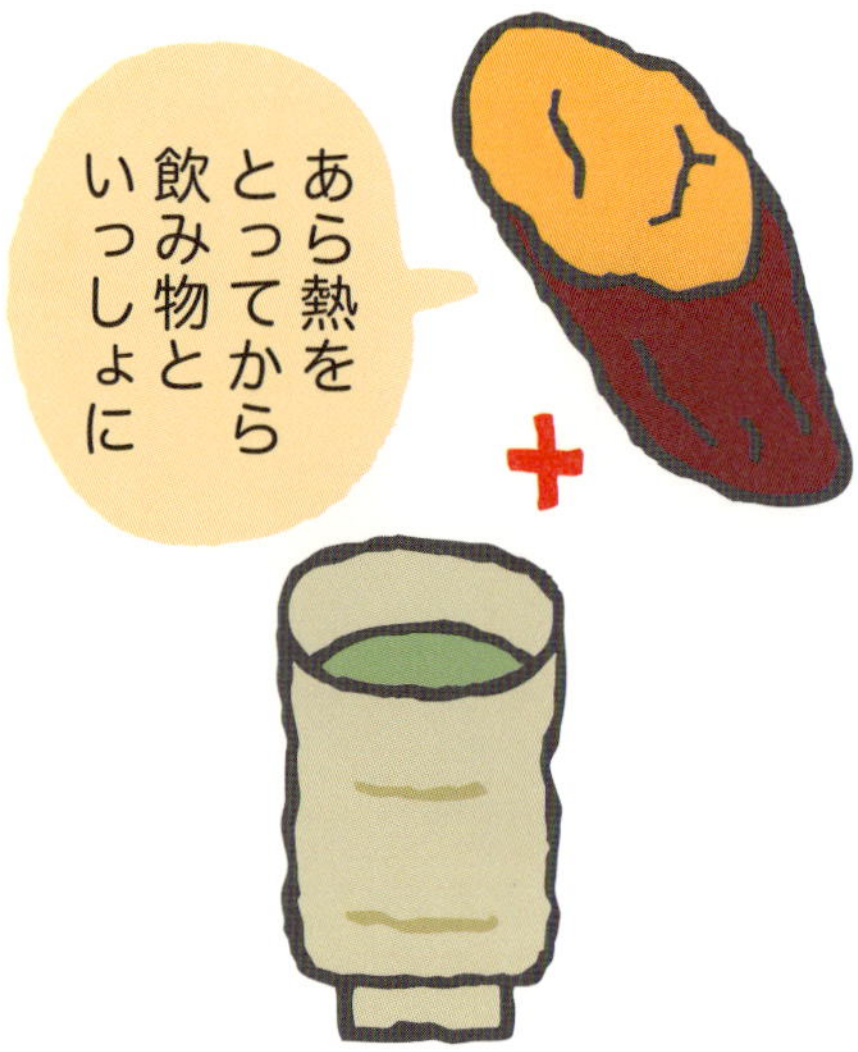

さつま芋のおやつ

さつま芋を使った高齢者に食べやすいおやつを紹介します。

芋ようかん

さつま芋を一口大に切ってゆでて（ふかし芋でもよい）、熱いうちに裏ごしする。粉寒天を水にとかして火にかけて煮とかし、裏ごしした芋に加えて混ぜ、流し缶に入れて冷蔵庫で冷やしかためる。

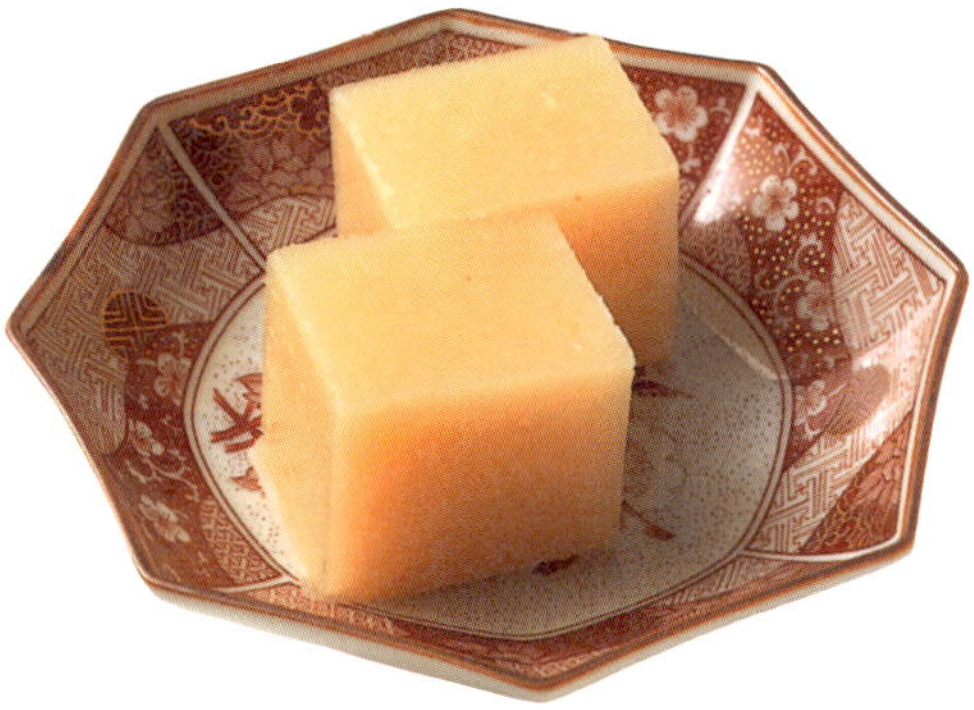

スイートポテト

芋ようかんと同様にゆでて裏ごししたさつま芋に、バター、牛乳、砂糖を合わせて弱火にかけ、よく混ぜてポッタリとしたら卵黄を加えて手早く混ぜる。容器に入れて形を整え、表面に卵黄を塗ってオーブントースターで焼く。

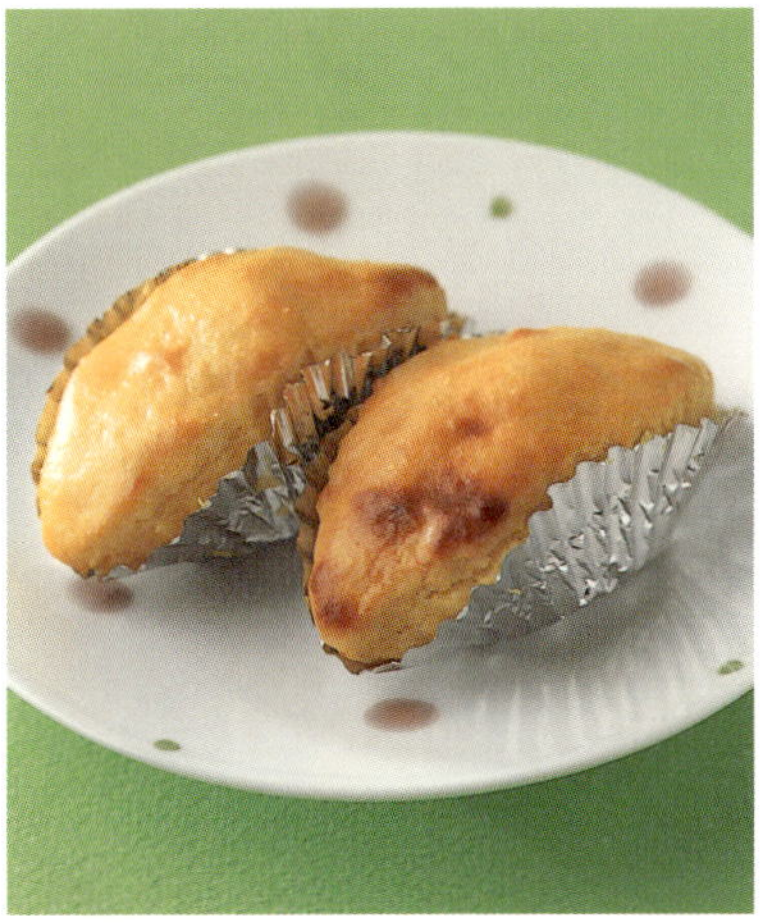

さつま芋のモンブラン風

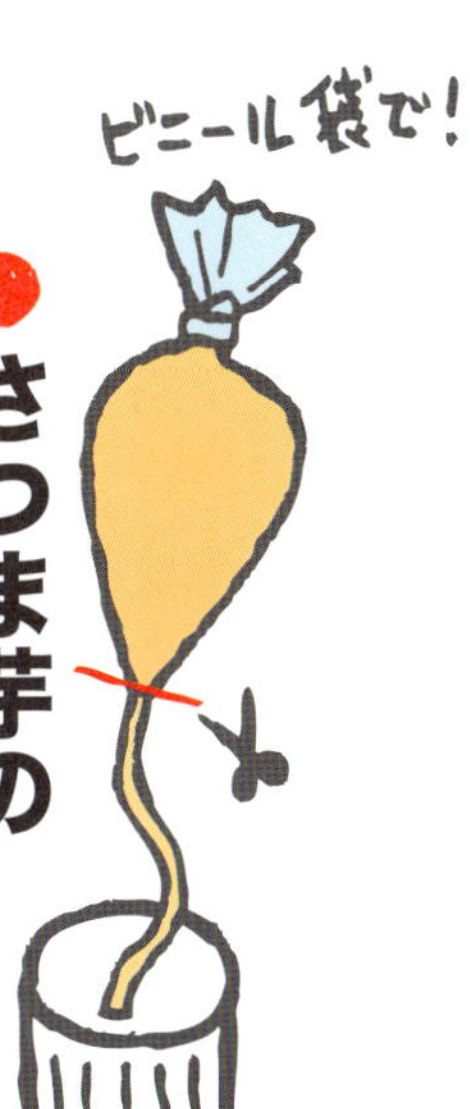

なべにバターと水を入れて火にかけ、バターがとけたら、芋ようかんと同様にゆでて裏ごししたさつま芋、生クリーム、砂糖を加えて練り混ぜる。ビニール袋に入れて空気を抜いて口をしばり、角を少し切って、絞り出し袋の代わりにして器に絞り出す。

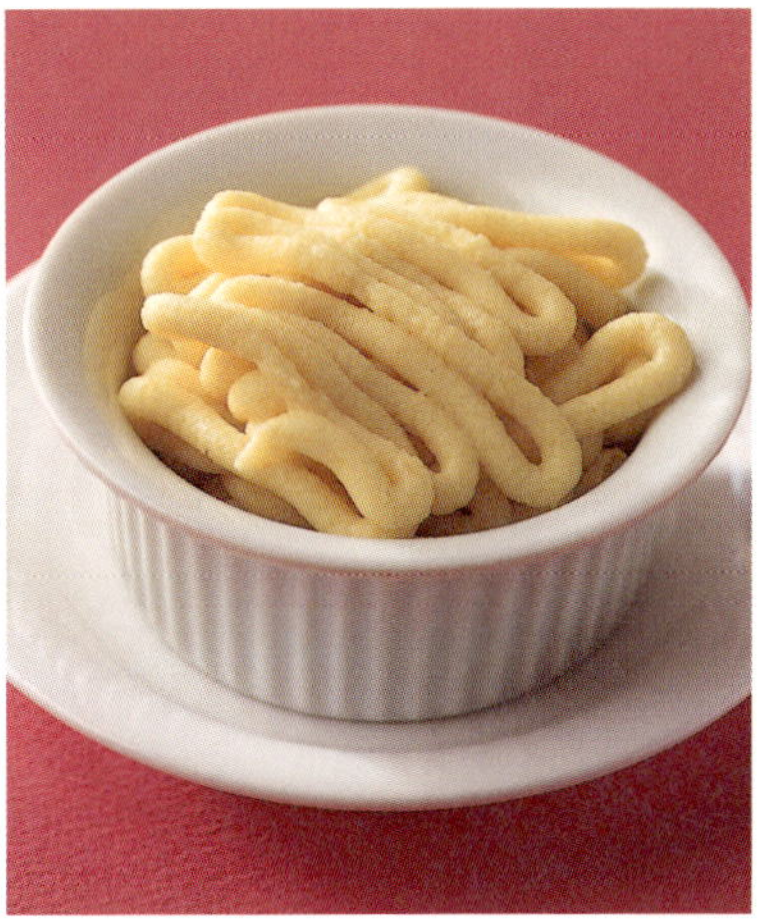

カステラ・蒸しパン・まんじゅう・菓子パンなど

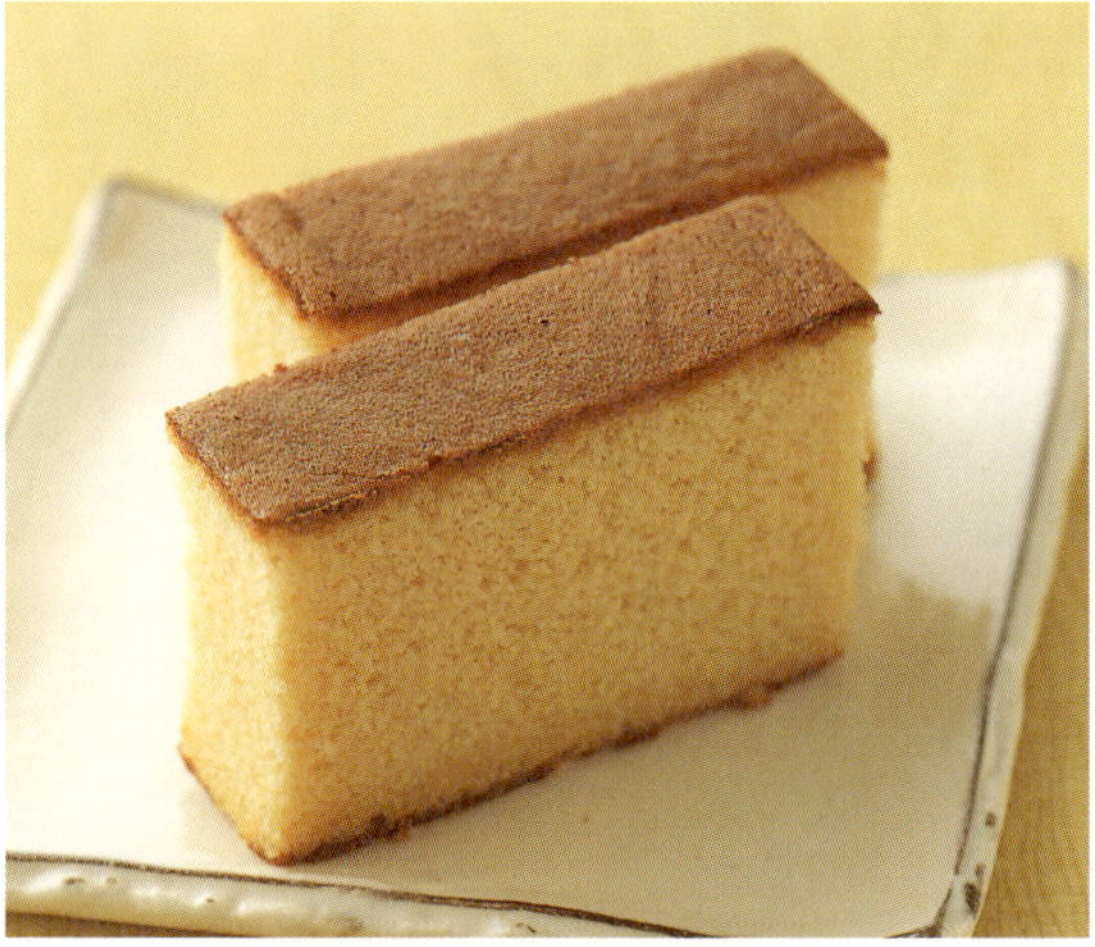

カステラは、上下の焼き目を切り落とす

フワフワしてやわらかい生地のものは、食べやすいおやつです。

ただし、カステラは、底の部分にざらめの粒が残っていると誤嚥したり、表面の焼き目も上あごに張りついたりする場合があります。上下の焼き目を切り落とすと、より安全で食べやすいでしょう。

まんじゅうや蒸しパンも表面がツルツルしたものは、上あごに張りつきやすいので、その部分を除くと食べやすいでしょう。

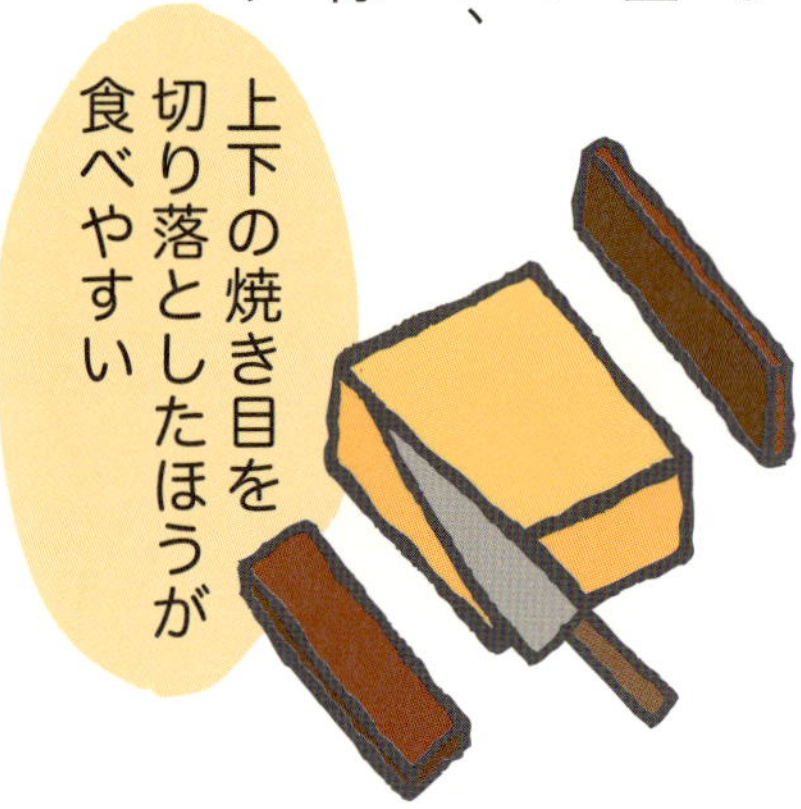
上下の焼き目を切り落としたほうが食べやすい

飲み物といっしょに食べる

やわらかい生地は食べやすいのですが、パサパサして飲み込みにくいことがあります。お茶やコーヒー、紅茶、牛乳、オレンジジュースなど、飲み物にじっくり浸すとシットリします。

どら焼きやまんじゅう、菓子パンなどは、牛乳に浸すと意外とおいしいです。

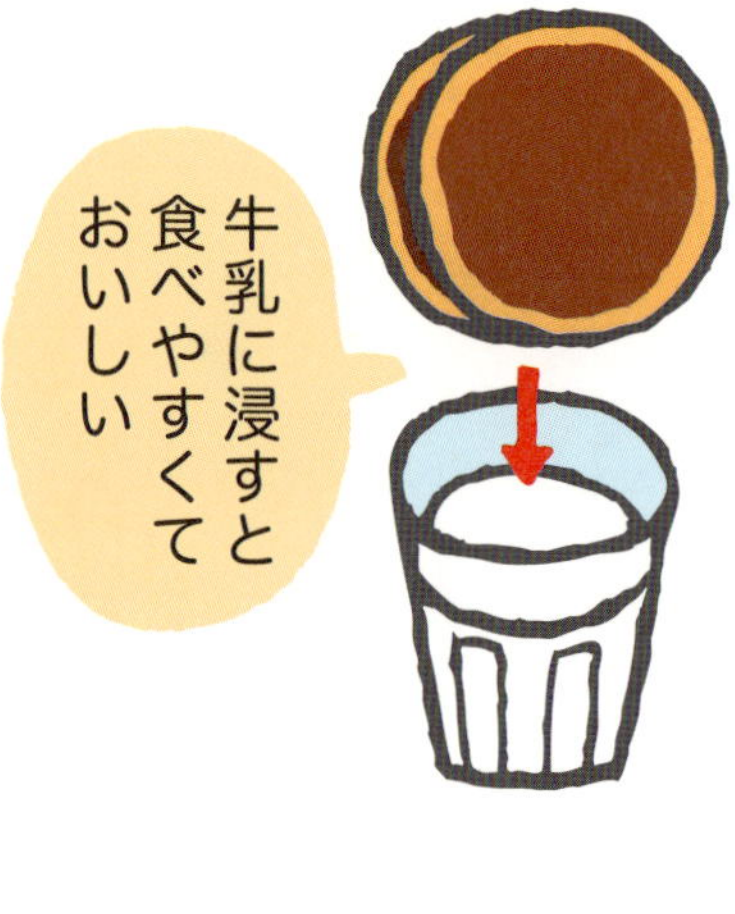
牛乳に浸すと食べやすくておいしい

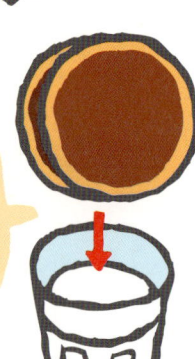

間食

おしるこ

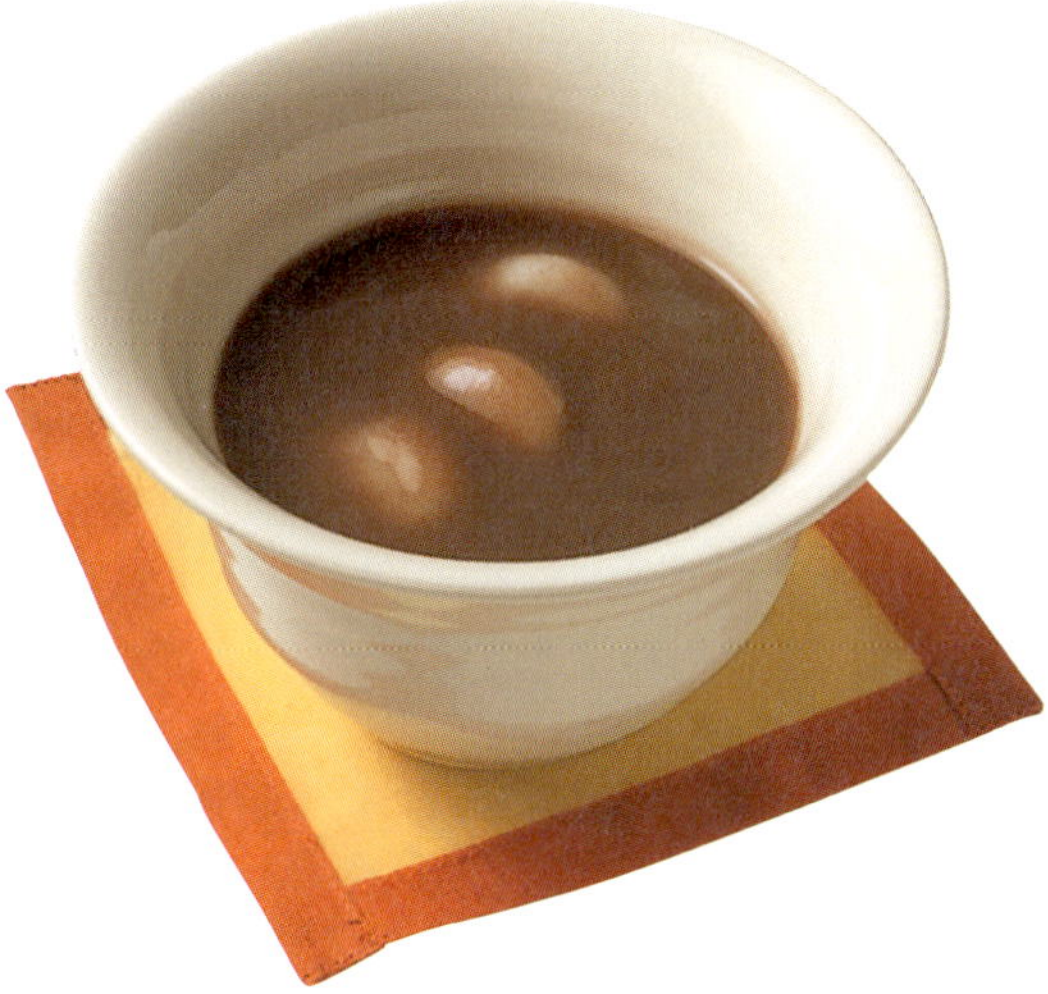

もちの代わりにやわらかもちを使う

もちの代わりに、32ページで紹介している白玉粉とつぶしたゆでじゃが芋とを混ぜて作った「やわらかもち」にするとよいでしょう。みたらし団子のように平たく円盤の形にし、味のからみがよいように中央を少しくぼませます。

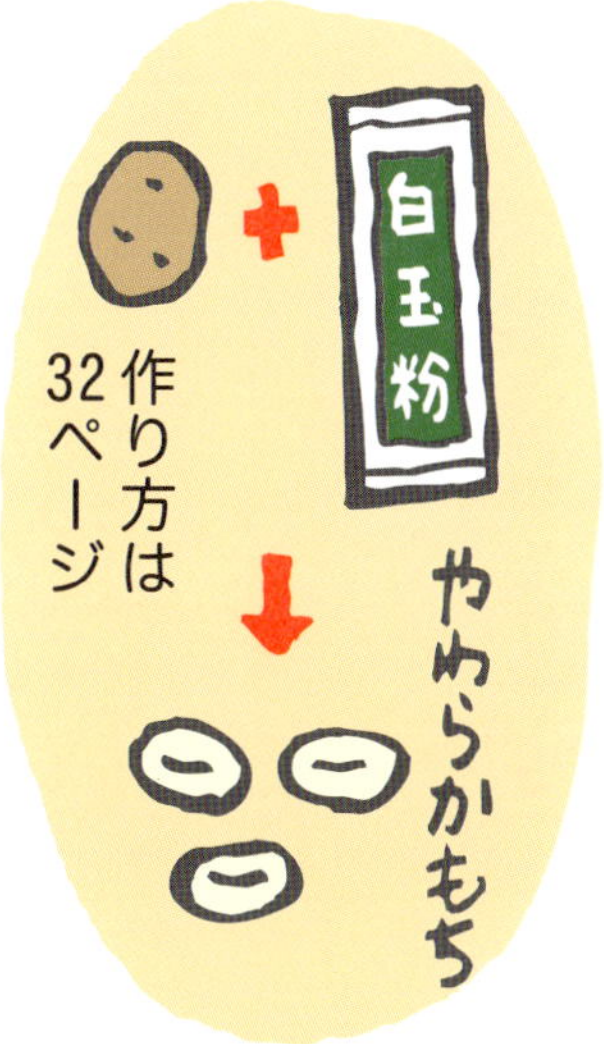

こしあんを使う

粒あんだと薄皮が口に残ることがあるので、こしあんでおしるこを作るとよいでしょう。

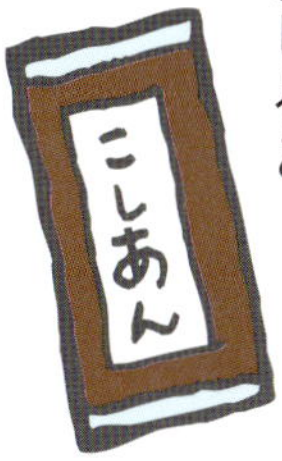

家族が見守る中で食べる

おもちを食べるときは万一のときを考えて、かならず誰かといっしょに食べるようにしましょう。33ページにおしるこ以外のおもちのおやつ（みたらし団子、からみもち、ずんだもち、磯辺もちなど）も紹介しています。

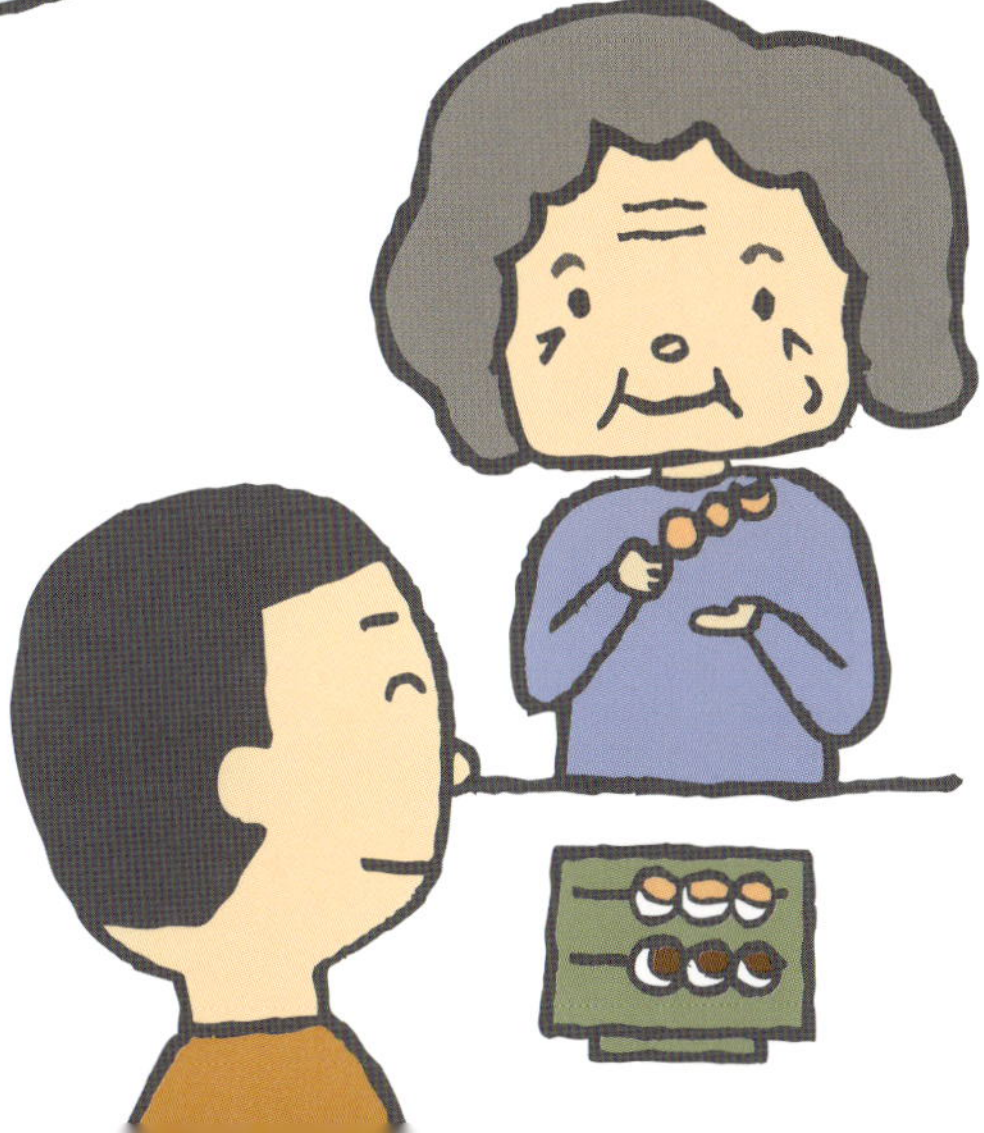

間食

くだもの

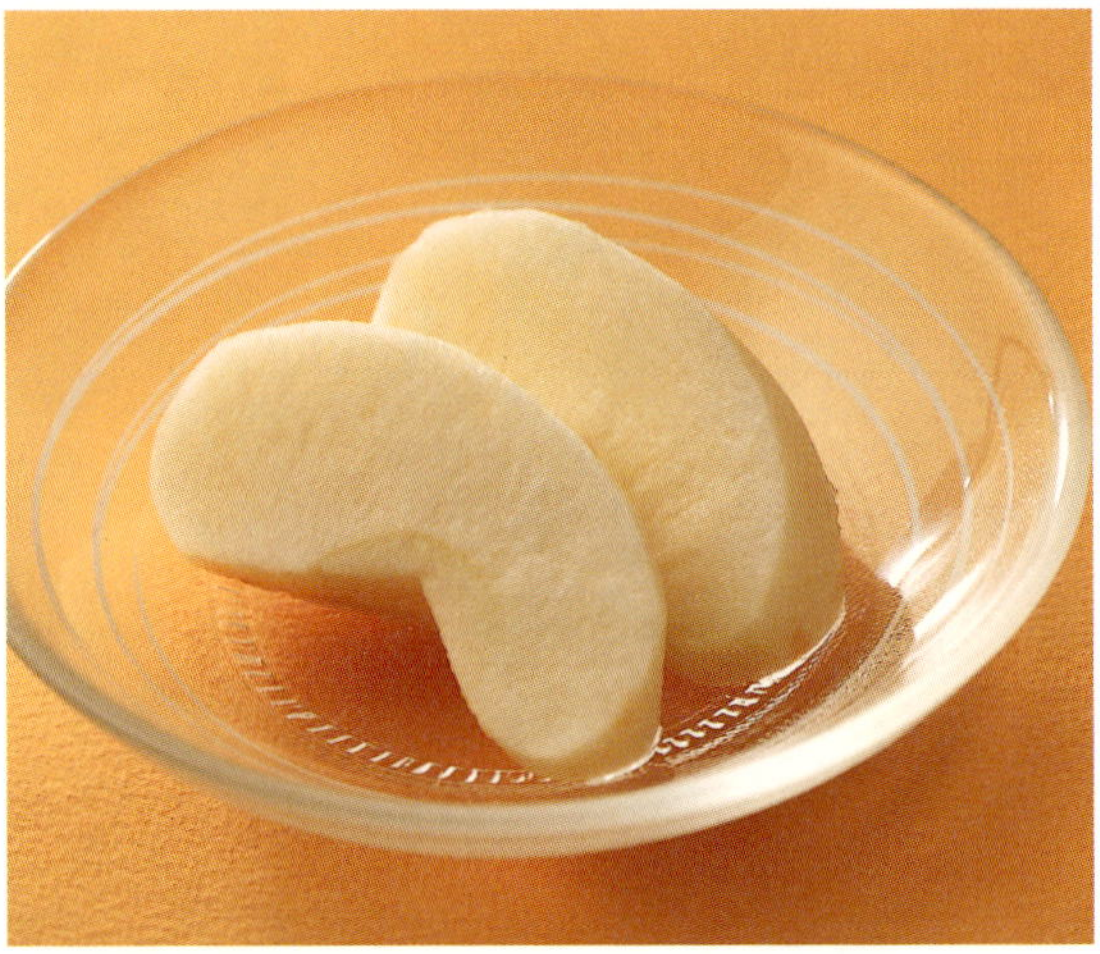

栄養補給や水分補給に役立つ

くだものは、糖分や食物繊維、ビタミン類などもとれますし、水分補給にも役立ちますので、間食におすすめです。

種を除いたり、食べやすく切ったりする

くだものは、種があったり、繊維が多いものがあったりするので、食べやすいものを選んだり、食べやすくなるように切ったり煮たりとくふうしましょう。

それでも食べにくい場合は、ミキサーにかけてジュースにするのもおすすめです。

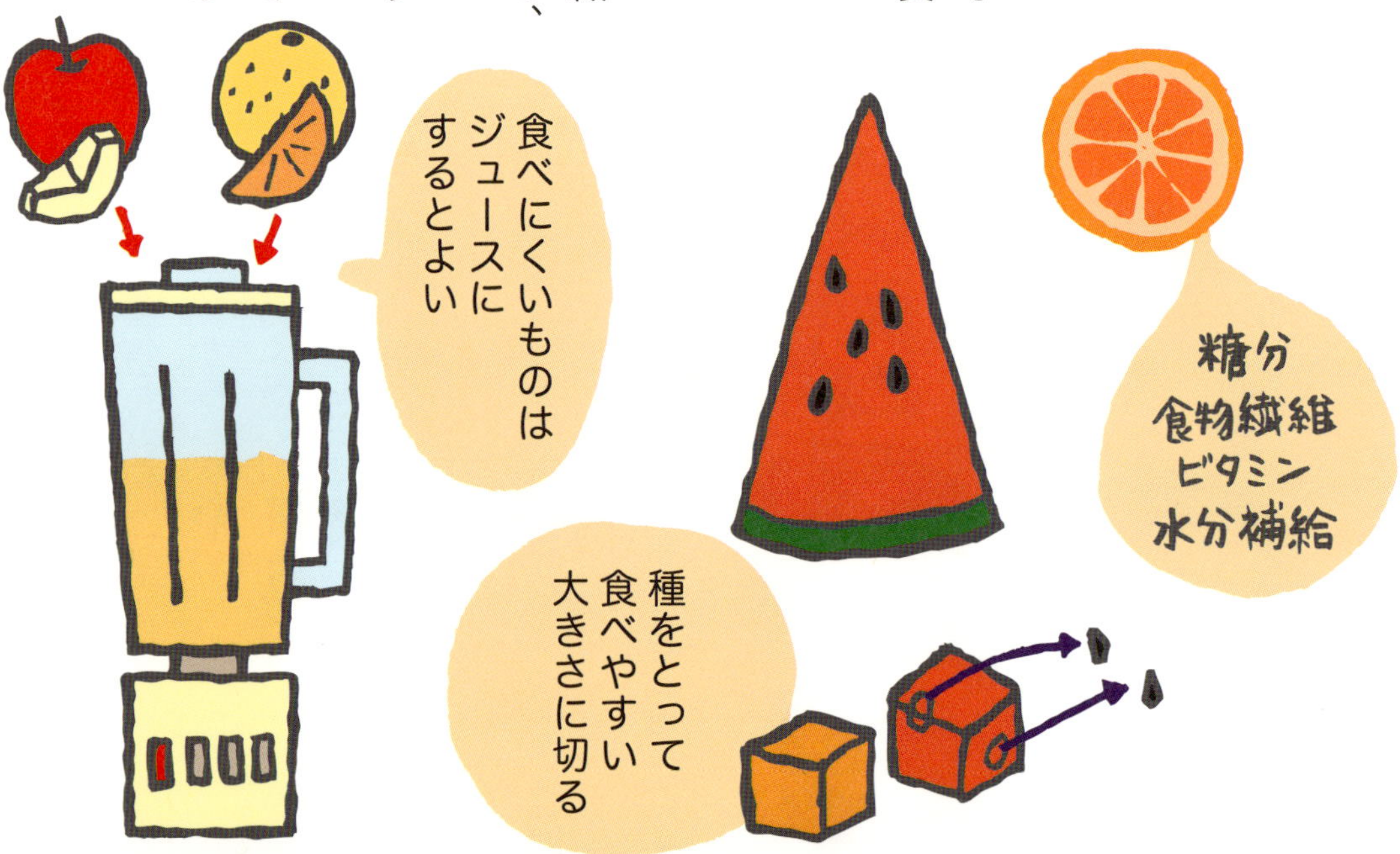

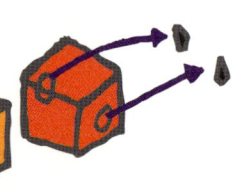

バナナ

やわらかく噛みやすいので食べやすい。食べにくい場合は、一口大に切って半つぶしにするとよい。ヨーグルトなどといっしょに食べると、さらに食べやすく、カルシウムもとれます。

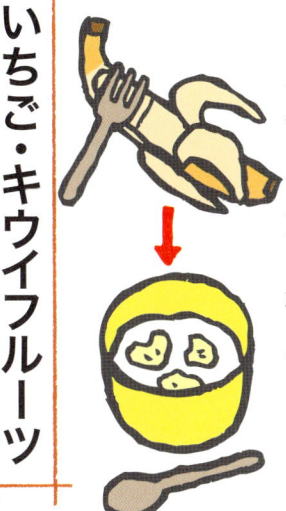

いちご・キウイフルーツ

ビタミンCが豊富。小さい種がたくさんあり、義歯（入れ歯）の人は、挟まると痛いので注意が必要。挟まるようなら歯科医院を受診して義歯が合っているか調べて調整する。

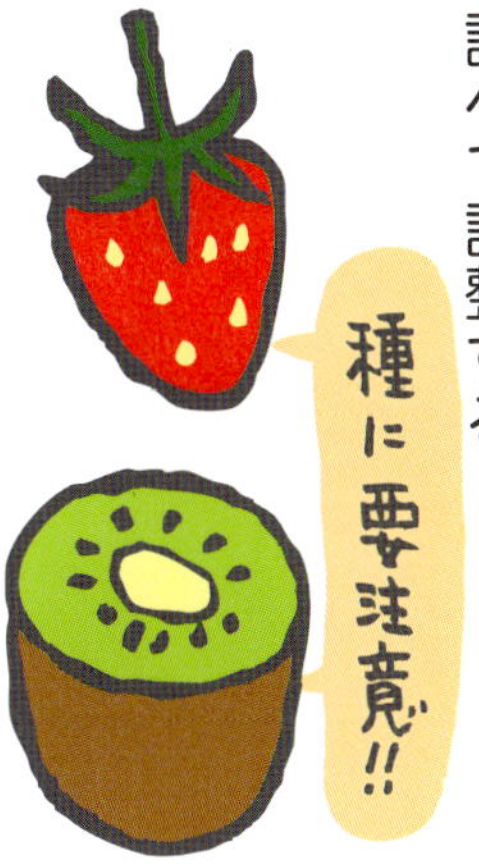

りんご

皮と芯を除いて食べやすく切る。生のままではかたくて食べられない人は、砂糖煮（コンポート）にするとよい。赤ワインやシナモンなどを少し加えるとさらにおいしい。飲み込みにくい人は、煮汁がトロッとなるまで煮つめるとよい。

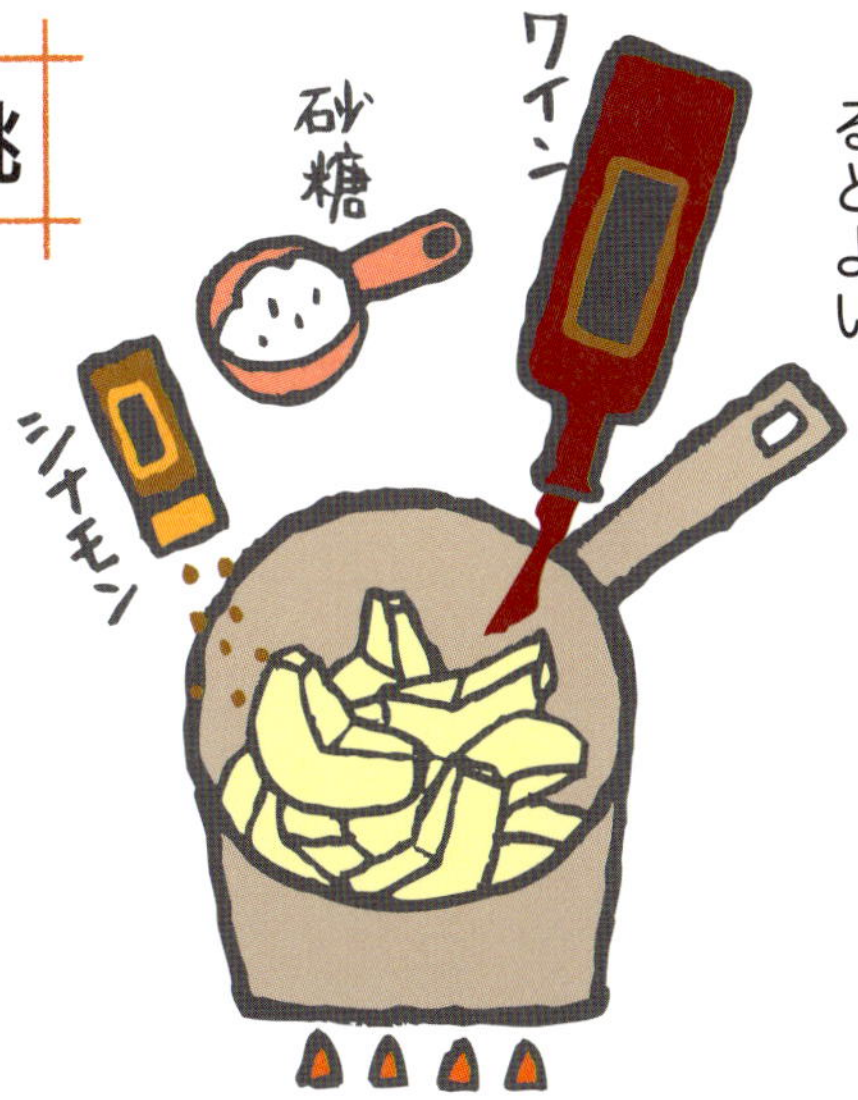

桃

実がやわらかいものは、皮をむいて食べやすい大きさに切る。甘味が少ないものや、実がかたいものは、りんごと同様にコンポートにするとよい。

グレープフルーツ・オレンジ・みかんなどの柑橘類

薄皮をむいて一口大にほぐしておくと食べやすい。果汁（食べられる人は果肉も加える）をゼラチンでかためてゼリーにするとおいしい。

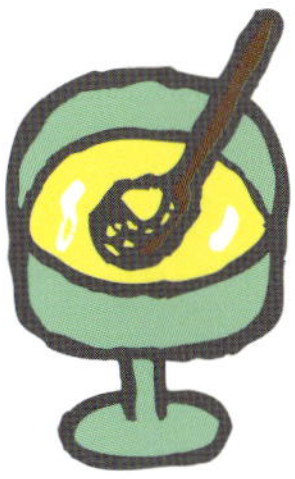

すいか

種はかならず除き、果肉を5～8㎜角に切る。繊維が多くて食べにくい人は、果肉を絞ってジュースにすると、適度のとろみもあり、色もきれいな飲み物になる。

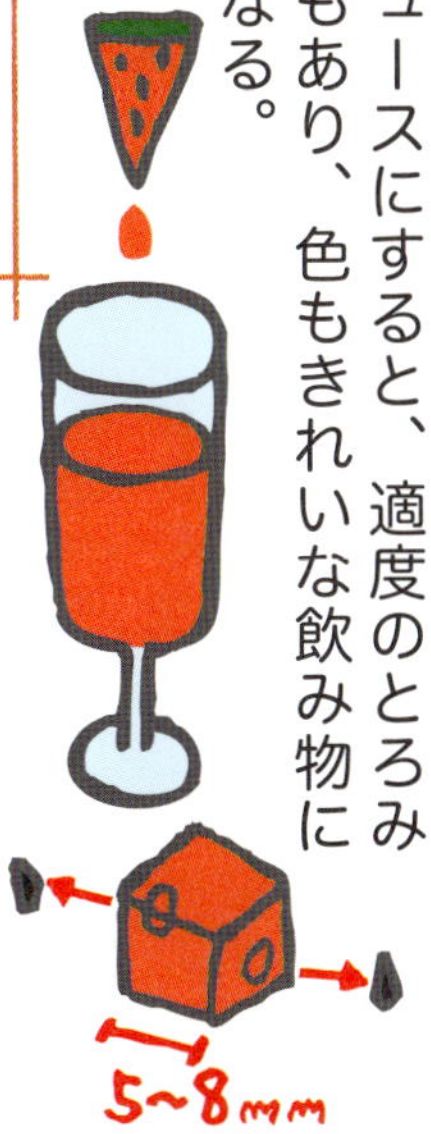

ぶどう

種と皮をとり除く。種なしのものを選ぶとよい。

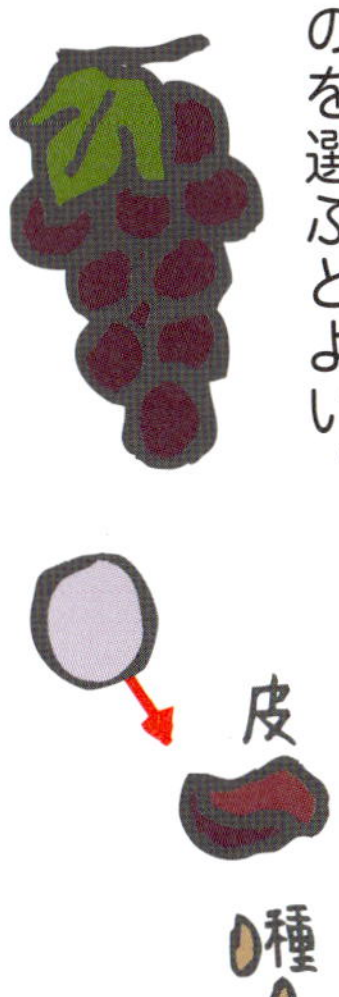

飲み物

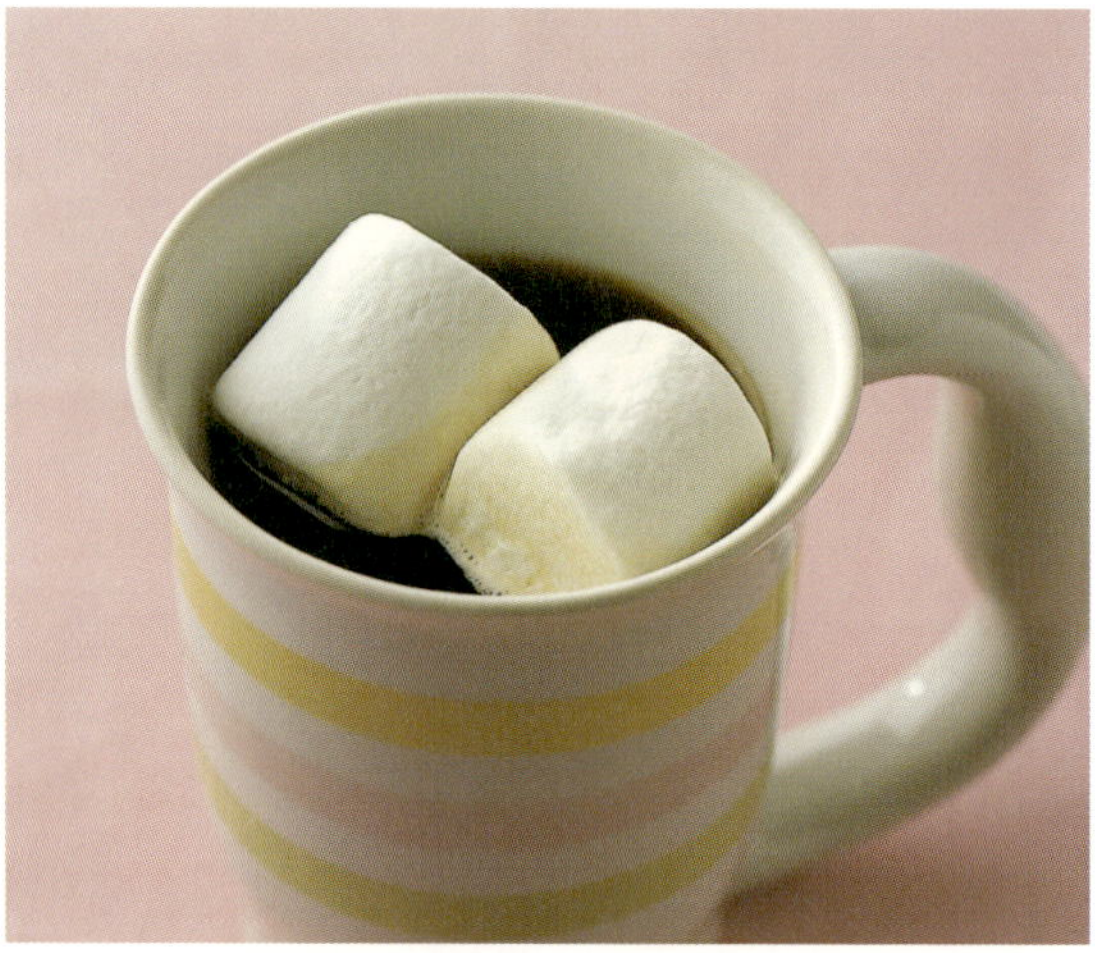

マシュマロコーヒー

サラサラした飲み物は誤嚥しやすいのでとろみをつける

飲み物は、サラサラとしているため、むせて誤嚥しやすいので、注意が必要です。

どうしてもむせてしまう人は、飲み物にとろみをつけるとよいでしょう。かたくり粉やくず粉などを利用する方法以外にも、介護用食品として、飲み物に加えるだけでとろみがつくとろみ剤がいろいろ市販されています。

あるいはゼラチンでゆるくかためてもよいでしょう。ゼラチンは口の中でほどよくとけながら飲み込めるので、むせにくいのです。ただし、寒天は口の中でとけないため、かたまりを誤嚥しやすいので、ゼラチンがよいでしょう。

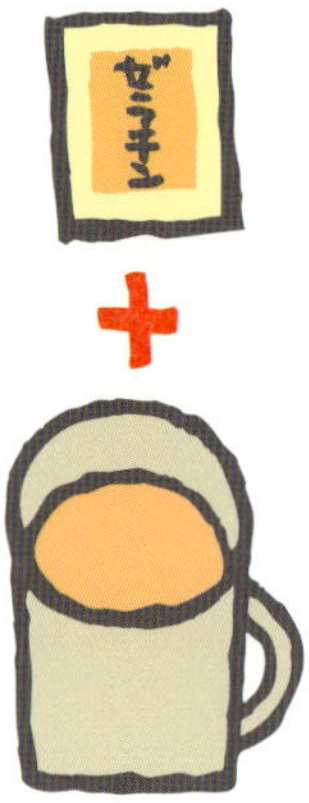

適温までさます

飲み物が熱いと、やけどをしたり誤嚥したりするので、飲みやすい温度になるまでさましましょう。

あごが上がらないようにして飲むと誤嚥しにくい

食後にお茶を飲むとむせる人は、湯のみの口径が広くて底が浅い形のものや、底に向かって細くなっている円錐状の形のものを使うと、飲み干すときにあごが上がらないので、誤嚥しにくくなります。

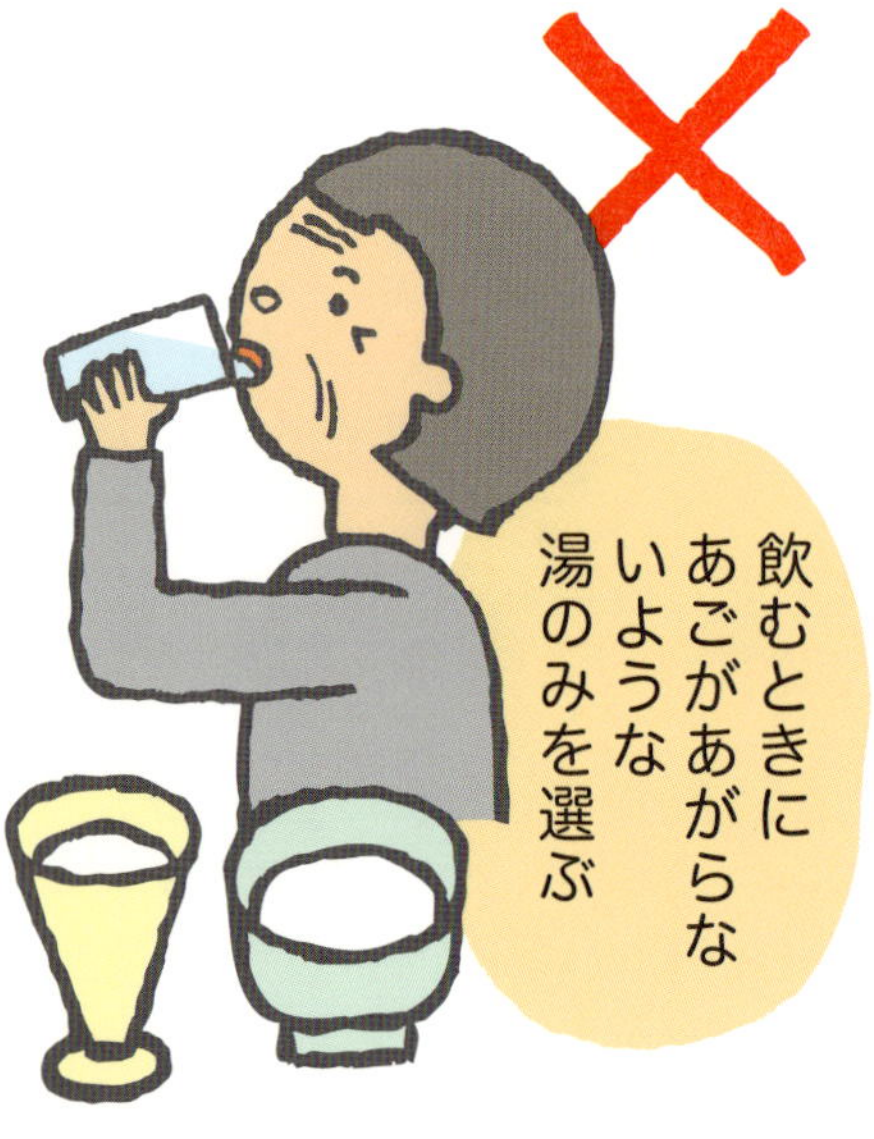
飲むときに
あごがあがらな
いような
湯のみを選ぶ

おすすめの飲み物

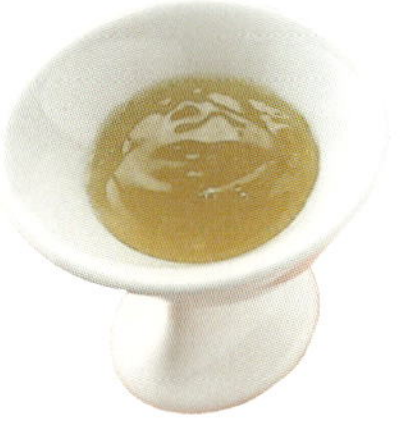

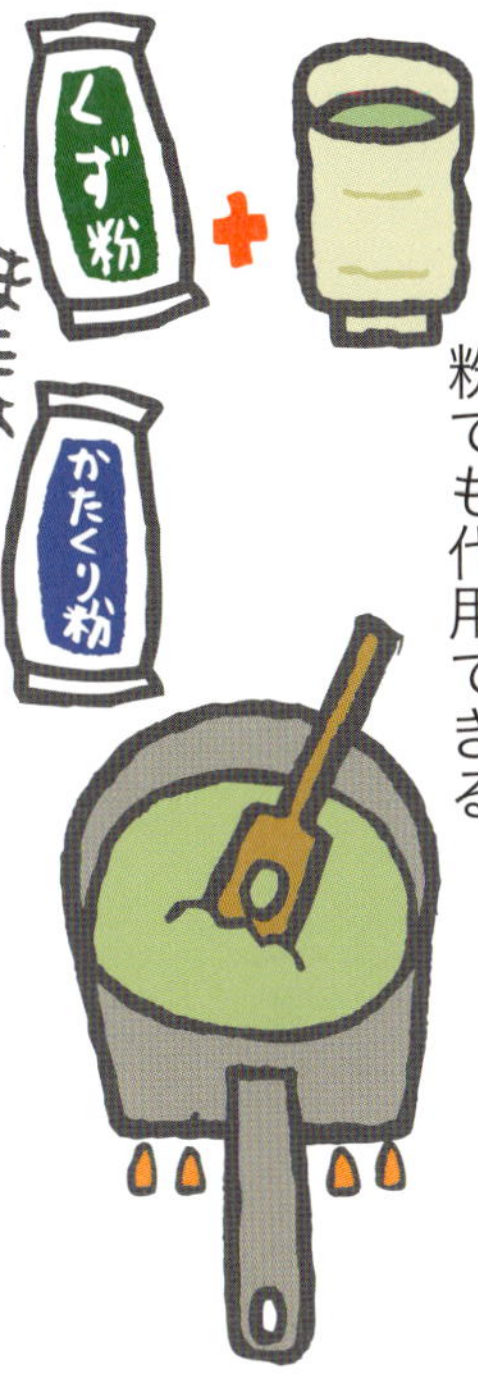

煎茶くず湯

くず粉を細かく砕いてなべに入れ、煎茶を注ぎ入れてよくかき混ぜながら弱火でとろみが出るまで練る。くず粉の代わりにかたくり粉でも代用できる。

コーヒーフロート

アイスコーヒーにアイスクリームを浮かせる。

ウインナコーヒー

温かいコーヒーに泡立てた生クリームをのせ、とかしながら飲む。

マシュマロコーヒー

熱いコーヒーにマシュマロを入れてとけるまでそのままおくと、とろみがつく。さめてから飲む。

ミルクココア

なべにココアと砂糖を入れ、牛乳少量加えて練り混ぜる。残りの牛乳を加えて火にかけ、煮立つ直前に火を消す。

ホイップのせミルクココア

ミルクココアに泡立てた生クリームをのせる。

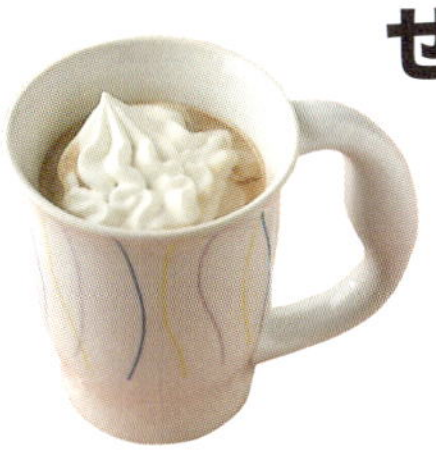

牛乳ヨーグルトドリンク

牛乳にヨーグルトと砂糖を加え混ぜ合わせる。

ホットミルクセーキ

なべに卵、牛乳、砂糖、バニラエッセンスを合わせて泡立て器でよく撹拌《かくはん》し、火にかけて温める。

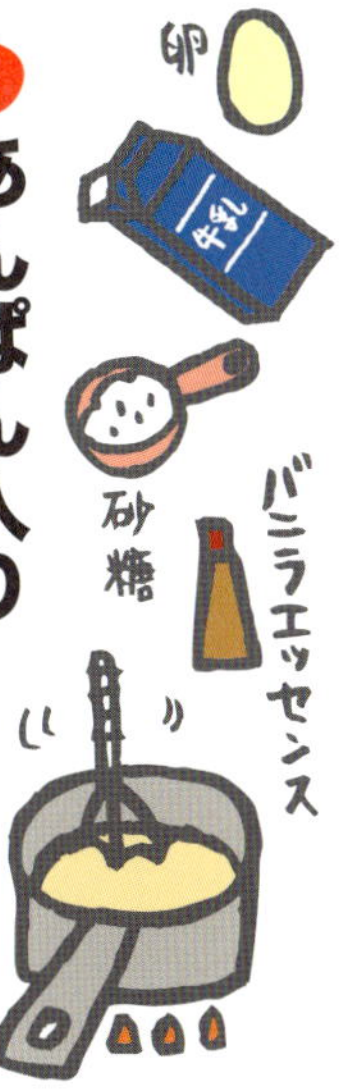

あんぱん入り牛乳シェイク

牛乳½カップ(100㎖)とあんぱん1個（80ｇ）をミキサーに入れて撹拌する。

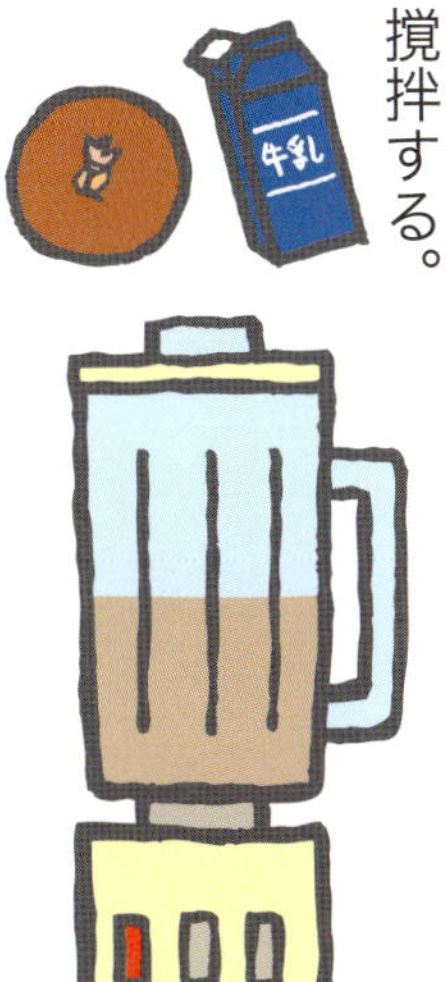

アイスクリーム入りシェイク

牛乳にバニラアイスクリームを入れてミキサーや泡立て器で撹拌する。

水分補給

積極的に水分をとって脱水症状を予防する

高齢者になるとなかなか水分をとらなくなって、気がつかないうちに脱水症状を起こす危険性があります。重篤な症状になると熱中症や心筋梗塞を引き起こす原因になります。飲み物を積極的にとって脱水の危険性を減らしましょう。

一日に1000～1500mlの水分補給が必要

一日に必要な水分量は、食事に含まれる水分がおよそ700～1000mlとされますから、飲用分としては1000～1500mlが必要といわれています。

朝、目覚めてすぐに胃腸に刺激を与えて便通を促すようにコップ1杯の水を飲みましょう。

夜寝る前にもコップ1杯の水分をとりましょう。寝ている間にも汗で水分が失われて血液がドロドロになり、血栓が起こり、脳梗塞や心筋梗塞をおこす危険性があります。血液中の水分が減らないようにして、血栓が起こるのを予防しましょう。

毎食後に、お茶を湯のみに1杯、薬を飲むときに水をコップ1杯、入浴前後（入浴前にコップ半杯、入浴後にコップ1杯）、トイレのあとにコップ半杯くらい水分がとれればよいでしょう。

夏だけでなく、冬の暖房のきい

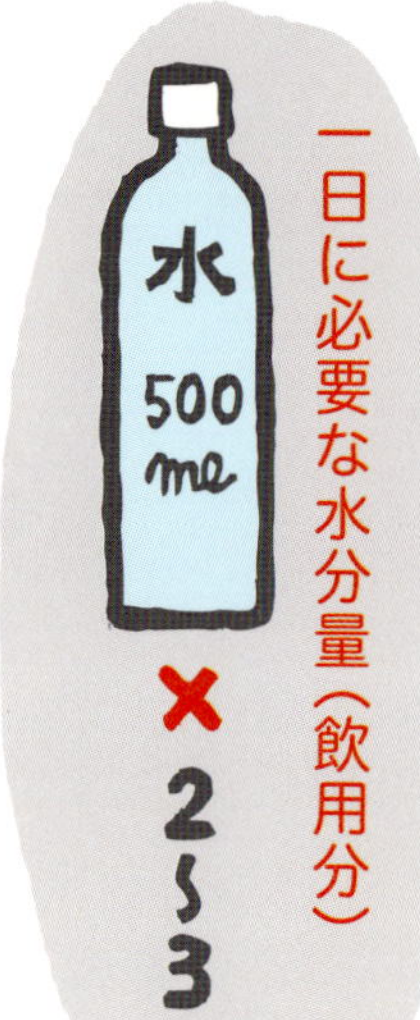

時間を決めて水分をとると飲み忘れがない

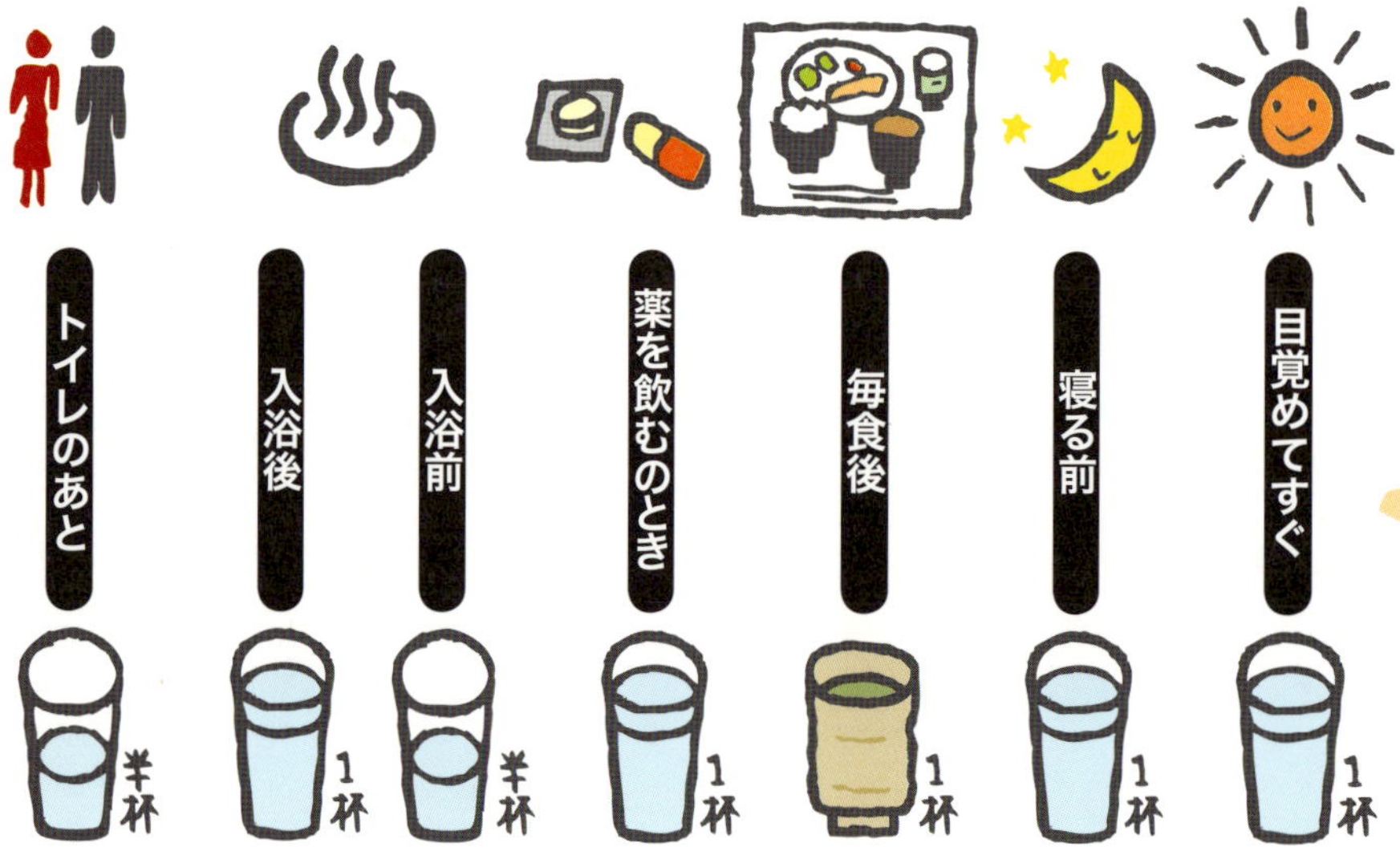

た部屋にいるときも汗などで水分を失います。また、熱があるとき、汗をかいたあと、入浴前後、トイレに行ったあと、下痢や嘔吐をしたあとは、心がけて水分をとるようにしてください。

　特に、発熱や発汗、下痢や嘔吐をしたあとは、水分といっしょに体内のミネラル分も失われるので、アイソトニック飲料（スポーツドリンクなど）を飲んでミネラルバランスを整えましょう。

水以外でも水分補給できる

　水分補給といっても水そのものだけでなくてもいいのです。シャーベットやゼリー、ところてん（3㎝長さに切り、黒みつをかける）、豆腐などもほとんどが水分ですし、101ページに紹介している飲み物も水と同じ働きをしますから、無理のない方法でお好みのものをとって水分補給するのがいちばんです。

　ただし、高齢者はのどの渇きを感じにくくなりますから、時間を決めて水分をとるようにすると飲み忘れがなく、脱水予防につながるでしょう。

水分補給を目的にした市販の介護食品を利用してもよい

　水分補給のためのものとして、とろみがついたドリンクやゼリー飲料などが介護用食品として市販されていますので、これらを利用しても便利です。また、薬を飲むときの水でむせる人は、これらを水代わりにするとむせにくくなるでしょう。

　ほかにも、水分補給だけでなく栄養成分も含まれている市販のゼリー飲料もあります。

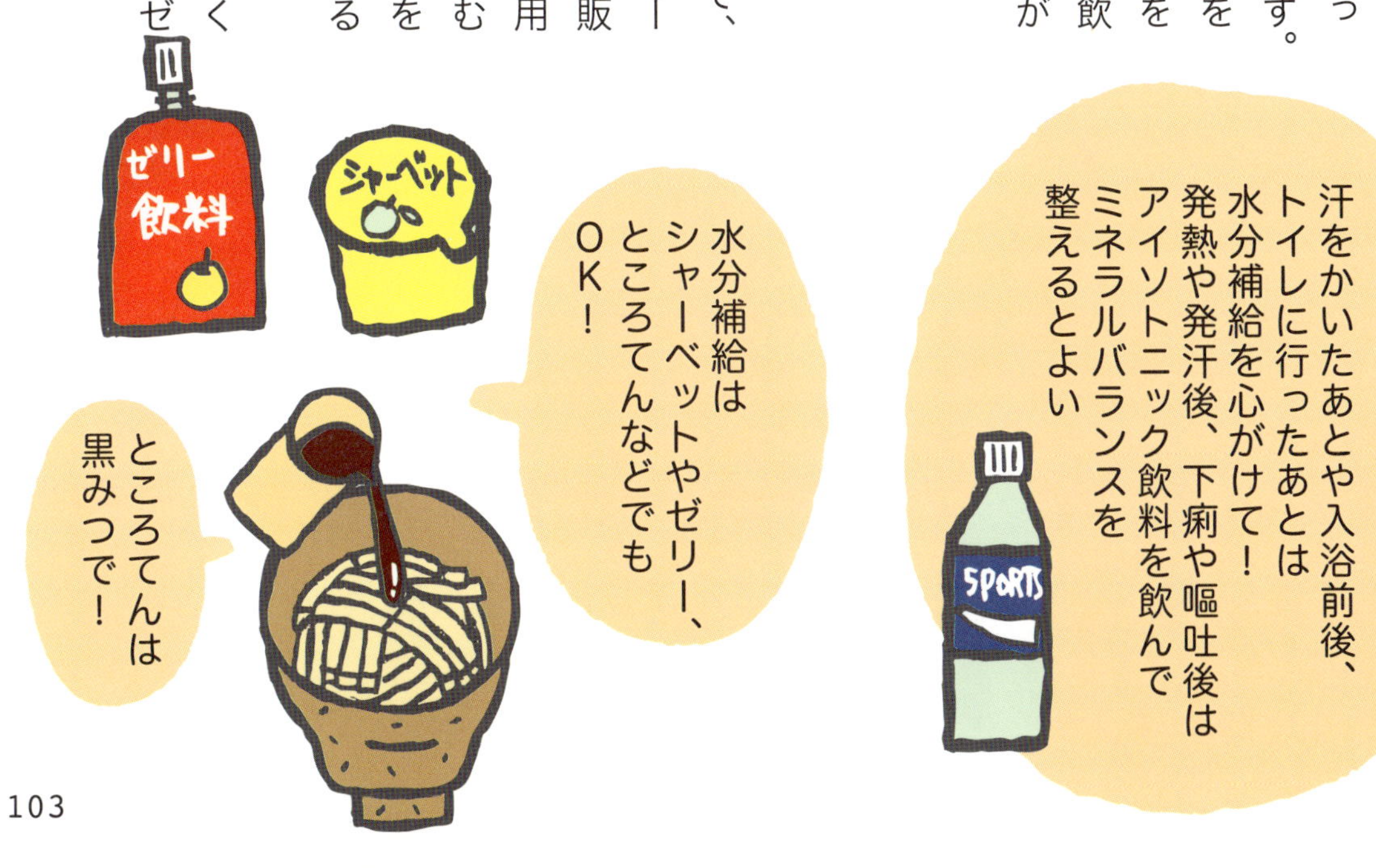

汗をかいたあとや入浴前後、トイレに行ったあとは水分補給を心がけて！発熱や発汗後、下痢や嘔吐後はアイソトニック飲料を飲んでミネラルバランスを整えるとよい
SPORTS
水分補給はシャーベットやゼリー、ところてんなどでもOK！
ゼリー飲料
シャーベット
ところてんは黒みつで！

付録

基本の料理の作り方［2人分］

注意してください！

どんな人も今までずっと食べてきた家庭の味がいちばんです。それぞれの料理は、ご自分がいつも作っている料理を、食べる人の状態（噛みにくい、飲み込みにくい）に合わせて本のアドバイスを参考にして、アレンジしましょう。

ここでは、各料理の一般的な「基本の作り方」を紹介します。この本の中で、作り方がわからない料理は、この「基本の作り方」を参考にして、食べる人の状態（噛みにくい、飲み込みにくい）に合わせて、本のアドバイスを参考にして料理を作ってみてください。

●材料表／特に表記のあるもの以外は、すべて「2人分」です。

●材料の分量／皮や骨などの廃棄分を除いた、実際に口に入る量＝「正味重量」です。

●計量カップ・スプーン／材料表で使用したものは、1カップ＝200㎖、大さじ1＝15㎖、小さじ1＝5㎖です。

●塩／この本で使用した塩は、小さじ1＝6gのものです。

●電子レンジ／電子レンジの加熱時間は600Wのものを利用した場合です。お使いの電子レンジのW数がこれより小さい場合は加熱時間を長めに、大きい場合は短めにしてください。

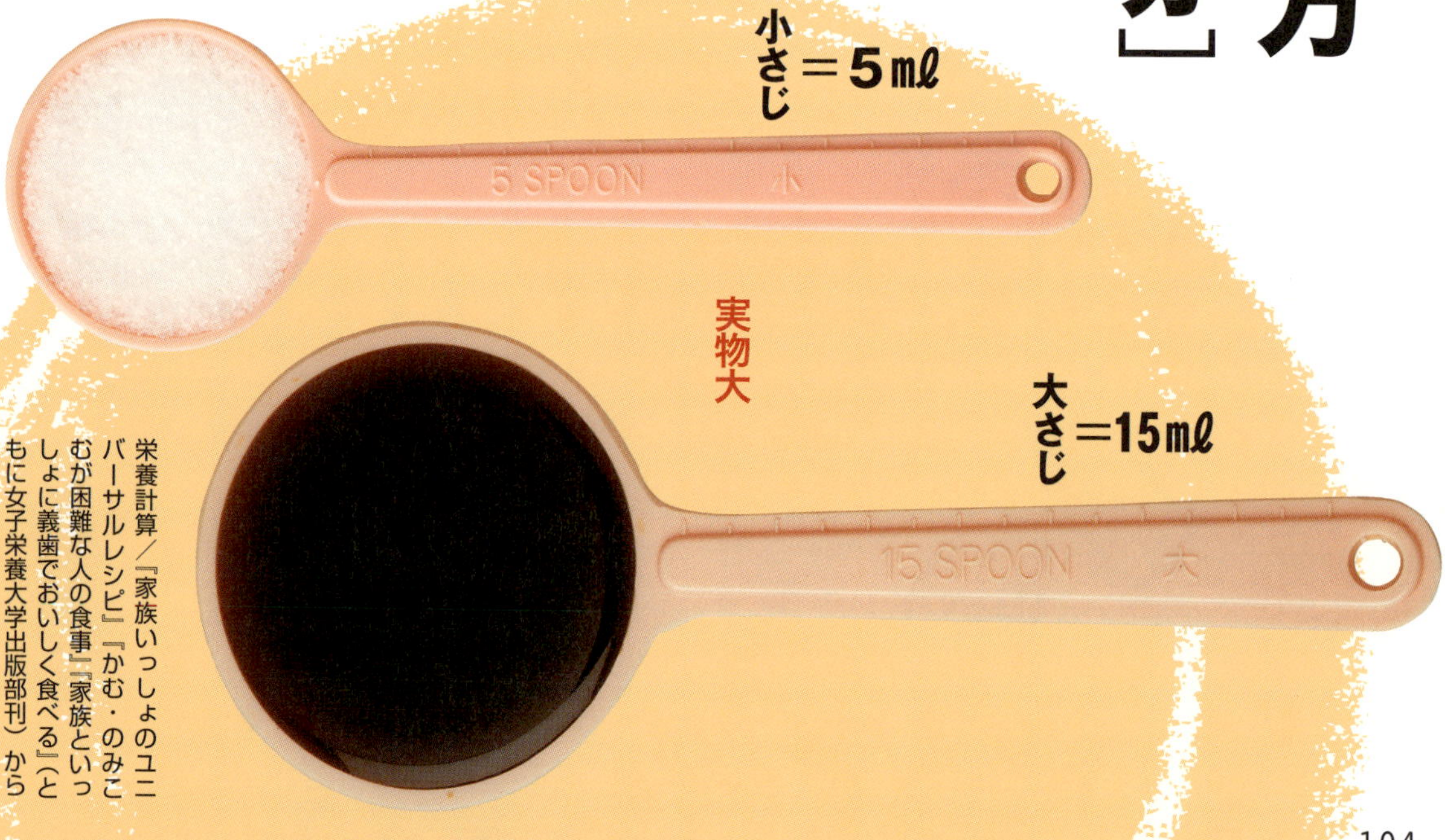
小さじ＝5㎖
5 SPOON 小
実物大
大さじ＝15㎖
15 SPOON 大

栄養計算／『家族いっしょのユニバーサルレシピ』『かむ・のみこむが困難な人の食事』『家族といっしょに義歯でおいしく食べる』（ともに女子栄養大学出版部刊）から

サケの塩焼き 44ページ

生ザケ……2切れ（160g）
塩……小さじ⅙
ししとうがらし……4本（20g）
おろし大根……60g
1人分115kcal　塩分0.7g

❶サケは塩をふり、焼き網またはグリルで両面を焼いて火を通す。
❷ししとうは切り目を1つ入れて焼き、器にサケとともに盛り合わせ、おろし大根を添える。

キンメダイの煮つけ 46ページ

キンメダイ……2切れ（200g）
煮汁
- だし・砂糖・しょうゆ・酒・みりん……各大さじ3
- しょうがの薄切り……4枚

さやいんげん……2本（30g）
針しょうが……適量
1人分239kcal　塩分2.9g

❶キンメダイは皮目に十字に切り目を入れる。さやいんげんはゆでて3つずつに切る。
❷なべに煮汁の材料を入れて煮立て、キンメダイを入れて紙ぶたをし、中火で火が通るまで煮る。
❸器にキンメダイを盛り、さやいんげんと針しょうがを添え、煮汁をかける。

刺し身の盛り合わせ 48ページ

マグロ（刺し身用、筋のないもの）・ゆでダコ（刺し身用）…各80g
イカ（刺し身用）……40g
つま
- 青じそ……2枚
- 大根のせん切り……適量

穂じそ・小菊（あれば）各適量
おろしわさび・しょうゆ…各適量
1人分122kcal　塩分1.4g

❶マグロとイカは5～6㎜厚さに切る。ゆでダコは3㎜厚さのそぎ切りにする。
❷器に刺し身とつまを盛り合わせ、わさびとしょうゆを添える。

天ぷら 50ページ

エビ……中4尾（120g）
イカ……30g
キス（開いたもの）……2尾（60g）
なす…小½本（60g）　青じそ2枚
衣
- 卵……⅔個（36g）
- 冷水・小麦粉……各⅔カップ

揚げ油
おろし大根・おろししょうが・天つゆ……各適量
1人分513kcal　塩分2.2g

❶エビは背わたを除き、尾の部分を残して殻をむき、腹側に数か所切り目を入れる。イカは2等分に切る。なすは半分に切って縦に切り込みを入れる。
❷衣を作る。卵をとき、冷水と小麦粉を加えてサックリと混ぜる。
❸材料を衣にくぐらせ、160度に熱した揚げ油でなすと青じそを揚げ、170度に熱した揚げ油でエビとイカ、キスを揚げる。
❹器に天ぷらを盛り、おろし大根としょうがを添え、天つゆをおく。

カキフライ 51ページ

カキ……むき身（140g）
塩・こしょう……各少量
衣
- 小麦粉・とき卵・パン粉……各適量

揚げ油
キャベツのせん切り……60g
レモンのくし形切り……2切れ
ミニトマト……2個
1人分278kcal　塩分1.4g

❶ボールに塩水（分量外）を作り、カキを入れて振り洗いし、水けをよくふきとる。
❷カキに塩とこしょうをふり、衣の小麦粉、とき卵、パン粉を順につけ、170度に熱した揚げ油で色よく揚げる。
❸器にカキフライを盛り、キャベツ、レモン、ミニトマトを添える。

イワシのつみれ団子なべ 52ページ

イワシ…4尾（すり身にして200g）
a
- とき卵…½個　みそ…大さじ1
- おろししょうが……小さじ⅓
- 小麦粉…大さじ1弱　塩少量

にんじん…¼本　生しいたけ1枚
白菜の葉……20g　ねぎ……½本
水……2½カップ
1人分284kcal　塩分1.6g

❶イワシは頭を切り除き、腹を切り開いて内臓を除き、水で洗う。頭側から中骨に沿って親指を沿わせて開き、中骨や腹骨をとり除く。皮をはぎとり、尾を切り除く。
❷イワシとaをすり鉢かフードプロセッサーにかけてすり身にする。
❸にんじんは5～8㎜厚さのいちょう切り、しいたけは軸を除いて5～8㎜厚さの薄切り、白菜は4×1㎝角、ねぎは1㎝幅に切る。
❹土なべに水とにんじん、しいたけ、白菜を入れて煮立て、すり身をスプーンですくっては加える。

❺ねぎを加え、つみれが浮き上がってきたらアクを除き、火を消す。

イワシのかば焼き

53ページ

イワシ……2尾
a｛しょうゆ・しょうが汁……各小さじ1
小麦粉……適量
油……大さじ2
たれ｛しょうゆ……小さじ2
　　　みりん……大さじ2
　　　砂糖・みそ……各小さじ⅔
｛きゅうり…⅓本　塩水……適量

1人分267kcal　塩分1.8g

❶イワシは頭を切り除き、腹を切り開いて内臓を除き、水で洗う。頭側から中骨に沿って親指を沿わせて開き、中骨や腹骨をとり除く。aをからめて10分おいて下味をし、汁けをきって小麦粉をまぶす。
❷フライパンに油を熱し、中火で①のイワシを身側から焼き、両面焼いていったんとり出す。
❸フライパンに残った油をふきとり、たれの材料を入れて煮立てる。
❹②のイワシを戻し入れ、両面を返しながらたれをからめる。
❺蛇腹きゅうりを作る。きゅうりの直径半分まで細かく斜めに切り目を入れ、裏返して同様に切り目を入れる（92ページ参照）。塩水に浸してやわらかくなったらもみ、水で洗って食べやすく切る。
❻器にイワシときゅうりを盛る。

おでん

54ページ

大根（2cmの輪切り）2個（100g）
ゆで卵……2個
はんぺん……1枚（50g）
こんにゃく……½枚（120g）
さつま揚げ……2枚（80g）
ごぼう天……2本（60g）
こんぶ……5cm
ちくわ……½本（40g）
つみれ……2個（60g）
ちくわ麩……½本（100g）
a｛だし＋こんぶのもどし汁……2カップ
　 塩……小さじ¼
　 酒・しょうゆ・砂糖各大さじ1

1人分364kcal　塩分3.5g

❶こんぶは水1カップにつけてもどし、2～3cm幅に切って結ぶ。
❷大根は皮をむいて厚みの⅔まで十文字に切り目を入れ、米のとぎ汁で15分下ゆでする。
❸はんぺんは三角に2等分、こんにゃくは2等分してゆでてアクを除く。さつま揚げとごぼう天は熱湯をかけて油抜きをする。
❹なべにaを煮立て、こんぶ、大根、こんにゃくを入れ、アクを除きながら30分煮る。残りの具を加えてさらに30分以上煮込む。

寄せなべ

56ページ

つくね団子｛鶏ひき肉……100g
　　　　　　卵……½個分
　　　　　　かたくり粉……小さじ2
　　　　　　塩・こしょう……各少量
カキのむき身……6～8個（100g）
生ダラ（骨を除く）…1切れ（100g）
にんじん…20g　ねぎの芯…½本分
春菊の葉…100g　白菜の葉先…2枚
生しいたけ……4枚（40g）
しめじ……½パック（50g）
もめん豆腐……½丁（160g）
ゆでうどん……½玉（100g）
｛だし…4カップ　塩…小さじ⅔
　砂糖・酒……各小さじ2
　しょうゆ……小さじ1

1人分358kcal　塩分4.3g

❶つくね団子の材料を練り混ぜる。
❷カキは塩水の中で振り洗いする。
❸タラは一口大のそぎ切りにする。
❹にんじんは5～8mm厚さの輪切り（抜き型で抜いてもよい）、ねぎの芯は1cm幅の斜め切りにする。
❺春菊と白菜はゆでて、春菊を芯にして白菜で巻き、2cm幅に切る。
❻しめじは軸を切り除き、大きい笠は半分に切る。しいたけは軸を除いて5～8mm幅の薄切りにする。
❼豆腐は3cm幅1cm角に切る。
❽うどんは3～5cm長さに切る。
❾なべにaを煮立て、①を団子状に丸めながら加え、浮いてきたら②～⑦の具を加えて煮る。食べ終えた最後にうどんを加える。

すき焼き

58ページ

牛肩ロース薄切り肉（すき焼き用）……150g
焼き豆腐……½丁（125g）
しらたき……½玉（50g）
ねぎ……½本（75g）
春菊……½束（50g）
生しいたけ……3枚（30g）
えのきたけ……50g
車麩……½個（5g）
生麩……2個（10g）
煮汁｛砂糖・しょうゆ…各大さじ2
　　　みりん……大さじ1
　　　だし……1カップ
卵……2個

1人分473kcal　塩分3.0g

❶焼き豆腐は4等分にし、しらたきは熱湯に通し、食べやすく切る。

❷ねぎは1cm幅の斜め切り、春菊は4cm長さ、しいたけは軸を除く。えのきたけは根元を除いてほぐす。車麩は水でもどして2つに切る。

❸なべに煮汁の材料を煮立て、牛肉、ねぎ、焼き豆腐、しいたけ、えのきたけ、しらたき、車麩、春菊、生麩の順に入れて煮る。とき卵をからめながら食べる。

豚カツ

60ページ

豚ロース肉（豚カツ用）……2枚（240g）
塩…小さじ$\frac{2}{5}$　こしょう…少量
衣
- 小麦粉……約大さじ1
- とき卵……約$\frac{2}{3}$個分
- パン粉……約$\frac{1}{2}$カップ

揚げ油
- キャベツのせん切り2枚（200g）
- ミニトマト……4個（50g）

ソース（好みのもの）……適量

1人分585kcal　塩分2.2g

❶豚肉は筋を切り、塩とこしょうをふる。小麦粉、とき卵、パン粉の順に衣をつける。

❷170度に熱した揚げ油で①を6～8分揚げて火を通す。食べやすく切って器に盛る。

❸キャベツとミニトマトを添える。好みでソースをかける。

焼き肉

62ページ

牛カルビ肉・ロース肉（焼き肉用）……各100g
たれ
- しょうゆ……大さじ$2\frac{2}{3}$
- 酒・みりん・しょうが汁……各小さじ2

かぼちゃ……100g
玉ねぎ……$\frac{1}{2}$個（100g）
グリーンアスパラガス……4本
油……適量

1人分522kcal　塩分3.6g

❶たれの材料を混ぜ合わせ、半量に牛肉を漬け込む。

❷かぼちゃは2mm厚さに切り、玉ねぎは8mm厚さの半月切りにしてつまようじを刺す。アスパラガスは4cm長さに切る。

❸フライパンに油を熱し、②の野菜を焼いて火を通し、器に盛る。

❹油を足して強火で①の肉を焼き、器に盛って残りのたれを添える。

おから入りチキンハンバーグ

64ページ

鶏ひき肉……120g
おから……40g
玉ねぎ……$\frac{1}{3}$個（40g）
絹ごし豆腐……30g
つなぎ
- パン粉……大さじ2
- 牛乳……大さじ4
- とき卵……1個
- 塩・こしょう……各少量

油……小さじ4
おろし大根……$\frac{1}{2}$カップ
ポン酢しょうゆ……小さじ2
つけ合わせ
- ゆでいんげん……2本
- にんじんのグラッセ……6個
- マッシュポテト……60g

1人分420kcal　塩分2.2g

❶玉ねぎをみじん切りにし、耐熱容器に入れてラップをかけ、電子レンジ（600W）で1分加熱する。

❷豆腐は汁けをしっかりときる。

❸鶏ひき肉、玉ねぎ、豆腐、おから、つなぎの材料を粘りが出るまで練り混ぜる。2等分して小判形にする。

❹フライパンに油を熱し、③を入れて強火で1～2分焼き、焼き色がついたら裏返して中火で3～4分焼いて火を通し、器に盛る。

❺おろし大根とポン酢しょうゆをかけ、好みのつけ合わせを添える。

豚肉のしょうが焼き

66ページ

豚肩ロース肉（しょうが焼き用）……4枚（140g）
a
- おろししょうが……小さじ1
- 酒・みりん……各大さじ2
- しょうゆ……大さじ1

油……小さじ4
- もやし（ひげ根を除く）…120g
- 塩・こしょう……各少量

1人分290kcal　塩分1.7g

❶aと豚肉を合わせて軽くもみ、5～6分おいて下味をつける。

❷フライパンに油半量を熱してもやしをいため、塩とこしょうで調味し、器に盛る。

❸フライパンに残りの油を加え、豚肉を並べて入れ、中火で両面を焼いて火を通し、②の器に盛る。

鶏肉のから揚げ

67ページ

鶏もも肉（皮つき）……180g
a
- しょうゆ・酒……各大さじ2
- しょうが汁……小さじ1

かたくり粉……適量
揚げ油

エンダイブ（またはレタス）…2枚
ミニトマト……4個（40g）
レモンのくし形切り……2切れ

1人分219kcal　塩分2.0g

❶鶏肉は一口大に切り、aの調味料に10分つけて下味をつける。
❷鶏肉の汁けをふきとり、かたくり粉をまぶして、170度に熱した揚げ油で揚げて火を通す。
❸器にから揚げを盛り、エンダイブとミニトマト、レモンを添える。

冷ややっこ・湯豆腐　68ページ

豆腐（好みのもの）……200g
しょうゆ……小さじ1
好みの薬味……適量

1人分74kcal　塩分0.5g

豆腐はそのままか、こんぶだしで温め、薬味としょうゆで食べる。

刻み納豆うずら卵のせ　70ページ

丸大豆納豆……2パック（100g）
うずら卵……2個（20g）
しょうゆ……小さじ1
練りがらし（好みで）……少量

1人分120kcal　塩分0.5g

❶納豆は包丁であらく刻んで器に盛り、うずら卵をのせる。
❷粘りが出るまで混ぜ、しょうゆと練りがらしを加えて混ぜる。

いり豆腐　71ページ

もめん豆腐……½丁（150g）
生しいたけ……2枚（20g）
にんじん……60g
さやいんげん……4本
ごま油……小さじ2
a｛だし……大さじ2
　しょうゆ……大さじ1
　酒……小さじ2
　砂糖・みりん……各小さじ1｝
とき卵……1個分

1人分161kcal　塩分1.5g

❶豆腐はしっかりと汁けをきる。
❷さやいんげんは塩ゆでし、しいたけ、にんじんとともに5～8㎜角のあらみじんに切る。
❸なべにごま油を熱し、しいたけとにんじんをいため、火が通ったら豆腐を加えてくずしながらいためる。豆腐がパラリとなったらaを加え、汁けがなくなるまでいり煮する。
❹とき卵をまわし入れて手早くかき混ぜ、卵に火が通ったら火を消す。器に盛っていんげんを散らす。

かぼちゃの煮物　76ページ

かぼちゃ……200g
だし……¾カップ
砂糖・みりん……各小さじ½
しょうゆ……小さじ1

1人分100kcal　塩分0.5g

❶かぼちゃは種とわたを除き、3㎝角に切る。皮をまだらにむく（飾り切りにしてもよい）。
❷なべにかぼちゃとだしを入れて煮立て、砂糖を加えて落としぶたをして弱火で約3分煮る。
❸みりんとしょうゆを加えて5～6分火が通るまで煮る。煮汁ごと器に盛る。

里芋の煮ころがし　77ページ

里芋……小10個（300g）
だし……1½カップ
みりん……大さじ2
酒・しょうゆ……各大さじ1
｛かたくり粉＋水……各小さじ1
ゆずの皮のすりおろし……少量

1人分122kcal　塩分1.4g

❶里芋は皮をむいて一口大に切る。
❷なべに里芋とだしを入れて火にかけ、煮立ったら弱火で15分煮る。
❸みりんと酒を加えてさらに約10分火が通るまで煮る。しょうゆを加えて3～4分煮る。
❹里芋をとり出し、煮汁に水どきかたくり粉を加えてとろみをつけ、里芋を戻し入れて煮汁をからめる。
❺器に煮汁ごと盛ってゆず皮を散らす。

筑前煮　78ページ

鶏もも肉……150g
ごぼう・れんこん……各60g
にんじん……½本（50g）
干ししいたけ（もどす）……2枚
さやえんどう……2枚
油……小さじ4
だし……2カップ
a｛酒・みりん……各小さじ2
　砂糖・しょうゆ……各大さじ1｝

1人分314kcal　塩分1.6g

❶鶏肉は一口大に切る。
❷ごぼうとれんこんは乱切りにし、水にさらしてアクを抜く。にんじんは乱切り、しいたけは軸を除き、4つずつに切る。さやえんどうはゆでて2つずつに切る。
❸なべに油を熱して鶏肉をさっといため、ごぼう、れんこん、にんじん、しいたけを加えていため合わせる。

❹だしを加え、アクを除きながら煮汁がほとんどなくなるまで煮る。
❺aの調味料を加え、ひと煮して器に盛り、さやえんどうを飾る。

肉じゃが

78ページ

豚もも薄切り肉……100g
じゃが芋……2個（300g）
にんじん……½本（50g）
玉ねぎ……½個（100g）
グリーンピース（冷凍）10～12粒
油……小さじ4
だし……3カップ
a 砂糖・酒・みりん各大さじ1
　しょうゆ……小さじ4

1人分356kcal 塩分2.1g

❶豚肉は一口大に切る。
❷じゃが芋は4つずつに切り、にんじんは乱切り、玉ねぎはくし形に切る。
❸グリーンピースは湯通しする。
❹なべに油を熱し、豚肉をいため、じゃが芋、にんじん、玉ねぎを加えてさっといためる。
❺だしを加えて煮立ったら中火にしてaを加え、アクを除きながら煮汁がほぼなくなるまで煮る。器に盛ってグリーンピースを散らす。

きんぴら

80ページ

ごぼう……80g
にんじん……½本（50g）
ごま油……小さじ2
a しょうゆ……大さじ2
　酒……大さじ1
　みりん……小さじ2
　砂糖……小さじ1

1人分89kcal 塩分1.3g

❶ごぼうは皮をこそげとり、斜め薄切りにしてからせん切りにし、水にさらしてアクを抜く。にんじんもごぼうと同じ切り方でせん切りにする。
❷フライパンにごま油を熱し、ごぼうとにんじんをいためる。
❸aを加え、煮汁がなくなるまでいり煮し、器に盛る。

ひじきの五目煮

81ページ

芽ひじき（乾燥）……10g
にんじん……20g
こんにゃく・大豆の水煮…各40g
干ししいたけ……2枚
油……小さじ2
a だし＋しいたけのもどし汁……3カップ
　砂糖・しょうゆ・みりん……各小さじ2

1人分95kcal 塩分1.3g

❶芽ひじきは水につけてもどす。
❷にんじんとこんにゃくは1㎝角に切る。干ししいたけは水でもどし、軸を除いて1㎝角に切る。
❸なべに油を熱し、ひじきを汁けをしっかりきって入れていためる。
❹にんじん、こんにゃく、しいたけ、大豆を加えていため合わせる。
❺aを加えて中火で汁けがなくなるまで煮て、器に盛る。

ほうれん草のお浸し

82ページ

ほうれん草……200g
　だし……大さじ2
　しょうゆ……大さじ1
削りガツオ……少量

1人分28kcal 塩分1.4g

❶ほうれん草はたっぷりの沸騰湯でゆで、冷水にとってさます。水けを絞って4㎝長さに切る。
❷だしとしょうゆを合わせてだしじょうゆを作り、半量を①にかけてあえ、汁けを絞って器に盛る。
❸残りのだしじょうゆを②にかけて削りガツオを天盛りにする。

ほうれん草のごまあえ

83ページ

ほうれん草……100g
だし……大さじ1
あえ衣
　塩……少量
　練り白ごま……小さじ4
　うす口しょうゆ・砂糖……各小さじ1

1人分83kcal 塩分0.8g

❶ほうれん草はたっぷりの沸騰湯でゆで、冷水にとってさます。水けを絞って4㎝長さに切る。
❷ボールにあえ衣の材料を入れて混ぜ合わせ、ほうれん草をあえて器に盛る。

タコときゅうりの酢の物

84ページ

ゆでダコ……100g
　きゅうり……½本
　塩……少量
あえ酢
　酢・だし……各大さじ1
　砂糖……小さじ1
　塩……少量

1人分61kcal 塩分0.9g

❶タコは8～10㎜厚さに切り、周囲に細かく切り込みを入れるか、縦横に細かく切り目を入れる。
❷きゅうりは5㎜厚さの輪切りにし、塩をしてしんなりとなったら

汁けを絞る。
❸ボールにあえ酢の材料を合わせ、タコときゅうりをあえて器に盛る。

ミモザサラダ　86ページ

ゆで卵……………2個
トマト……¼個（40g）
きゅうり……½本（50g）
キャベツ……………2枚
ブロッコリー……小房4個
ドレッシング
　酢……………小さじ2
　油……………大さじ1
　塩・こしょう……各少量
1人分160kcal　塩分0.8g

❶卵は卵黄と卵白に分け、万能こし器などでそれぞれ裏ごしする。
❷トマトは湯むきして皮を除き、くし形に切って種を除く。きゅうりは5mm厚さの輪切りにする。
❸キャベツとブロッコリーはゆでて、キャベツは3cm角に切る。
❹器に野菜を盛り合わせ、①の卵白、卵黄を散らし、ドレッシングをかける。

カニクリームコロッケ　88ページ

カニ（缶詰め）……小½缶
玉ねぎ……¼個（50g）
バター……………大さじ2
小麦粉……………大さじ3
牛乳……¾カップ（150mℓ）
塩……………小さじ⅙
こしょう……………少量
衣
　小麦粉……大さじ1½
　卵……………½個
　パン粉……¼カップ
揚げ油
キャベツ……………2枚
トマトのくし形切り……4切れ
レモンのくし形切り……2切れ
1人分389kcal　塩分1.1g

❶カニは缶汁をきり、軟骨を除いて身をほぐす。
❷玉ねぎはみじん切りにする。
❸キャベツはゆでて1cm幅に切る。
❹牛乳は耐熱容器に入れて電子レンジ（600W）で15～20秒加熱する。
❺なべにバターを入れて弱火にかけ、玉ねぎをいため、透き通ってきたら小麦粉を加え混ぜ、温めた牛乳を少量ずつ加えてはよく混ぜ合わせる。
❻塩とこしょうで調味し、2～3分煮たらカニを加えて混ぜる。
❼⑥をバットに広げてさます。
❽⑦を4等分して俵形に整え、小麦粉、卵、パン粉の順に衣をつける。
❾170度に熱した油で衣がこんがりと色よくなるまで揚げる。
❿器にコロッケを盛り、キャベツ、トマト、レモンを添える。

野菜の天ぷら　89ページ

105ページの「天ぷら」と同じ。

八宝菜　90ページ

イカ…40g　エビ…4尾（60g）
豚もも薄切り肉…………40g
おろししょうが・しょうゆ各少量
干ししいたけ……………2枚
ゆで竹の子……………40g
にんじん・ねぎ…………各20g
白菜……………1枚（100g）
うずらの卵（水煮）………2個
ラードまたは油……大さじ2
合わせ調味料
　鶏がらだし……⅔カップ
　砂糖・ごま油……各少量
　塩・しょうゆ…各小さじ½
　かたくり粉……大さじ½
1人分286kcal　塩分2.8g

❶イカは皮側に縦横に切り目を入れてから一口大に切る。エビは背わたを除いて殻をむく。豚肉は3cm幅に切り、しょうがとしょうゆをからめて下味をつける。
❷しいたけはもどして斜めせん切りにし、竹の子、にんじんは3cm長さの短冊に切る。ねぎは斜め薄切り、白菜は軸と葉に分けて一口大に切る。
❸フライパンにラードを熱して豚肉をいため、しいたけ、竹の子、にんじん、ねぎ、白菜の軸を加えていためる。八分どおり火が通ったらエビ、イカ、うずらの卵、白菜の葉を加えていためる。
❹合わせ調味料を混ぜ合わせ、③に一気に加えていため合わせ、とろみがついたら器に盛る。

漬物の盛り合わせ　92ページ

●材料／合わせて240g
たくあん……………5cm（30g）
きゅうりのぬか漬け…½本（50g）
にんじんのぬか漬け…⅓本（30g）
白菜の塩漬け………1枚（65g）
野沢菜漬け…………2本（20g）
なすの塩漬け………½本（30g）
柴漬け……………………15g
¼量17kcal　塩分1.9g

漬物はそれぞれ食べやすい形、大きさに切る。

焼き芋　94ページ

さつま芋……1本（200ｇ）

1人分132kcal　塩分0ｇ

❶さつま芋は洗ってラップに包み、電子レンジ(600W)で6分加熱する。

❷ラップをはずし、アルミ箔に包み、フライパンで弱中火で10～15分焼く。

芋ようかん　95ページ

●材料／4人分

さつま芋……1本（200ｇ）
粉かんてん……小さじ1⅓（4ｇ）
水……⅗カップ（120㎖）
砂糖……大さじ2⅔

1人分89kcal　塩分0ｇ

❶さつま芋は皮を厚くむいて一口大に切り、ゆでて熱いうちに裏ごしする。

❷なべに水と粉かんてんを入れて火にかけ、煮立って粉かんてんが完全にとけたら砂糖を加えて煮とかす。

❸さつま芋を加えてよく混ぜ合わせ、流し型の内側をぬらした中に流し入れ、冷蔵庫に入れて冷やしかためる。

❹食べやすく切って器に盛る。

スイートポテト　95ページ

さつま芋……小1本（140～160ｇ）
a［バター……大さじ2弱（20ｇ）
　牛乳……大さじ4
　砂糖……大さじ3⅓
卵黄……1個分

1人分305kcal　塩分0.3ｇ

❶さつま芋は皮を厚くむいて一口大に切り、ゆでて熱いうちに裏ごしする。

❷なべにさつま芋とaを入れて弱火にかけ、木べらでよく混ぜながら加熱する。ポッタリとしたら火から下ろし、卵黄を加えて手早く混ぜる。

❸4等分してそれぞれアルミカップに詰めて形を整え、卵黄少量（分量外）を表面に塗る。

❹オーブントースターで5～6分焼いて焼き目をつける。

さつま芋のモンブラン風　95ページ

さつま芋……小1本（140～160ｇ）
バター・水……各小さじ2
生クリーム……大さじ4
砂糖……大さじ3

1人分331kcal　塩分0.1ｇ

❶さつま芋は皮を厚くむいて一口大に切り、ゆでて熱いうちに裏ごしする。

❷なべにバターと水を入れて火にかけ、バターをとかす。

❸さつま芋、生クリーム、砂糖を加えてよく練り混ぜ、火を消す。

❹絞り出し袋かビニール袋に入れて器に形よく絞り出す。

カステラ　96ページ

カステラ（市販品）……200ｇ

1人分319kcal　塩分0.1ｇ

おしるこ　97ページ

白玉粉……大さじ4（40ｇ）
じゃが芋……40ｇ
［こしあん（市販品）……160ｇ
　湯……1カップ

1人分213kcal　塩分0ｇ

❶じゃが芋は皮をむいて一口大に切り、ゆでて熱いうちに裏ごしするかつぶす。

❷ボールに白玉粉とじゃが芋を入れ、耳たぶくらいのやわらかさになるように水少量（分量外）を加えて練り混ぜる。

❸たっぷりの湯を沸かし、②の生地を直径2㎝に丸めたら中央をくぼませてゆでる。浮き上がったら1～2分ゆでて冷水にとる。

❹なべにこしあんと湯を入れて火にかけ、白玉を加えて温める。

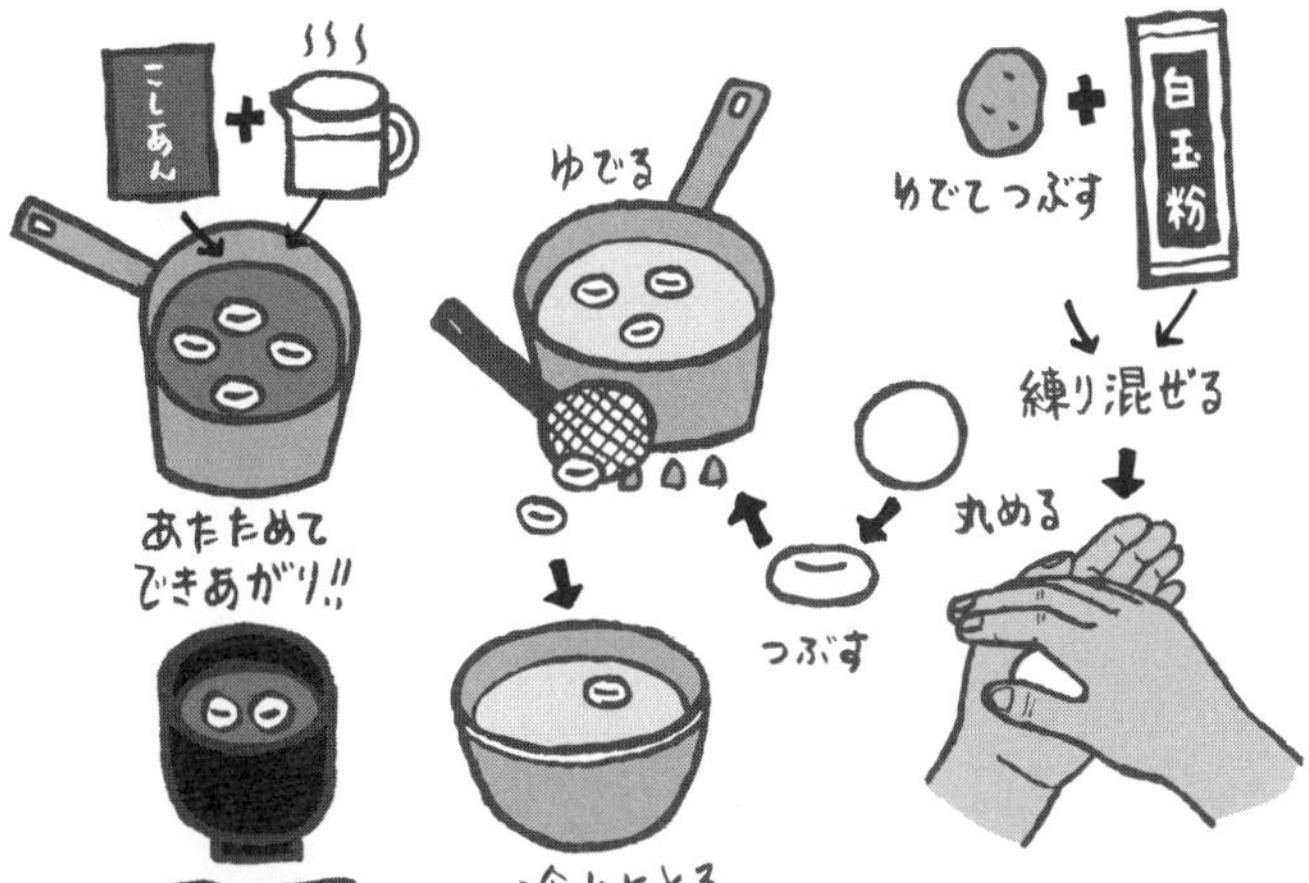
白玉粉
ゆでてつぶす
練り混ぜる
丸める
つぶす
ゆでる
冷水にとる
こしあん
あたためてできあがり!!

絵で見てわかる

かみやすい飲み込みやすい食事のくふう

食事指導

山田晴子（やまだはるこ）

1986年日本女子大学大学院修了。栄養士。元日本歯科大学附属病院臨床講師、元相模女子大学短期大学部講師。現在は、介護食アドバイザー通信講座（日本フローラルアート）で指導を行なっている。

著書に『入れ歯のお悩み解決！』『「噛める」「飲み込める」がうれしい料理』『かむ・飲み込むが困難な人の食事　第3版』（ともに女子栄養大学出版部／共著）、『高齢者と家族みんなの料理集』『訪問現場で活用できるやさしい食事指導』（ともにヒョーロン・パブリッシャーズ／共著）、『かみやすい、飲み込みやすい健康ごはん』（主婦の友社）などがある。

研究分野は、高齢者、小児歯科栄養学。

食事指導　山田晴子

絵　横田洋子（アシスタント　木本直子）

料理レシピ　赤堀博美

撮影　鈴木雅也　岡本真直

デザイン　山本明義　南都礼子

校閲　横田洋子

くすのき舎

発行　2010年9月23日　初版第1刷発行

2024年2月20日　初版第8刷発行

発行者　香川明夫

発行所　女子栄養大学出版部

〒170-8481

東京都豊島区駒込3-24-3

電話　03-3918-5411（営業）

03-3918-5301（編集）

ホームページ　http://www.eiyo21.com

振替　00160-3-84647

印刷・製本　TOPPAN株式会社

ISBN978-4-7895-4737-6